郑怀贤

川派中医药名家系列丛书

马建 虞亚明 主编

中国中医药出版社

·北 京·

图书在版编目（CIP）数据

川派中医药名家系列丛书. 郑怀贤 / 马建，虞亚明主编. —北京：中国中医药出版社，2018.12

ISBN 978 – 7 – 5132 – 4985 – 0

Ⅰ.①川…　Ⅱ.①马…　Ⅲ.①郑怀贤—生平事迹　②中医临床—经验—中国—现代　Ⅳ.① K826.2　② R249.7

中国版本图书馆 CIP 数据核字（2018）第 102048 号

中国中医药出版社出版

北京市朝阳区北三环东路 28 号易亨大厦 16 层
邮政编码　100013
传真　010-64405750
廊坊市祥丰印刷有限公司印刷
各地新华书店经销

开本 710×1000　1/16　印张 18.5　彩插 1　字数 309 千字
2018 年 12 月第 1 版　2018 年 12 月第 1 次印刷
书号　ISBN 978 – 7 – 5132 – 4985 – 0

定价　79.00 元
网址　www.cptcm.com

社　长　热　线　010-64405720
购　书　热　线　010-89535836
维　权　打　假　010-64405753

微信服务号　zgzyycbs
微商城网址　https://kdt.im/LIdUGr
官方微博　http://e.weibo.com/cptcm
天猫旗舰店网址　https://zgzyycbs.tmall.com

如有印装质量问题请与本社出版部联系（010-64405510）

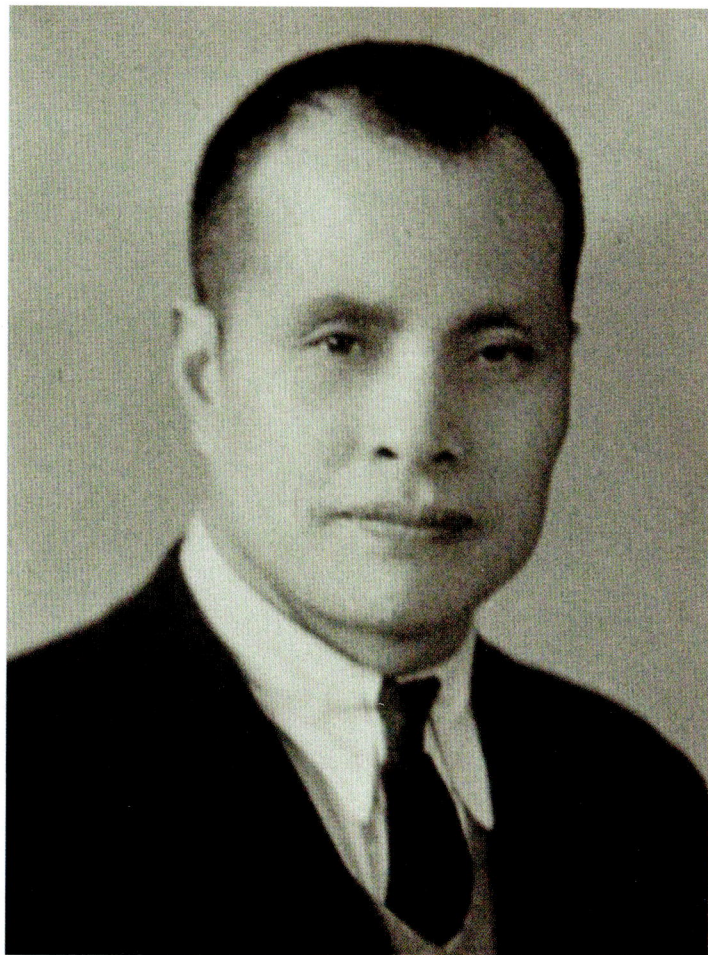

中年时期任武术教官的郑怀贤

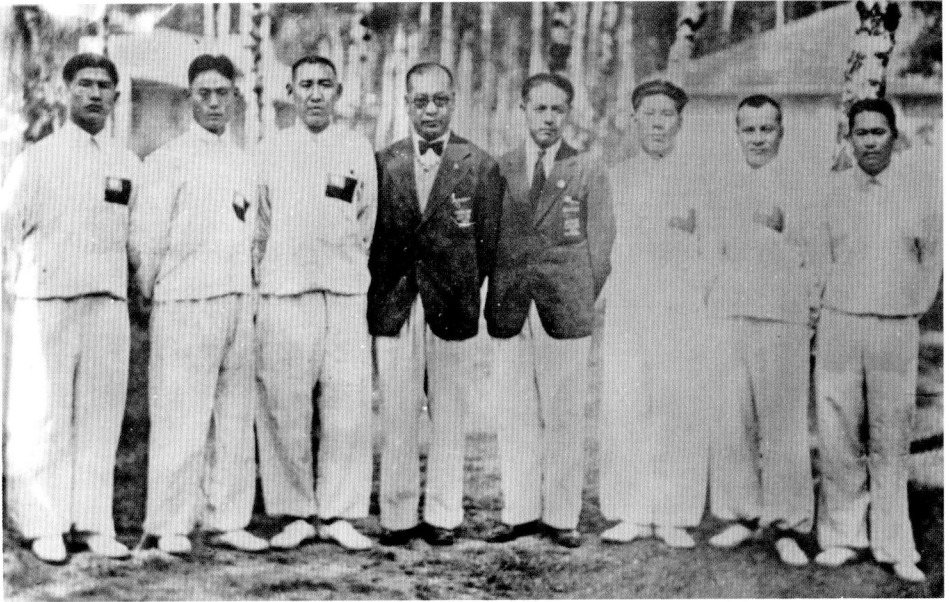

1936 年柏林奥运会国术团（右二为郑怀贤教授）

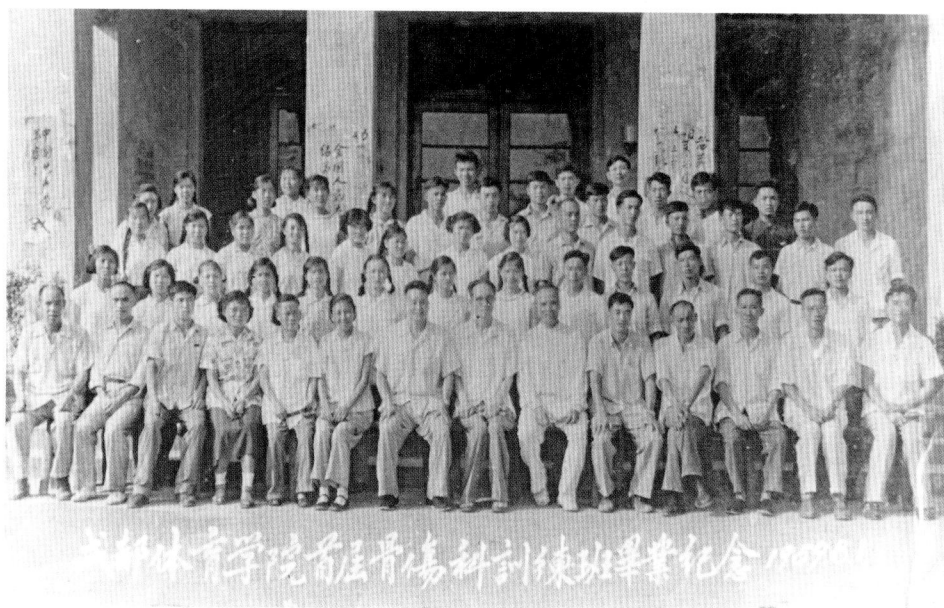

1959 年首届骨伤科培训班（第一排右六为郑怀贤教授）

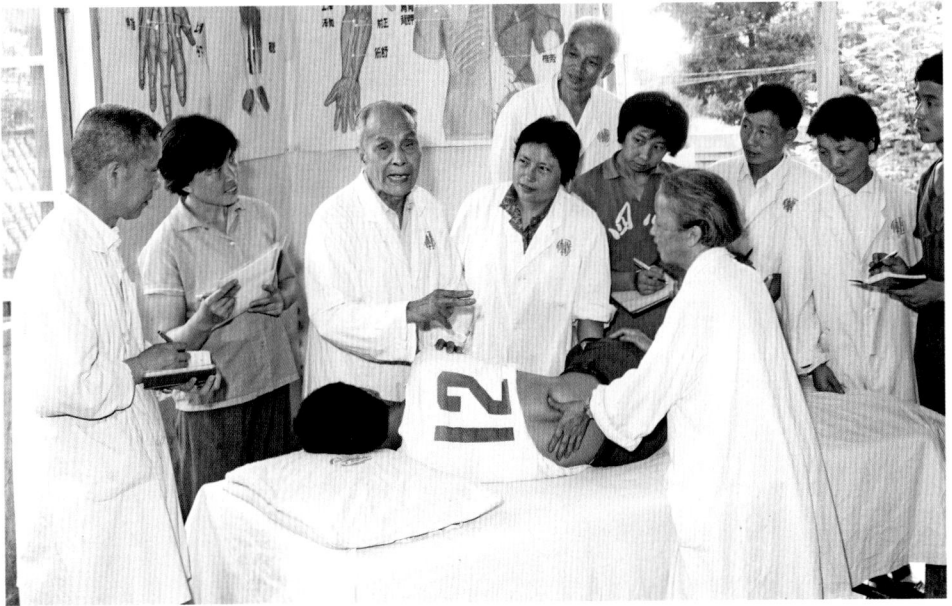

20 世纪 60 年代郑怀贤教授讲课 1

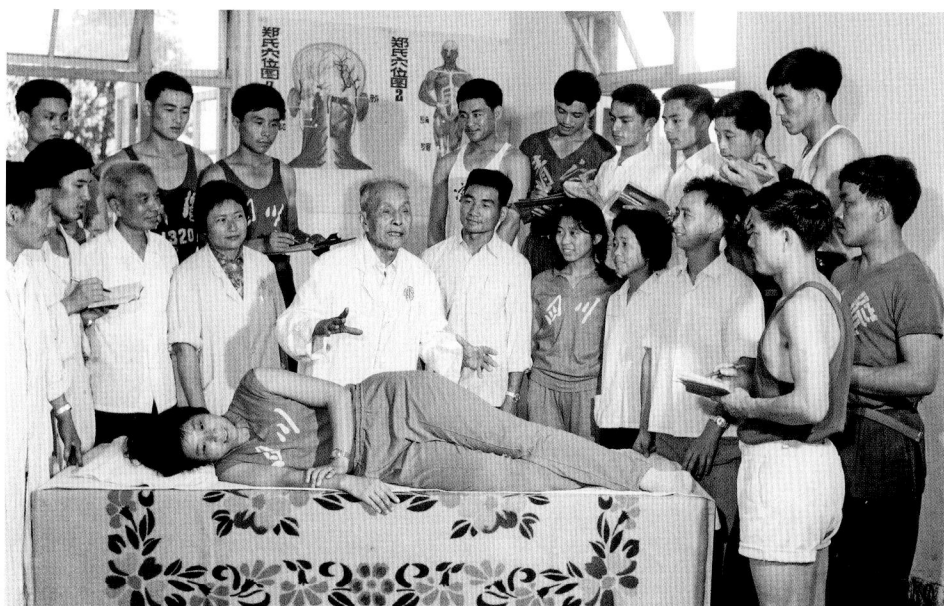

20 世纪 60 年代郑怀贤教授讲课 2

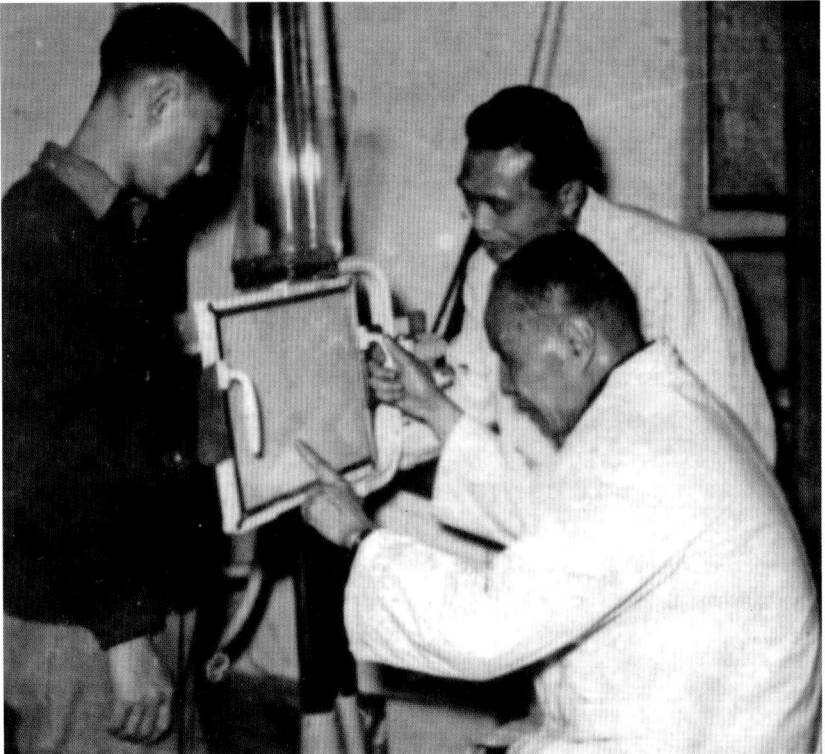

20世纪60年代郑怀贤教授进行透视诊断

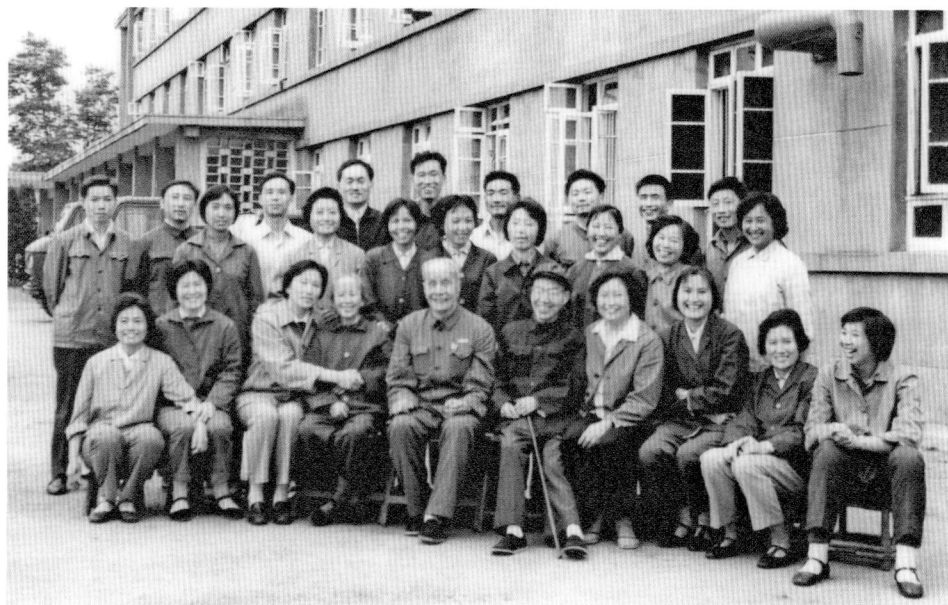

20 世纪 60 年代郑怀贤教授（第一排左五）与师生合影

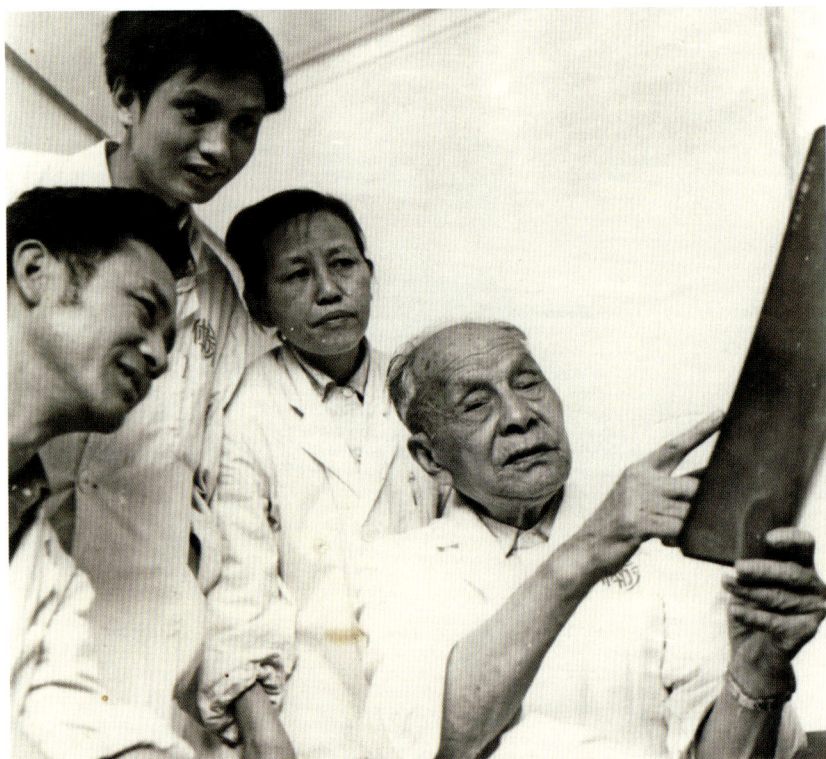

20 世纪 70 年代郑怀贤教授（右一）给学生读片

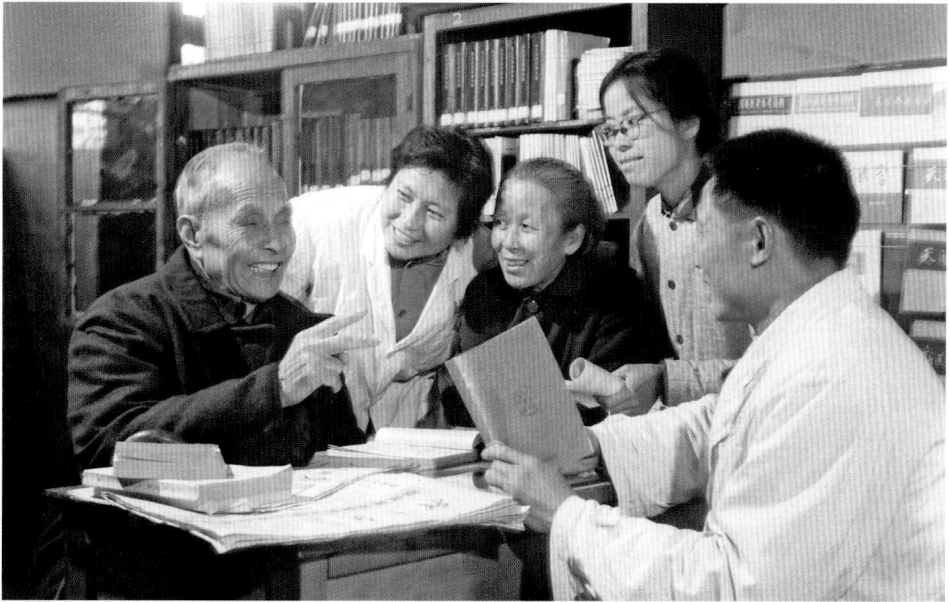

20 世纪 70 年代郑怀贤教授（左一）给学生授课

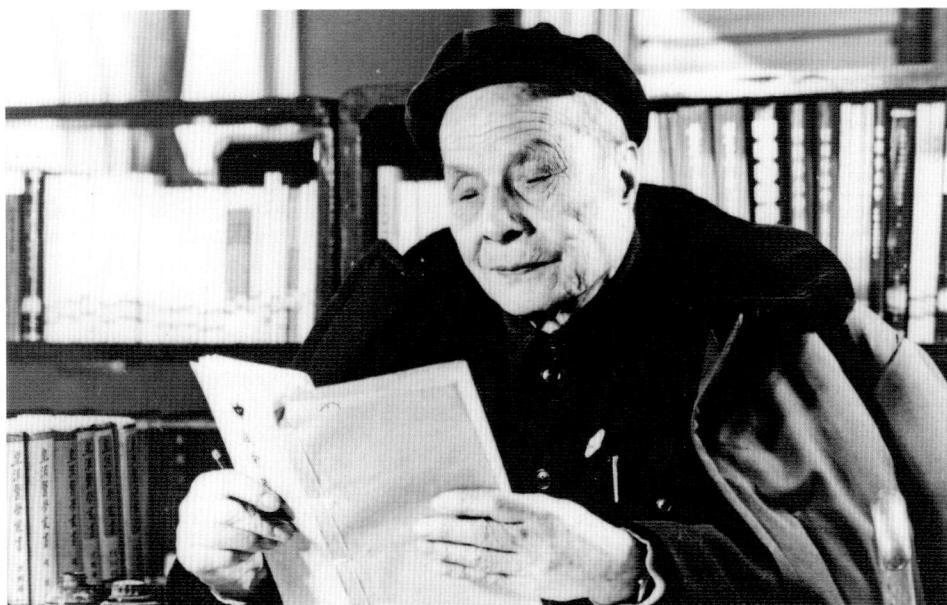

20世纪70年代郑怀贤教授研读医学著作

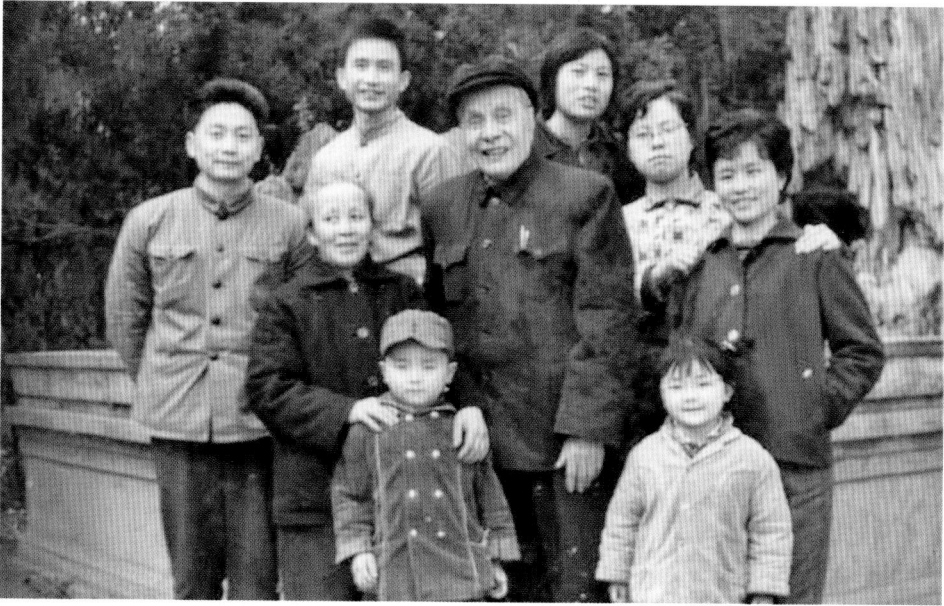

20世纪70年代郑怀贤教授（居中）与家人及弟子合影

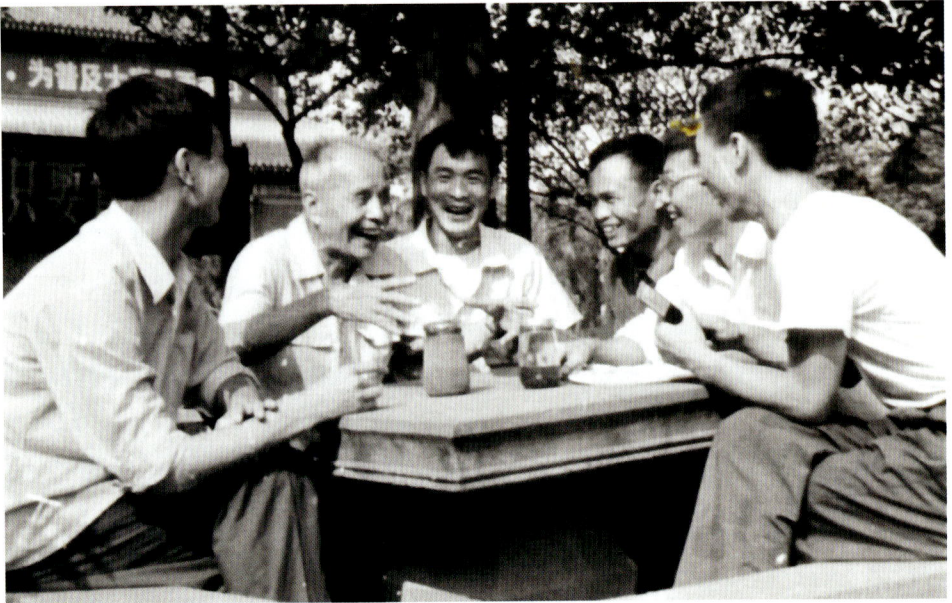

20世纪70年代郑怀贤教授（左二）与进修生进行师生座谈

总序————————加强文化建设，唱响川派中医

四川，雄居我国西南，古称巴蜀，成都平原自古就有天府之国的美誉，天府之土，沃野千里，物华天宝，人杰地灵。

四川号称"中医之乡、中药之库"，巴蜀自古出名医、产中药，据历史文献记载，自汉代至明清，见诸文献记载的四川医家有 1000 余人，川派中医药影响医坛 2000 多年，历久弥新；川产道地药材享誉国内外，业内素有"无川（药）不成方"的赞誉。

医派纷呈　源远流长

经过特殊的自然、社会、文化的长期浸润和积淀，四川历朝历代名医辈出，学术繁荣，医派纷呈，源远流长。

汉代以涪翁、程高、郭玉为代表的四川医家，奠定了古蜀针灸学派。郭玉为涪翁弟子，曾任汉代太医丞。涪翁为四川绵阳人，曾撰著《针经》，开巴蜀针灸先河，影响深远。1993 年，在四川绵阳双包山汉墓出土了最早的汉代针灸经脉漆人；2013 年，在成都老官山再次出土了汉代针灸漆人和 920 支医简，带有"心""肺"等线刻小字的人体经穴髹漆人像是我国考古史上首次发现，应是迄今

我国发现的最早、最完整的经穴人体医学模型，其精美程度令人咋舌！又一次证明了针灸学派在巴蜀的渊源和影响。

四川山清水秀，名山大川遍布。道教的发祥地青城山、鹤鸣山就坐落在成都市。青城山、鹤鸣山是中国的道教名山，是中国道教的发源地之一，自东汉以来历经2000多年，不仅传授道家的思想，道医的学术思想也因此启蒙产生。道家注重炼丹和养生，历代蜀医多受其影响，一些道家也兼行医术，如晋代蜀医李常在、李八百，宋代皇甫坦，以及明代著名医家韩懋（号飞霞道人）等，可见丹道医学在四川影响深远。

川人好美食，以麻、辣、鲜、香为特色的川菜享誉国内外。川人性喜自在休闲，养生学派也因此产生。长寿之神——彭祖，号称活了800岁，相传他经历了尧舜夏商诸朝，据《华阳国志》载，"彭祖本生蜀"，"彭祖家其彭蒙"，由此推断，彭祖不但家在彭山，而且他晚年也落叶归根于此，死后葬于彭祖山。彭祖山坐落在成都彭山县，彭祖的长寿经验在于注意养生锻炼，他是我国气功的最早创始人，他的健身法被后人写成《彭祖引导法》；他善烹饪之术，创制的"雉羹之道"被誉为"天下第一羹"，屈原在《楚辞·天问》中写道："彭铿斟雉，帝何飨？受寿永多，夫何久长？"反映了彭祖在推动我国饮食养生方面所做出的贡献。五代、北宋初年，著名的道教学者陈希夷，是四川安岳人，著有《指玄篇》《胎息诀》《观空篇》《阴真君还丹歌注》等。他注重养生，强调内丹修炼法，将黄老的清静无为思想、道教修炼方术和儒家修养、佛教禅观会归一流，被后世尊称为"睡仙""陈抟老祖"。现安岳县有保存完整的明代陈抟墓，有陈抟的《自赞铭》，这是全国独有的实物。

四川医家自古就重视中医脉学，成都老官山出土的汉代医简中就有《五色脉诊》（原有书名）一书，其余几部医简经初步整理暂定名为《敝昔医论》《脉死候》《六十病方》《病源》《经脉书》《诸病症候》《脉数》等。学者经初步考证推断极有可能为扁鹊学派已经亡佚的经典书籍。扁鹊是脉学的倡导者，而此次出土的医书中脉学内容占有重要地位，一起出土的还有用于经脉教学的人体模型。唐代杜光庭著有脉学专著《玉函经》3卷，后来王鸿骥的《脉诀采真》、廖平的《脉学辑要评》、许宗正的《脉学启蒙》、张骥的《三世脉法》等，均为脉诊的发展做出了贡献。

昝殷，唐代四川成都人。昝氏精通医理，通晓药物学，擅长妇产科。唐大中年间，他将前人有关经、带、胎、产及产后诸症的经验效方及自己临证验方共378首，编成《经效产宝》3卷，是我国最早的妇产科专著。加之北宋时期的著名妇产科专家杨子建（四川青神县人）编著的《十产论》等一批妇产科专论，奠定了巴蜀妇产学派的基石。

宋代，以四川成都人唐慎微为代表撰著的《经史证类备急本草》，集宋代本草之大成，促进了本草学派的发展。宋代是巴蜀本草学派的繁荣发展时期，陈承的《重广补注神农本草并图经》，孟昶、韩保昇的《蜀本草》等，丰富、发展了本草学说，明代李时珍的《本草纲目》正是在此基础上产生的。

宋代也是巴蜀医家学术发展最活跃的时期。四川成都人、著名医家史崧献出了家藏的《灵枢》，校正并音释，名为《黄帝素问灵枢经》，由朝廷刊印颁行，为中医学发展做出了不可估量的贡献，可以说，没有史崧的奉献就没有完整的《黄帝内经》。虞庶撰著的《难经注》、杨康侯的《难经续演》，为医经学派的发展奠定了基础。

史堪，四川眉山人，为宋代政和年间进士，官至郡守，是宋代士人而医的代表人物之一，与当时的名医许叔微齐名，其著作《史载之方》为宋代重要的名家方书之一。同为四川眉山人的宋代大文豪苏东坡，也有《苏沈内翰良方》（又名《苏沈良方》）传世，是宋人根据苏轼所撰《苏学士方》和沈括所撰《良方》合编而成的中医方书。加之明代韩懋的《韩氏医通》等方书，一起成为巴蜀医方学派的代表。

四川盛产中药，川产道地药材久负盛名，以回阳救逆、破阴除寒的附子为代表的川产道地药材，既为中医治病提供了优良的药材，也孕育了以附子温阳为大法的扶阳学派。清末四川邛崃人郑钦安提出了中医扶阳理论，他的《医理真传》

《医法圆通》《伤寒恒论》为奠基之作，开创了以运用附、姜、桂为重点药物的温阳学派。

清代西学东进，受西学影响，中西汇通学说开始萌芽，四川成都人唐宗海以敏锐的目光捕捉西学之长，融汇中西，撰著了《血证论》《医经精义》《本草问答》《金匮要略浅注补正》《伤寒论浅注补正》，后人汇为《中西汇通医书五种》，成为"中西汇通"的第一种著作，也是后来人们将主张中西医兼容思想的医家称为"中西医汇通派"的由来。

名医辈出　学术繁荣

中华人民共和国成立后，历经沧桑的中医药，受到党和国家的高度重视，在教育、医疗、科研等方面齐头并进，一大批中医药大家焕发青春，在各自的领域里大显神通，中医药事业欣欣向荣。

四川中医教育的奠基人——李斯炽先生，在 1936 年创立了"中央国医馆四川分馆医学院"，简称"四川国医学院"。该院为国家批准的办学机构，虽属民办但带有官方性质。四川国医学院也是成都中医学院（现成都中医药大学）的前身，当时汇集了一大批中医药的仁人志士，如内科专家李斯炽、伤寒专家邓绍先、中药专家凌一揆等，还有何伯勋、杨白鹿、易上达、王景虞、周禹锡、肖达因等一批蜀中名医，可谓群贤毕集，盛极一时。共招生 13 期，培养高等中医药人才 1000 余人，这些人后来大多数都成为中华人民共和国成立后的中医药领军人物，成为四川中医药发展的功臣。

1955 年国家在北京成立了中医研究院，1956 年在全国西、北、东、南各建立了一所中医学院，即成都、北京、上海、广州中医学院。成都中医学院第一任院长由周恩来总理亲自任命。李斯炽先生继创办四川国医学院之后又成为成都中医学院的第一任院长。成都中医学院成立后，在原国医学院的基础上，又汇集了一大批有造诣的专家学者，如内科专家彭履祥、冉品珍、彭宪章、傅灿冰、陆干甫；伤寒专家戴佛延；医经专家吴棹仙、李克光、郭仲夫；中药专家雷载权、徐楚江；妇科专家卓雨农、曾敬光、唐伯渊、王祚久、王渭川；温病专家宋鹭冰；外科专家文琢之；骨、外科专家罗禹田；眼科专家陈达夫、刘松元；方剂专家陈潮祖；医古文专家郑孝昌；儿科专家胡伯安、曾应台、肖正安、吴康衡；针灸专家余仲权、薛鉴明、李仲愚、蒲湘澄、关吉多、杨介宾；医史专家孔健民、李介民；中医发展战略专家侯占元等。真可谓人才济济，群星灿烂。

北京成立中医高等院校、科研院所后，为了充实首都中医药人才的力量，四川一大批中医名家进驻北京，为国家中医药的发展做出了巨大贡献，也展现了四川中医的风采！如蒲辅周、任应秋、王文鼎、王朴城、王伯岳、冉雪峰、杜自明、李重人、叶心清、龚志贤、方药中、沈仲圭等，各有精专，影响广泛，功勋卓著。

北京四大名医之首的萧龙友先生，为四川三台人，是中医界最早的学部委员（院士，1955年）、中央文史馆馆员（1951年），集医道、文史、书法、收藏等于一身，是中医界难得的全才！其厚重的人文功底、精湛的医术、精美的书法、高尚的品德，可谓"厚德载物"的典范。2010年9月9日，故宫博物院在北京为萧龙友先生诞辰140周年、逝世50周年，隆重举办了"萧龙友先生捐赠文物精品展"，以缅怀和表彰先生的收藏鉴赏水平和拳拳爱国情怀。萧龙友先生是一代举子、一代儒医，精通文史，书法绝伦，是中国近代史上中医界的泰斗、国学家、教育家、临床大家，是四川的骄傲，也是我辈的楷模！

追源溯流　振兴川派

时间飞转，掐指一算，我自1974年赤脚医生的"红医班"始，到1977年大学学习、留校任教、临床实践、跟师学习、中医管理，入中医医道已40年，真可谓弹指一挥间。俗曰：四十而不惑，在中医医道的学习、实践、历练、管理、推进中，我常常心怀感激，心存敬仰，常有激情冲动，其中最想做的一件事就是将这些中医药实践的伟大先驱者，用笔记录下来，为他们树碑立传、歌功颂德！缅怀中医先辈的丰功伟绩，分享他们的学术成果，继承不泥古，发扬不离宗，认祖归宗，又学有源头，师古不泥，薪火相传，使中医药源远流长，代代相传，永续发展。

今天，时机已经成熟，四川省中医药管理局组织专家学者，编著了大型中医专著《川派中医药源流与发展》，横跨两千年的历史，梳理中医药历史人物、著作，以四川籍（或主要在四川业医）有影响的历史医家和著作为线索，理清历史源流和传承脉络，突出地方中医药学术特点，认祖归宗，发扬传统，正本清源，继承创新，唱响川派中医药。其中，"医道溯源"是以民国以前的川籍或在川行医的中医药历史人物为线索，介绍医家的医学成就和学术精华，作为各学科发展的学术源头。"医派医家"是以近现代著名医家为代表，重在学术流派的传承与发展，厘清流派源流，一脉相承，代代相传，源远流长。《川派中医药源流与发展》一书，填补了川派中医药发展整理的空白，是集四川中医药文化历史和发展现状之大成，理清了川派学术源流，为后世川派的研究和发展奠定了坚实的基础。

我们在此基础上，还编著了《川派中医药名家系列丛书》，汇集了一大批近现代四川中医药名家，遴选他们的后人、学生等整理其临床经验、学术思想编辑成册。预计编著一百人，这是一批四川中医药的代表人物，也是难得的宝贵文化遗产，今天，经过大家的齐心努力终于得以付梓。在此，对为本系列书籍付出心血的各位作者、出版社编辑人员一并致谢！

由于历史久远，加之编撰者学识水平有限，书中罅、漏、舛、谬在所难免，敬望各位同仁、学者提出宝贵意见，以便再版时修订提高。

中华中医药学会　副会长
四川省中医药学会　会　长
四川省中医药管理局　原局长　　杨殿兴
成都中医药大学　教授、博士生导师
2015 年春于蓉城雅兴轩

序

中华武术，源远流长，瑰宝杏林，秀木奇葩。出于防身、健身和伤后治疗需要，中华武学与骨科医学自古就有相互渗透和自成血脉传承的不解之缘，并形成武医结合，生生不息，郑怀贤教授当为其中佼佼者。

郑氏生于武术之乡，曾跟师魏昌义、李耳庆、孙禄堂、魏金山、李景林、李芳宸，与王子平、高振东共事交流，又和朱国福、朱国祯、张英振、张英健、周剑南、李雅轩等结为金兰，精习八卦、太极、飞叉、形意、擒拿、剑法等武学。1936年柏林奥运会，郑氏精彩绝伦的国术表演，引起轰动，尤其飞叉绝技，震惊德国。习武之间，郑氏随师学医，反复揣摩，深研中医骨伤科医术医理，曾在上海、南京、重庆、成都多地教习武术之余，开诊所疗骨疾，推拿按摩、理筋正骨，多有奇效。

郑氏曾事沪、宁、渝，中华人民共和国成立后，立学蓉城，精研武术、岐黄。郑氏融合太极、八卦、卸骨、打穴、擒拿、摔跤、飞叉、形意和戳脚翻子，战术全面、实力超群，以孙氏八卦拳技击功夫享誉西南，被同道称赞为西南五省八卦拳第一人，八卦拳活步推手、八卦拳散手、快摔、擒拿为西南武林绝技，驰名全国。1964年，郑氏被公推为中国武术协会副主席；1980年，当选中国武术协会主席。

    1958 年成都体育学院附属体育医院（现四川省骨科医院）建成后，郑氏将主要精力由武术技击转为中医骨科医学研究，成为中医骨科、中医运动医学科泰斗。郑氏对中医骨伤科造诣很深，人称"骨伤圣手"，疗效如神。经过近百年临床、科研、教学验证，郑氏中医骨科已形成一大流派，列入四川省非物质文化遗产保护名录。

    郑氏仁心德望，武艺高超，医术精湛；传奇一生，可点可书，贺龙元帅夸其武术和骨科为"两只花"的花魁。1997 年郑氏百年诞辰之际，四川省骨科医院塑郑氏铜像，众弟子赋诗《一代武医宗师》，以言心声：

    维我郑公，开派立宗。武医精湛，德业恢弘。

    办学育才，遍及寰中。山高水长，先师之风。

编　者

2018 年 4 月

编写说明 ————————————————————————

　　本书的编撰，缘起于四川省中医药管理局原局长杨殿兴对四川省中医继承与发展的关注与努力，为四川省中医药管理局 2013 年度立项资助的重点项目之一。

　　四川省骨科医院由郑怀贤教授创立，坚持挖掘、秉承、弘扬郑氏学术思想与临床精髓，渐成理、法、方、药完整体系，将郑氏中医骨科申报列入四川省第二批非物质文化遗产名录，医院作为主要传承基地，列为非物质文化遗产保护单位。为传承和弘扬郑氏学术思想和临床经验，医院欣然受命编撰本书。

　　本书以郑怀贤著作为依据，忠实于他本人在当时年代中的学术思想与临床经验，较好地反映了其学术与临床的原貌。本书主要分为生平简介、学术思想、伤科手法、伤科方药及制剂、学术传承、临床经验等部分。在四川省骨科医院马建、虞亚明主任中医师主导下，生平简介与学术传承由四川省骨科医院刘慧医师编写，学术思想部分由成都体育学院侯乐荣教授、解勇教授编写，伤科手法部分由成都体育学院叶锐彬教授、何本祥教授编写，伤科方药及制剂部分由四川省骨科医院涂禾副主任药师编写，临床经验部分由四川省骨科医院荣海波博士编写。

　　本书在省中医药管理局严谨指导要求下，由郑氏各位二、三代弟子完成，书稿得到张世明、冉德州、王煜等郑氏弟子的悉心审阅并提出修改意见，特向省中医药管理局、诸位郑氏弟子专家及四川省名中医继承项目评审专家组表示衷心的感谢。

郑氏传人众多，未能一一访谈，同时本书撰稿时间有限，书中内容难免有疏漏或不足之处，望各位郑氏传人及读者在阅读过程中提出宝贵意见，以便再版时修订提高。

编　者

2018 年 4 月

目　录

001　　　**生平简介**

005　　　**学术思想**

006　　　　**一、武医结合**

006　　　　　（一）武医同根同理

007　　　　　（二）功与力的共性共识

008　　　　　（三）修身养性，法于自然

009　　　　　（四）跌打损伤病机与防治

010　　　　**二、整体论治**

011　　　　　（一）外伤与内损同治

011　　　　　　1.跌仆损伤内应气血、脏腑

012　　　　　　2.内病外应

012　　　　　　3.疲劳性损伤与脏腑

013　　　　　（二）内治法与外治法的统一

014　　　　**三、动静结合**

014　　　　　（一）伤病治疗中的动静结合

014　　　　1. 骨伤治疗以静为主，动静结合

015　　　　2. 软组织损伤治疗以动为主，动静结合

015　　（二）动静相宜，形神共养

016　四、筋骨并重

016　　（一）筋骨互用

017　　（二）骨伤治疗中的筋骨并重思想

018　　（三）软组织损伤治疗中筋骨并重理念

019　五、病证合参

020　　（一）跌打损伤的病机变化

020　　　　1. 病机特点

020　　　　2. 病机的机转变化

021　　（二）辨病机论治

021　　　　1. 抓住损伤病机特点，辨证与辨病相结合

022　　　　2. 辨证与辨病相结合，知常达变

022　　　　3. 不拘泥于损伤分期论治

023　六、四诊合参

023　　（一）望诊

024　　（二）问诊

024　　（三）摸诊

025　　（四）认诊

026　七、人治为本

026　　（一）临床医学，首先是人与人的关系问题

026　　（二）医疗的个体风格

027　　（三）医疗技艺是医疗技术的人性化恰当选择

028　八、功能为上

029　九、审因论治

029　　（一）问病求因

030　　　　（二）辨证求因

031　　**十、扶正祛邪，内外为常（伤科总治则）**

033　　**郑氏伤科手法**

034　　**一、郑氏正骨十二法**

035　　　　1. 摸法

035　　　　2. 拉法

036　　　　3. 旋转法

036　　　　4. 回旋法（郑氏推转法）

036　　　　5. 端提挤按法

038　　　　6. 屈伸展收法

038　　　　7. 成角折顶法

039　　　　8. 合骨法（郑氏推法）

039　　　　9. 夹挤分骨法

040　　　　10. 摇摆扣挤法

040　　　　11. 挂法

041　　　　12. 捏法

041　　**二、郑氏理筋手法**

042　　　　**（一）郑氏按摩十三法**

042　　　　1. 抚摩法

043　　　　2. 揉法

044　　　　3. 捏法

045　　　　4. 揉捏法

046　　　　5. 搓法

047　　　　6. 摩擦法

048　　　　7. 推压法

050　　　　8. 摇晃法

053 　　　　9. 抖动法

055 　　　　10. 提弹法

056 　　　　11. 振动法

056 　　　　12. 叩击法

058 　　　　13. 按压法

058 　　（二）郑氏经穴按摩十二法

059 　　　　1. 经穴按摩治疗法则

059 　　　　2. 经穴按摩选穴原则

060 　　　　3. 经穴按摩应用原则

060 　　　　4. 经穴按摩基本手形

062 　　　　5. 常用经穴按摩手法

066 　　　　6. 郑氏伤科经验穴位

075 　三、郑氏理筋手法的临床应用

075 　　（一）软组织损伤

075 　　　　1. 不同阶段的治疗概述

076 　　　　2. 各个部位的手法与取穴

076 　　　　3. 几种常见软组织损伤的手法治疗

080 　　（二）骨折与关节脱位

080 　　　　1. 骨折

081 　　　　2. 关节脱位

082 　　（三）陈旧性损伤（损伤后遗症）

082 　　　　1. 肘关节功能障碍

082 　　　　2. 膝关节功能障碍

083 　　（四）慢性劳损

083 　　　　1. 腰肌劳损

084 　　　　2. 髌骨劳损

084 　　（五）风寒湿筋骨痛

085　　　**四、郑氏运动按摩**

086　　　　　**（一）运动前按摩**

086　　　　　　　1. 训练前按摩

087　　　　　　　2. 赛前按摩

088　　　　　**（二）运动中按摩**

089　　　　　　　1. 上肢的按摩

089　　　　　　　2. 下肢的按摩

089　　　　　　　3. 躯干的按摩

089　　　　　**（三）运动后按摩**

090　　　　　　　1. 上肢按摩

090　　　　　　　2. 腰背部按摩

090　　　　　　　3. 胸部按摩

091　　　　　　　4. 臀部按摩

091　　　　　　　5. 下肢按摩

091　　　　　**（四）运动员自我按摩**

091　　　　　　　1. 局部自我按摩

093　　　　　　　2. 全身自我按摩

095　　　**郑氏伤科常用中药**

096　　　　**一、郑氏伤科药学体系**

096　　　　　　　1. 清热药

099　　　　　　　2. 活血化瘀药

104　　　　　　　3. 行气通经药

105　　　　　　　4. 接骨续筋药

108　　　　　　　5. 强筋壮骨药

111　　　　　　　6. 补气血药

113　　　　　　　7. 祛寒药

115　　　　　　　8. 祛风湿药

119　　　　　　　9. 利水渗湿药

120　　　　　　　10. 芳香开窍药

121　　　　　　　11. 软筋化坚药

122　　　　　　　12. 泻下通便药

123　　　**二、郑氏伤科用药原则**

123　　　　　　　1. 用药必须根据中医理论辨证论治原则

123　　　　　　　2. 骨科用药先治肌肉红肿、后治骨伤原则

123　　　　　　　3. 骨伤后期遵循先治外邪原则

124　　　　　　　4. 关节周围骨折慎用接骨药原则

124　　　　　　　5. 特殊与一般相结合原则

124　　　　　　　6. 个性差别原则

124　　　　　　　7. 对症下药应遵循的原则

125　　　　　　　8. 其他应用原则

125　　　**三、郑氏伤科的常用制剂类型**

125　　　　　　　1. 散剂

125　　　　　　　2. 丸剂

126　　　　　　　3. 酒剂

126　　　　　　　4. 煎膏剂

126　　　　　　　5. 膏药

126　　　　　　　6. 汤剂（煎剂）

127　　　　　　　7. 熏洗剂

127　　　　　　　8. 丹剂

127　　　　　　　9. 胶剂

127　　　**四、郑氏伤科药物的使用方法**

127　　　　　　　1. 郑氏中药外治法

127　　　　　　　2. 郑氏中药内治法

129   **郑氏伤科常用处方**

131   **一、外用药**

131   （一）外敷新伤药

131   1. 一号新伤药

131   2. 二号新伤药

131   3. 三号新伤药

132   4. 四号新伤药

132   5. 五号新伤提骨药

132   （二）外敷旧伤药

133   1. 一号旧伤药

133   2. 二号旧伤药

133   3. 三号旧伤药

134   4. 四号旧伤药

134   5. 五号旧伤药

135   6. 六号旧伤药

135   （三）外敷接骨药

135   1. 一号接骨药

135   2. 二号接骨药

136   3. 三号接骨药

136   4. 四号接骨药

136   5. 五号接骨药（软骨膏）

138   6. 六号接骨药

138   7. 七号接骨药

138   （四）运动创伤药

138   1. 一号半月板伤外敷药

139   2. 二号半月板伤外敷药

139   3. 三号半月板伤外敷药

139   4. 初期膝关节肿胀较剧烈时的外敷药

139   5. 半月板损伤后伴有关节囊水肿时的外敷药

139   6. 膝关节酸胀、软弱无力、疼痛时的外敷药

140   7. 膝关节损伤伴有韧带伤的外敷药

140   附：青白散

140   （五）外敷丹散

140   1. 一号箍积散

140   2. 二号箍积散

140   3. 一号提脓散

140   4. 二号提脓散

141   5. 软筋散

141   6. 消积散

141   7. 拨水丹

141   8. 平骨散

141   9. 生肌散

141   10. 化疽丹

141   11. 二妙散

142   12. 三妙散

142   13. 灌骨散

142   14. 紫草油

142   15. 珍珠散

142   附：紫雪丹

143   （六）外敷膏药

143   1. 膏药熬法

144   2. 膏药处方

145   （七）外用酒药

146   1. 舒活酒

146   2. 百汇酒

146   （八）外用熏洗药

147   1. 活血散瘀类

147   2. 损伤后遗症类

148   3. 风寒湿痹类

149   二、内服药

149   （一）丸剂

149   1. 正骨紫金丹（《医宗金鉴》方）

150   2. 接骨丸（郑怀贤加减方）

150   3. 一号接骨丸

151   4. 二号接骨丸

151   5. 双龙接骨丸

151   6. 铁弹丸（原名五灵二香丸，现名五灵二乌丸）

152   7. 强筋丸

152   8. 虎骨龟龙丸

152   9. 小活络丸

153   10. 大活络丸

153   11. 五加皮丸

153   12. 冷膝丹（又名真火汤，《医宗金鉴》方）

154   13. 萆薢丸

154   14. 独活寄生丸（《证治准绳》方）

154   15. 铁霜丸

154   16. 三黄宝蜡丸（《医宗金鉴》方）

155   17. 人参紫金丹（《医宗金鉴》方）

155   18. 北芪丸

156   19. 大力丸

156　　　　20.虎潜丸（朱丹溪方）

156　　　　21.健肾丸

157　　　　22.壮阳丸

157　　　　23.玉带丸

157　　　　24.六味地黄丸（钱乙方）

157　　　　25.通导丸

158　　　　26.三妙丸

158　　（二）散剂

158　　　　1.四制香附散

158　　　　2.三七散（制香片的处方）

159　　　　3.七厘散（《良方集腋》）

159　　　　4.八厘散（《医宗金鉴》）

159　　　　5.筋导散

159　　　　6.玉珍散（《普济本事方》）

160　　　　7.羚玉散

160　　　　8.术桂散（特色处方）

160　　　　9.穿阳散

161　　　　10.保胃散

161　　　　11.导益散

161　　　　12.白药

161　　　　13.安神丹

162　　　　14.回生丹

162　　　　15.夺命丹

162　　（三）酒剂

162　　　　1.活络酒

163　　　　2.风湿酒

163　　　　3.虎骨木瓜酒（通行方）

163   4. 关节炎内服酒

164   5. 五加皮酒

164   6. 鹿衔酒

164   7. 参归寄生酒

164   8. 保胃酒

164   9. 生血补气酒

165   10. 人参三七酒

167 **郑氏伤科制药技术**

168 **一、郑氏伤科药物炮制**

168   1. 香附（四制香附）

168   2. 自然铜

168   3. 马钱子

169   4. 乳香

169   5. 没药

169   6. 儿茶

169 **二、郑氏伤科药物特点**

169   1. 制剂配制特殊

169   2. 制剂配制根据季节变化调整

170   3. 临床药物使用应随证加减

170   4. 黑膏药去火毒

170 **三、郑氏伤科新制剂**

170   （一）丸剂

170   1. 祛风活络丸

170   2. 牛杞地黄丸

171   3. 壮骨腰痛丸

171   **4. 消增强骨丸**

171　　　（二）片剂

171　　　　　1. 玄胡伤痛片

171　　　　　2. 制香片（三七散）

172　　　　　3. 创伤消肿片

172　　　　　4. 消增强骨片

172　　　　　5. 强筋片（强筋丸）

172　　　（三）合剂

172　　　　　1. 七味三七口服液

173　　　　　2. 益尔力口服液

173　　　　　3. 冷膝口服液

173　　　（四）胶囊剂

173　　　　　1. 抗骨质疏松胶囊

173　　　　　2. 补气益肾胶囊

173　　　　　3. 羚玉胶囊

174　　　　　4. 术桂胶囊（术桂散加川芎）

174　　　（五）软膏剂

174　　　　　1. 二黄新伤止痛软膏

174　　　　　2. 旧伤活络软膏

175　　　　　3. 骨折软膏

175　　　　　4. 芪藤软坚软膏

175　　　（六）橡胶膏剂

175　　　　　1. 丁桂活络膏

176　　　　　2. 芷香新伤膏

177　　**郑氏伤科临床经验**

178　　　**一、骨折治疗**

178　　　　（一）概述

178　　　　　1. 指导思想

178　　　　　2. 早期整复

179　　　　　3. 夹缚固定

180　　　　　4. 观察与护理

181　　　　　5. 练功与按摩

181　　　　　6. 内外用药

182　　　（二）常见骨折治疗

182　　　　　1. 锁骨骨折

183　　　　　2. 肱骨外髁颈骨折

184　　　　　3. 肱骨髁上骨折

186　　　　　4. 桡骨远端骨折

188　　　　　5. 腕舟骨骨折

189　　　　　6. 股骨颈骨折

191　　　　　7. 股骨干骨折

193　　　　　8. 髌骨骨折

194　　　　　9. 胫腓骨干骨折

196　　　　　10. 跖骨骨折

197　　　　　11. 肋骨骨折

199　　　　　12. 骨盆边缘骨折

201　　　　　13. 骶骨和尾骨骨折

202　　　　　14. 稳定性胸腰段椎体压缩性骨折

204　　二、关节脱位治疗

204　　　（一）概述

204　　　　　1. 脱位原因

204　　　　　2. 脱位分类

205　　　　　3. 脱位症状

205　　　　　4. 脱位治疗

206　　　　　5.脱位合并症

206　　　（二）常见关节脱位

206　　　　　1.肩关节脱位

209　　　　　2.肩锁关节脱位

212　　　　　3.肘关节脱位

215　　　　　4.腕月骨脱位

217　　　　　5.掌指关节脱位（附：指间关节脱位）

219　　　　　6.髋关节脱位

221　　　　　7.颈椎脱位

223　　　　　8.下颌关节脱位

224　　三、软组织损伤治疗

224　　　（一）概述

225　　　（二）常见软组织损伤治疗

225　　　　　1.新近软组织损伤

226　　　　　2.肌肉肌腱损伤

241　　　　　3.关节韧带损伤

251　　　　　4.胸腰损伤

257　论著提要

258　　　　　1.《正骨学》

258　　　　　2.《中医治疗骨伤科经验》

258　　　　　3.《伤科诊疗》

258　　　　　4.《伤科按摩术》

258　　　　　5.《运动创伤学》

259　　　　　6.《实用伤科中药与方剂》

261 **学术传承**

262   1.四川省骨科医院

262   2.成都体育学院附属体育医院

262   3.成都体育学院运动医学系

267 **参考文献**

生平简介

郑怀贤，男，1897 年 9 月 15 日出生在河北安新县新安镇北辛村白洋淀边的一个贫苦农家，3 岁丧母，8 岁亡父，靠两个哥哥务农及捕鱼谋生。镖师魏昌义收年幼好学的郑氏为徒，学习戳脚、轻功。1910 年，13 岁的郑氏向本县屈恒山、李耳青两位名师学飞叉、拳术，习艺 8 年，共学习揣摩出飞叉绝技 90 余种。

1919 年，郑氏拜北平武学大师孙禄堂为师，学习太极、形意、八卦，为孙师入室弟子。1928 年，郑氏追随师傅到南京中央国术馆学艺 2 年。经孙师介绍，又拜师神剑将军李景林，学习武当剑法。其间，郑氏兼习伤科医术。

1929 年，郑氏到上海中华体育会任武术教员。1932～1934 年，郑氏兼任上海交通大学武术教员。1934 年，郑氏在两江女子体育师范学校任教 2 年。在上海期间，郑氏家住霞飞路鼎吉里 7 号，与前妻生育两儿一女。在上海，结识了上海武医名家佟忠义、王子平，关系密切，共磋技艺，开业行医。

1936 年，郑氏参加在上海举行的"第十一届奥运会国术表演队选拔赛"，凭绝技飞叉入选中国国术表演团。8 月初，国术团随中国体育代表团到柏林参加"第十一届奥运会"体育表演。郑氏表演飞叉技艺，柏林、汉堡、威斯巴登、法兰克福的观众称赞中国武术是"艺术的精华"。1937 年 5 月，郑氏到南京中央陆军军官学校（黄埔军校）任教。后因日寇侵略中国，局势紧张，郑氏随校辗转武汉、重庆等地，由此与武医大师朱国福四兄弟结为金兰挚友。

1938 年 4 月，郑氏来到成都，一边教武术，一边开诊所行医，结识杜自明、李雅轩、杨天鹏等武学医家。其间，与刘纬俊结为夫妻，夫妇俩先后在槐树街、光华街开业行医。刘纬俊擅长伤科中药制剂，日后成为郑氏工作和生活的得力助手，并辅助郑氏参与体育医院和运动保健系的创立和建设。1947 年，郑氏到四川省立体育专科学校（现成都体育学院）任武术教员。

中华人民共和国成立后，郑氏习武行医，教书育人。1950 年 1 月，郑氏任四川省立体育专科学校武术教师、武术教研室主任，1952 年 9 月任武术副教授。1953 年，到天津担任全国民族体育大会裁判，并到中南海怀仁堂向中央领导汇报表演。1958 年任国家级武术裁判。1962 年任武术教授。

1958年，贺龙元帅打乒乓球挫伤拇指，久治无效，后到成都经郑氏诊治，很快痊愈。贺龙元帅倡议：把体育医院办起来。1958年10月1日，郑氏在贺龙元帅的指示下，筹建以中医骨科为特点的成都体育学院附属体育医院（现四川省骨科医院、成都体育医院），并出任院领导，直接参与临床和教学工作。郑氏于1958～1959年组织举办第一期骨训班，1960～1961年举办第二期骨训班，培养了大批中医骨伤专门人才，为创办成都体育学院运动保健系打下基础。1960年，郑氏任成都体育学院运动保健系首任系主任、体育医院院长，并作为中国队队医前往莫斯科参加"第三届世界女排大赛"。

作为武术家的郑氏，精心培育了不少武术新苗，许多名扬海内外的四川对练项目，如空手夺枪、对擒拿、三节棍进枪、空手夺双枪、对剑等均由他编制和教练，四川"猴王"肖应鹏的猴拳、猴棍也倾注了他不少心血。

作为中医骨伤和运动创伤专家，郑氏德艺双馨，深得患者和学生好评。郑氏曾为周恩来、邓小平、陈毅、王震等党和国家领导人，以及中国许多优秀运动员诊疗伤病。郑氏擅长中药配制，有多种疗效显著的秘方和经验方，制剂有膏、丹、丸、散等多种剂型。

郑氏1956年加入民盟，1957年9月25日加入中国共产党。1964年，郑氏任"第二届中国武术协会"副主席，1980年任"第三届中国武术协会"主席。郑氏还担任过中华全国体育总会常务委员、中国体育科学学会理事、中国运动医学学会委员、四川省政协常务委员、中华医学会四川分会常务理事、成都市运动医学会主席、成都市武术协会主席、中共成都体育学院委员会委员等职务。郑氏武艺出众、医技精湛，曾多次在全国运动会上获奖，多次被评为四川省和成都市的先进工作者。郑氏将中国武术与传统医学融会贯通，建立中医运动医学体系，开创体育院校兴办医学教育的先河，是中医运动创伤学体系和郑氏中医骨科的奠基人，不愧为一代武医大师。

1981年10月31日6时45分，我国著名武术家和中医骨科专家郑怀贤因患冠心病医治无效，与世长辞，享年84岁。

学术思想

川派中医药名家系列丛书

郑怀贤

郑怀贤一生师从多门，博采群芳，独树一帜，形成了自己独特的学术思想和医疗体系。他提出"骨正、筋柔、血活"的六字方针，并强调"少年练筋，中年壮骨，老年养气"。在武医结合的基础学术思想指导下，"骨正、筋柔、血活"不仅概括了伤科疾患的内在核心和整体论治的辨证方向，而且也揭示了筋骨并重理念。

郑怀贤学术思想的根本是"武医结合"，并发展为"体医结合"。在临床诊疗过程中，表现出体医结合、武医渗透的特色。在此基础上，建立了具有专科特点的运动系统伤病辨证论治思想体系。

基础学术思想包括"动静结合""整体论治""筋骨并重"三方面；"病证合参""四诊合参"构成辨证立法学术思想；施治理念和特点包括"人治为本""功能为上""审因论治""扶正祛邪、内外为常"等方面。

以"动静结合"为基础，架构"整体论治"观；以筋骨互用为本，构筑不同伤病的"筋骨并重"；以功能解剖结构为核心，以筋骨、动静为纲，重视"望问摸诊"四诊合参；以病位辨证为主，结合病因辨证和病机辨证，建立运动系统伤病的病证合参方案；确立了具有伤科特点的"扶正祛邪、内外为常"治疗原则。

一、武医结合

自古习武之人多谙医术，至少在近现代史上，不管是人物纪事或是相关著述，都体现出武术与医学的互参共荣，而郑怀贤教授无疑就是其中的代表性人物之一。

中华武术与中医学都是中华传统文化的代表性产物。从传统中医骨伤科和传统武术的临床手法、练功行为中寻找和总结共性，郑怀贤教授及其学生做了大量工作和有益尝试，无疑对两者的继承与发扬、发展都具有重要价值。

（一）武医同根同理

中华武术与中医学同根于中华传统文化，有着共同的哲学方法论基础。道家思想、阴阳五行共为中华武术和中医学的立身之本，武医同根同理。中医由阴阳统辖寒热、虚实、表里，武术则由阴阳派生刚柔、动静、进退。

《素问·三部九候论》谓："故人有三部，部有三候，以决死生，以处百病，以调虚实，而除邪疾。"将人体分为上、中、下三部，三部再分天、地、人的三部九候之位。与中医相似的，武术中有三根九节之别，分上肢、腰、下肢三根，三根又分根、中、梢三节，合为九节。

清·陈鑫所著《陈氏太极拳图说·太极拳经谱》载："拳虽武艺，得其正道，中庸之首，不偏不倚，无过无不及，无往不宜。""习武德为先。"时人常以"侠"称武术大师，《史记·太史公自序》论侠："救人于厄，振人不赡，仁者有乎！不既信，不倍言，义者有取焉。""侠"是一种宅心仁厚的利他主义，医者以"悬壶济世"立宗，与侠同源；文人学者趋势，"不为良相，即为良医"。孟子的"富贵不能淫，贫贱不能移，威武不能屈"是许多武家、医家立身授业的共同理念。

（二）功与力的共性共识

不管是"半步崩拳打天下的"形意拳，或是"四两拨千斤"的太极拳，以及正骨理筋之伤科手法，都不是单纯力量的大小问题，而是劲道，即发力和控力的技巧，轻重权衡的收放自如是达成目标的基本条件。

武术讲究"刚、柔、虚、实、巧、拙"六字诀的行功要领，外家拳重气与劲，内家拳练内力，而按摩手法强调"有力、柔和、持久、深透"，其实质都是力量的使用技巧。

手与脚合、肘与膝合、心意相合等九节相合的"手、眼、身、法、步"要求，就是一种武术发力的共性特点。手为梢节，其力根于足，宰于腰，动于肩，传以肘，形于手，三根九节一气贯通，圆转自如，混元一体。而要使力聚于手端，必守中立正，"不偏不倚，无过无不及"。"中庸"的动作姿势是聚合全身之力，形于手指的要旨，则得开胸顺气，掌虚实之源，得轻重之本，无往不宜。清·武禹襄著《太极拳论》载："其根在脚，发于腿，主宰于腰，形成手指。由脚而腿而腰，总须完整一气，向前退后，仍能得机得势。有不得机得势处，身便散乱，其病必于腰腿求之。"形意拳谚讲"头打落意随脚走，起而未起占中央；脚批中门抢他位，就是神仙也难防"，力的收放自如，尚需要轻重权衡。清·陈鑫著《陈氏太极拳图说·太极拳经谱》载："手中有权，宜轻则轻，斟酌无偏；宜重则重，如虎下山。""动静缓急，运转随心。"

身形虚实、轻重权衡，同样也是手法施治者的共同动作要领，正如清·吴谦在《医宗金鉴·正骨心法要旨》中所指出的："一旦临证，机触于外，巧生于内，手随心转，法从手出……法之所施，使患者不知其苦，方称为手法也……诚以手本血肉之体，其宛转运用之妙，可以一己之卷舒，高下疾徐，轻重开合，能达病者之血气凝滞，皮肉肿痛，筋骨挛折，与情志之苦欲也。较之以器具从事于拘制者，相去甚远矣。是则手法者，诚正骨之首务哉。"

郑怀贤教授习武行医一生，重视医者练功。郑氏按摩技法中不仅有源自于武术技法中的"摇晃""揉捏""拿法"等手法，更在施用手法操作时，强调"手、眼、身、法、步"的用力技巧。另一方面，郑怀贤教授重视阴阳调和、刚柔相济的练武行医共同行为准则。

（三）修身养性，法于自然

郑怀贤教授提出："少年练筋，中年壮骨，老年养气。"认为中医学的"精、气、神"观点中形神合一、内外兼修亦为武术修习的真谛。"练武不练功，到老一场空"，郑怀贤教授强调习武者"外练筋骨肉，内练精气神"。同样，患者的肢体功能训练目的也正合乎中医伤科所强调的"筋骨并重"理念。

拳经云："练气而能壮，练神而能飞。"神者身之本，气者神之主，气壮神足，则身强体健。各派武术的健身方法中，尤其是桩功练习中都重视运气调神，"去物欲以养形，致虚静以养神"，强调"无为自然""法于自然"。练武的宗旨是强健身体，防身护身。

武术谚语："宁长一分筋，不长一寸肉。"强调肢体的柔韧性相对于力量而言更重要。这不仅适用于对患者的康复指导，而且对普通人的健身锻炼也具有适用性。现代康复医学也强调损伤肢体的功能恢复以关节活动度为先导，而后才是肌肉力量的恢复。

"不偏不倚，无过无不及"的中庸之道不仅指身体姿态的运动轨迹，也是一种理性、包容的性情修养，是对待生活与理想的客观诉求。"内养性情、外练筋骨"的养身思想和健身之道在当代也具有积极意义。

（四）跌打损伤病机与防治

拳术有内外家之分，中医伤科亦有内外治两大流派。内治者，观脏腑肢节之系以治；外治者，察肢伤及内以辨。故明薛己之病案记录皆循迹以考内变，为内治法之代表人物。郑怀贤教授则主张，伤科疾病辨证论治的核心病机应着力于伤病产生之机制、伤痛发作之机制，应更多地从肢体运动规律分析伤病的产生、发展和变化机制，是为外治法代表之一。

骨关节肌肉伤病的产生、发展与变化，不同于其他系统的伤病。运动系统的伤病，尤其是软组织损伤，总是与活动相关。

《正体类要·序》："肢体损于外，则气血伤于内，营卫有所不贯，脏腑由之不和。"。其所述急性损伤，虽有外伤肢节，内涉气血脏腑功能，但从因果角度而言，肢体伤损在前为因、为本，气血伤、脏腑不和在后为果、为标。不从损伤机制探讨伤痛，而仅仅辨气血、脏腑功能紊乱以调，则仅治标不治本。

腰肌劳损者，当有外之腰肌劳损，内有气血脏腑功能失调。但仅仅从中医内科辨证角度出发，很难应对腰肌劳损的产生机制和临床症状发生机制之异，而后二者，谁为标本？药物、锻炼或是按摩等外治法的目标何在？腰肌劳损的产生机制应是腰肌素质不能满足生理活动的需要（过度使用，不管是否为运动员），伤痛的发生机制之一应是肌肉疲劳性紧张与肌肉组织缺血的恶性循环使然。因此针对两种不同的机制，单纯药物使用不能中断产生机制，必须在增强肌肉素质（非单纯肌力，而是根据患者具体的姿势活动方式而定）和减少过度使用之间找到平衡，做到武术所言"不偏不倚，无过无不及"。

《素问·宣明五气论》云："五劳所伤，久视伤血，久卧伤肉，久立伤骨，久行伤筋，是谓五劳之伤。"五劳之伤，涉及内外因。药物调理仅仅针对内因而治，"五劳"之外因不祛，效亦不显。内科之治，调其内而止劳，然而完全中止"五劳"亦不现实，故郑氏伤科强调应强内以抗疲，调"劳"以适。如何做到调"劳"，则必须在具备相关解剖学知识的基础上，掌握相应的运动学知识，否则只能简单地停止活动。郑氏伤科认为上善之选，当强内抗疲调"劳"以适。

因此，从运动学角度研究与探讨骨关节肌肉损伤的机制，不仅能更恰当地认识伤痛的产生、变化与发展，更能指导开展针对性防治措施。源自于武医结合、体医结合的学术思想，不仅仅是运动系统伤病的认识基础之一，更是选择与发展伤科治疗途径的重要思想源泉。

二、整体论治

局部病变可以是整体变化的原因，又可以是整个变化的结果，它可以促成整体的变化，又可以是整体变化的继发性损害。所以，疾病的变化，往往既有局部改变，又有全身反应。局部病变和整体反应不仅相互影响、互相制约，而且在一定条件下还可以相互转化，如急性软组织的创伤与修复过程。急性软组织创伤后，受伤组织内都有一定数量的细胞受损和组织断裂出血，血小板凝集，释放各种致痛化学物质。短时间后出现反应性炎症，随后开始肉芽修复。一定程度的炎症反应是组织愈合所必需的一个过程，但强烈或广泛的炎症反应不利于创伤愈合。影响创伤修复的不利因素有感染、血循环障碍、局部制动不力、营养不良、免疫功能低下，以及使用皮质激素等抑制创伤性炎症和细胞增生的药物等。所以说，疾病过程也是一个与致病因素相联系的整体变化过程。在致病因子的作用下，机体内各系统器官往往产生相互协调的作用，建立起损害和抗损害的斗争体系。

人体是一个通过神经、体液把各器官、系统、组织和细胞有机地联系起来的整体，同时局部与整体的概念也是相对的，整体可以分出很多层次，我们可以从不同的层次去认识疾病，把握其本质。各细胞、组织、器官和系统在不同层次的整体与局部的统一，不仅是辩证地认识运动系统伤病的前提，也是综合考虑不同治疗作用途径的治法基础。

正如武术谚语所言："外练筋骨肉，内练精气神。"郑氏伤科扩展了内外同治的思想，不仅包括了外伤肢节内伤气血的整体辨证观，也纳入了内外治法的整体施治观，更重视基于生理解剖层次的分层统一观。

《普济方·折伤门》记载："凡筋骨伤疼痛，人之一身，血营气卫，循环无穷，或筋肉骨节误致伤折，则血气瘀滞疼痛。仓卒之间，失于条理，所伤不得完，所折不得续。"即是从系统器官水平上认识损伤局部与整体的关系。皮肉筋结的局部病变必然影响全身，两者有因果关系，并且相互影响。处理局部病变损伤的同时，强调全身气血阴阳的调整，并应辩证地处理好主次，有所侧重，全面兼顾。

（一）外伤与内损同治

1. 跌仆损伤内应气血、脏腑

气血是人体重要的营养物质，尤与筋骨皮肉等运动系统关系密切，是筋骨肢节活动的营养物质。损伤所致疼痛的最基本病机为气滞血瘀，"不通则痛"。《普济方·折伤门》记载："夫脉者血之府，血行脉中，贯于肉理，环周一身，因其机体外固，经隧内通，乃能流注不失其常。若因伤折，内动经络，血行之道不得宣通，瘀积不散，则为肿为痛。治宜除去恶瘀，使气血流通，则可复元也。"

郑怀贤教授自拟祛瘀血方药，外用代表方有"新伤药""新伤膏"，内治代表方有"消肿止痛汤"。

筋骨与肝肾两脏密切相关。肝主筋、藏血，肝血充盈始能"淫气于筋"，筋获濡养而强，方能"束骨而利机关"；肾主骨、生髓、藏精，精旺髓充而养骨。《灵枢·邪气脏腑病形》说："有所堕坠，恶血留内，若有所大怒，气上而不下，积于胁下则伤肝。"明薛己在《正体类要》中指出："外伤于气血，则内动于肝。"清吴谦在《医宗金鉴》论伤损内证时指出："凡跌打损伤、堕坠之证，恶血留内，则不分何经，皆以肝为主。盖肝主血也，故败血凝滞从其所属，必归于肝。"

肝主筋的运动与脾胃之间功能有着不可分离的作用，肝转输的精华是脾胃消化水谷精微而产生的，"脾气旺，才能气血充"，血的运输必须依靠气的推动，气行血行，气滞血瘀。若劳倦伤脾，中宫受遏，脾胃运化失司，势必导致精血生化乏源，脾的虚损必然累及气血的虚损。再则肾藏精，主骨生髓，肝肾同源，无论肝病殃肾，还是肾病及肝，同样影响精血转化，影响到肝主筋的功能，表现不同程度的乏力疲劳、运动能力降低，甚至卧床不起。

郑怀贤教授拟"加味八珍汤"，即八珍汤加黄芪、续断，用于治疗气血虚弱、肝肾不足的骨折后期患者。方中黄芪补气为君。续断入肝肾，补肝肾，续筋骨，调血脉；四君子汤补气健脾；四物汤补血调血，共为臣药。八珍汤气血两补，正气健旺，不但抗病能力增强，而且对筋骨伤损的修复能力也随之提高。但八珍汤是一般补气补血的方剂，使用于筋骨伤折之虚弱患者尚嫌力量不足，故本方加入黄芪、续断，一则大补气血、补肝肾的力量增强，再则入肝肾的药物增多（如当归、川芎、白芍入肝，熟地、续断入肝肾）。如此则药力更能集中肝肾，发挥其补益肝肾的作用，故气血、肝肾虚弱患者之形体消瘦、面色萎黄以及骨折连接迟缓诸症都能随之得到治疗。

2. 内病外应

脏腑功能失调也可出里达表，引起气血筋骨肉病变。故筋骨损伤应辨明伤病，外治筋骨，内理气血，调理肝肾，尽快消除损伤对人体的影响。凡外伤损折，肝肾充足者复元速，否则缓；年老体弱者，肝肾精血势衰，尤应重视。因此，今人有用龙胆泻肝汤和四逆散等加减变化应用于伤科，盖取其疏肝行气之功，气行而血活，肝复条达疏泄，邪无留处。

郑怀贤教授自拟化裁于四逆散的"疏肝宣肺汤"：柴胡、丹参、瓜蒌皮、当归、赤芍、郁金、延胡索、杏仁、枳壳、甘草。方中以赤芍代白芍，增强通利血脉之力；枳壳代枳实，则宽胸破气之力更集中于胸胁上部；郁金辛苦寒，行气活血，疏肝利胆，清心凉血，助柴胡疏理肝气；延胡索行瘀镇痛；瓜蒌皮甘寒清肺化痰，利气宽胸，与杏仁合则开肺气通大肠，引邪下行；丹参活血行瘀，安神宁心，一物而有"四物"之功。综观全方，疏肝理气十分平稳有效。

3. 疲劳性损伤与脏腑

《素问·上古天真论》说："形劳而不倦，气从以顺。"故除跌打损伤外，疲劳也会引起形体、气血及脏腑功能的下降。《素问·宣明五气论》载："五劳所伤，久视伤血，久卧伤肉，久立伤骨，久行伤筋，是谓五劳之伤。"《灵枢·百病始生》说："用力过度，则络脉伤。"《灵枢·邪气脏腑病形》说："有所用力举重……汗出浴水，则伤肾。"汉·张仲景在《金匮要略》中指出："重困，疲劳，汗出。"唐孙思邈在《备急千金要方》中指出："养生之道，常欲小劳，但大劳及强所不能悦耳。"明张介宾的《景岳全书》载："虚邪之至，害必归阴；五脏之伤，穷必及肾。"金元李东垣在《内外伤辨惑论》中指出："喜怒忧恐，劳役过度，而损耗元气。"并强调温补："劳者温之，损者温之。"

总之，疲劳性损伤是内脏亏虚、元气虚弱所致，与肺、脾、胃、肾关系密切，属"劳证"范畴。治疗不外乎外治形体虚损，内调脾胃，兼顾肺肾二脏。

治疗虚劳性伤痛应包括"强内抗疲、调劳以适"两方面内容。药物内调脏腑气血功能，仅是治疗的一方面，更需要配合强筋骨功能和减少过劳活动，亦即开展针对性的功能锻炼、功能恢复和功能促进。这不仅是郑氏伤科"武医结合"基础学术思想对运动系统伤病的整体论治指导，也是郑氏伤科整体论治的特色和优势。

郑怀贤拟"加味补中益气汤"，即补中益气汤加补骨脂、菟丝子而成。补中气，益脾胃，增强化源之本，元气得以充沛并输布全身，用治骨折后期或习惯性脱位而又见气虚下陷、中气不足，如脱肛、子宫脱垂、气虚生热、动则气喘、不思饮食、四肢困倦者。方中黄芪、党参、白术、炙甘草补气，当归活血，使气固、血脉流畅而更加旺盛；陈皮行气而不致壅塞，升麻、柴胡使下陷之气因之而举发上升，元气得以输布全身。故补中益气汤诸药为君。补骨脂辛温入肾，补肾助阳，治肾虚冷泻、遗尿滑精、腰腿酸软疼痛；菟丝子辛性平，入肝脾肾三经，能补肝肾、益精髓，治腰腿酸软疼痛。辛而不燥，补中有通，滋而不滞，性平不猛，诚补肝肾药中之纯品。此二味药使补中益气汤之补气升陷之力，引入肝肾下焦，发挥升阳补气作用，故既为臣药，亦为使药。综观本方，补中气、益脾胃以增强化源之本，元气得以充沛，并输布全身，故名加味补中益气汤。

（二）内治法与外治法的统一

《普济方·折伤门》记载："凡从高坠下，伤损肿痛，轻者在外，涂敷可已；重者在内，当导瘀血，养肌肉，宜察浅深以治之。"因此，伤损治疗应当建立内治与外治的统一施治观。

不管是对骨折还是软组织损伤的处理，都应手法治疗、药物的内外使用与功能锻炼并重。既强调骨折、脱位等的手法复位、推拿按摩、理筋治伤以及辨证施治的外用药物以消肿止痛、活血、通利关节等，同时也非常注重内服药物活血祛瘀、调整脏腑经络气血、接骨续筋等内治法则的运用，只有这样才有利于伤病的愈合、康复。

正骨手法、按摩手法、夹缚固定、伤科方药、练功疗法是郑氏伤科的五大传统疗法，至今仍广泛应用于临床，如运用得当则疗效显著。

郑氏伤科在运动创伤防治领域涉猎颇多，其后辈学者在传统疗法基础上，丰富了治疗手段，如针灸疗法、现代物理疗法及重视运动创伤早期的休息与制动等。现代的郑氏伤科治疗方案是根据"急则治其标，缓则治其本"的原则，以病情需要为准则，内外结合，尽量发挥各治法优势。

三、动静结合

"动静结合"充分概括了骨伤科中不可回避的固定与活动、治疗与功能恢复的关系，在运动系统伤病治疗中具有重要的现实意义。固定与活动的一动一静，两者既对立又统一，片面地强调一方都是不对的。该"动"则动，该"静"则静。以动为主，还是以静为主，或是动中有静、静中有动、动静结合，应视具体情况而定。

（一）伤病治疗中的动静结合

外伤常使人们被迫制动或休息，这种制动或休息可使伤痛减轻，避免损伤进一步加重，但有可能使损伤所带来的功能障碍得不到恢复，甚至还可能使既有的健康功能减退，现代康复医学称这一现象为"失健"。如果适宜的功能锻炼可影响和改变人体的各种机能，恢复或重建原有功能状态，甚至更好，现代康复医学称之为"健化"。

另一方面，尤其是正常人，超过自身适应和恢复能力的过分剧烈运动也可使关节软骨剥脱，骨、韧带、关节囊、软组织和血管都可能受到损伤。

1. 骨伤治疗以静为主，动静结合

骨折后的局部固定使伤肢恢复了结构的连续性，维持骨端的正常解剖关节，为骨折的愈合提供一个良好的内环境。功能锻炼不仅可以预防"骨折病"和全身合并症，而且还可促进肢体的气血流通，使损伤局部血流量增加，骨折端获得生理应力的刺激，从而促进骨折的愈合。骨折的固定应从肢体赖以活动的目标出发，有效的固定是保障伤肢早期活动的必要条件，而活动又应以不干扰骨折部的固定为限度。把固定作为功能锻炼的基础，固定和功能锻炼高度统一，动静结合，寓动于静。根据每个人的情况，一定要尽可能地进行和坚持有利于气血通顺的各种活动，把必要的暂时制动限制在最小范围和最短时间内，这就要根据不同时期的病情，采用不同的活动和制动。

2. 软组织损伤治疗以动为主，动静结合

动静结合的伤科思想不仅体现在骨折的治疗中，而且在软组织损伤的治疗中也意义重大。

郑氏伤科认为，临床医疗不能只是简单地止痛消肿或（和）停止活动，而更重要的是恢复患者的活动能力，尤其对运动员而言，伤后功能锻炼和康复训练较一般人更具有特殊的意义和要求。尽早消除和尽量减轻创伤的功能障碍，弥补和重建功能缺失，设法改善和提高运动人体的诸方面功能，才是运动系统伤病的施治策略。

功能锻炼不仅可以帮助创伤部渗出液的吸收，并且可以保护机体神经及肌肉的紧张度、在相关活动中已经建立起来的条件反射，以及各个器官与系统的反射性联系。功能锻炼能加强关节稳定性，改善伤部组织的代谢与营养，促进功能及形态结构的统一。例如断裂的跟腱修补后，只有辅以适当的踝关节活动，才能使新生的连接断端的Ⅲ型胶原变成抗拉的Ⅰ型胶原。活动也会促进肌肉和连接组织之间的重建，使本体感觉恢复得更快。对损伤的软骨而言，早期活动可以改善关节软骨的营养，改善软骨的力学结构以适应力学的需要，促进关节软骨损伤后的修复，预防各种因固定或牵引而产生的软骨变性。此外，关节软骨深达骨髓的缺损，其新生的肉芽组织只有通过关节活动的摩擦刺激，才能化生成新生的软骨。

（二）动静相宜，形神共养

阴阳平衡、形与神俱是中医对健康的认识基础，阴阳和则生，不合则病。形在外属阳，动则养形养生；神主内属阴，静则养心调神。郑氏伤科认为，能将动和静、劳和逸、紧与松等处理得当，则有利于健康和恢复。"动静相宜，形神共养"诚为传统之"中庸"，亦现代所谓之"和谐"。

郑怀贤教授对健康的认识亦以养形为先，调神为重。"流水不腐，户枢不蠹"强调动，一发而牵全身，动则气动，气血条达，阴平阳秘，精神乃治。然过动则耗气伤阴，亦能伤神，形神失养则病。《素问·痹论》载："阴气者，静则神藏，躁则消亡。"

四、筋骨并重

筋骨并重不仅是中医伤科、中西医结合骨科的基本思想，也为现代医学和现代康复医学所重视。但问题在于临床医务工作者通常将其狭义地应用于骨损伤诊治中，而在大量的软组织损伤中偏离了筋骨并重治疗。郑怀贤教授所开创的郑氏伤科不仅承继了骨伤治疗中的筋骨并重理念，而且坚持和拓展了筋伤诊治的筋骨并重思想。

《内经》早有对"筋"的描述，"诸筋者皆属于节"，大筋络节，小筋附骨。《素问·痿论》记载："宗筋主束骨而利机关。"《灵枢经》记载："骨为干，脉为营，筋为刚，肉为墙，皮为坚。"后世医家对筋的理解都建立在《内经》基础上。

现代中医教学中所谓之"筋"，基本囊括了解剖学上的软组织范畴，即相对于骨组织而言，常将人体运动系统（皮肤与骨骼之间）中的肌肉、韧带、筋膜、肌腱、滑膜、脂肪、关节囊等组织以及周围神经、血管等，统称为"软组织"。然而，将"肉"与"筋"缩减为筋，则从辨证论治角度将理法方药局限于肝、肾，或骨与非骨，而忽略了脾胃与肌肉间的关系。李东垣在《脾胃论》中说"形体劳役则脾病"，而忽略了后天之本、精血生化之源的脾胃，精血何源？肝肾何源？

考据文献，传统中医"筋"的概念应仅限于肌腱和韧带、关节囊等关节附属结构，而非现代广义的代表软组织称谓的"筋"。正是此狭义概念才能融入骨、脉、筋、肉、皮的传统人体结构认识，从中医辨证论治而言也更能切合筋骨并重的实际。因此，在治疗的理法方药中要区别对待筋（肝）、骨（肾）、肉（脾）、脉（心）的辨证施治，而不仅仅是肝肾二脏。

（一）筋骨互用

筋浅骨深，筋附于骨，系于节；筋束骨，骨张筋，筋骨相互依赖，相互为用。骨为立身之主干，构成人体支架，提供筋的附着与支撑，筋有骨的支撑才能有效收缩，产生运动力；筋使骨节相连，形成人体支架；"束骨而利机关"，为骨节的生理功能提供基础保障。

"骨为干，脉为营，筋为刚，肉为墙，皮为坚。"筋骨相互依赖、相互为用的功能发挥还必须有赖于肌肉的弛缩有度，屈伸自如。一方面，肌肉为纲，筋骨为目，纲举目张；另一方面，筋强肉厚，骨（节）干乃固。当然，由于人体功能结构的紧密联系，筋骨肌肉尚需要皮坚以护外、脉充以滋养。

与骨、筋、肌肉相对应的脏腑关系也是一致的，但不同损伤证候有着不同的偏重，这已在"整体论治"中论述。

（二）骨伤治疗中的筋骨并重思想

骨折早期的主、被动功能锻炼，也是治骨同时治筋，这对疾病的痊愈、功能的恢复有利。

骨关节的外损必然并发筋伤。筋的损伤除了撕伤、断裂之外，还有曲折、扭转等位移变化，因此对于筋的复位不仅是必要的，而且有利于肢体功能的恢复。《正骨心法要旨》论肘关节脱位时云："其气血皆壅聚于肘，肘肿如椎，其肿不能过腕，两手筋反胀，瘀血凝滞，如肿处痛如针刺不移者，其血必化而为脓，则腕掌皆凉或麻木。"因此，宜将"突出之骨向后推入合缝，再将伤筋向内拨转""则肘臂腕皆得复其位矣"。

筋的复位更为广泛，有移位的骨折脱位需要筋骨同时复位，就是无移位的崩折、伤筋之候，也必须复位，此时复位的主要对象是筋。筋的复位不仅可使筋续而且脉通，也就是说，正筋骨与行气血又是统一的。对于有移位的筋骨损伤，只有将移位的筋骨接续端正，才能使气血复通，恢复肢体和机体的正常气血运行生理活动；无明显移位的损伤，亦因经络受损，脉道不利，而致肿痛发生，也需通过手法以舒通气血。基于此，需强调早期复位及复位技巧，争取一次成功。对于整复手法应用，《正骨心法要旨》称"视其虚实酌而用之""更察其所伤上下轻重浅深之异，经络气血多少之殊"。其论肱骨骨折时记载："或坠车跌碎、或打断、或斜裂、或截断、或碎断，打断者有碎骨，跌断者无碎骨，壅肿疼痛，心神忙乱，遍体麻冷，皆用手法，循其上下前后之筋，令得调顺，摩按其受伤骨髓，令得平正……"

筋骨并重的理念不仅仅体现在接骨续筋的操作中，更重要的是贯穿于骨折治疗的全过程中；不仅仅考虑骨折断端的生物力学稳定性，更要以整体观综合考虑血供及软组织的相关影响。骨折内动于肾，肾生髓不足，难以养骨；筋伤内动于肝，肝血不充，血不养筋；筋病难愈，束骨无力，断骨不续，肢节不利。现代西医骨科的 BO 及微创理念与这些认识趋同。

清吴谦在《医宗金鉴》论内治杂证之方法总论时载："今之正骨科，即古人跌打损伤之证也。""正骨"一语是泛指，不仅仅指骨折、脱位的整复，还包括对筋、骨、关节损伤的疏理整治，所以"正骨"只是"接骨续筋"的简称，包括骨折复位和理筋两方面，而不只是单纯通过手法或器具将移位的骨关节恢复到正常解剖位置上。《正骨心法要旨》指出："夫手法者，谓以两手安置所伤之筋骨，使仍复于旧也。"说明用手法治疗骨折不仅要使断骨复旧，而且骨折后所伤之筋也要复旧。

（三）软组织损伤治疗中筋骨并重理念

筋骨关系以及更广泛的筋、骨、肉、脉、皮的相互关系，不仅指导着骨折脱位的治疗，而且在软组织损伤治疗中也具有重要意义，尤其是筋、骨、肉。一方面，肌肉动力源、骨与关节的杠杆支撑、肌腱力的传递共同完成肢体的运动；另一方面，肌肉组织的动力学稳定机制、韧带等的静力学稳定作用和关节的解剖结构力学性质共同构成肢体及脊柱动作的生物力学稳态基础。因此，筋、骨和肌肉在运动系统的损伤中占有举足轻重的作用。

基于上述认识，郑氏伤科认为在软组织损伤的治疗中，必须考虑和重视筋、骨（节）和肌肉的辩证关系，不仅是按摩、针灸和药物的内外应用，而且在开展功能锻炼方面，也必须强调孰轻孰重、孰先孰后。"外练筋骨肉，内练精气神"可作为一个很好的注解。

"筋挛节痛，不可以行"（《素问·长刺节论》）既说明了软组织异常导致关节疼痛，也提示在关节伤痛中软组织的重要影响性。

《灵枢·刺节真邪》载："腰脊者，身之大关节也。"因此，对涉及脊柱稳定相关的慢性腰痛者，强调肌肉力量的稳定和平衡具有临床意义。郑氏伤科的这些观点和方法，与 2000 年代开始的现代脊柱矫形疗法和康复医学神经生理治疗技术的相关认识与技术是一致的。

五、病证合参

病证合参，即指辨证和辨病相结合的辨证立法思想。临床见证，理当具体对待，郑怀贤教授反对执方试病，拘守陈规。

郑氏依据中医传统理论，对具体病理发展的把握，不是像西医那样依病灶发展的程度来判定疾病的发展，而是通过借助其他事物形象的类比进行把握。如表证是邪袭肌表，卫气与之抗争；内湿停聚引寒阻滞经脉而致脊背强紧；血瘀外有肿形，刺痛有定处；气滞外无肿形，痛无定处……郑氏伤科正是通过对病机的把握，实现对病证本质的把握，表现出三方面思维学特点，即动态的病理发展形象观、借助想象完成思维构思、临床诊治的根本性依据是病证性质。

郑氏伤科认为，将中医的辨证与西医的辨病相结合，既能体现全身气血阴阳的盛衰强弱，又能反映局部的病理变化。证候是由疾病所产生，一种疾病有其发生、发展到终结的过程，在这个过程中的每一个阶段，都可能出现多个不同证候类型，这些证候类型的形成是由疾病的性质、患者的体质以及内外致病因素所决定的。因此，必须透过现象看本质，进行严密辨证，才能得出符合实际的证候类型诊断。但辨证不辨病，则对于证候的出现，不知其来龙去脉，即使能辨证，也不能识近知远、识前知后，在治疗中则常处于被动状态。由于疾病的性质不同，症状虽然相似，但其治法也各异，只有把辨证与辨病结合起来，既能治标，又能治本，再按理、法、方、药的原则遣治组方，才能收到良好的效果。

续筋接骨，恢复损伤组织原有的结构和功能是伤科治疗的目的。组织损伤后，除机体本身具有使损伤组织生长、修复外，还需使用适当的药物，促进损伤的愈合和功能恢复。临床上影响损伤愈合的因素很多，应根据病情，遵循标本兼治、筋骨并重、局部和全身（整体）相结合的原则，做到辨证施治，灵活掌握。

跌打损伤，一般见有瘀血阻滞现象，"必须以活血化瘀为先"，先使用活血散寒之剂，待瘀滞基本消散后再投以续筋接骨之品，或两者适当配伍使用，或选用兼具活血散瘀、续筋接骨两种功效的药物，因为"血不活则瘀不去，瘀不去则骨不能接"。若气血亏损，肝肾虚衰，则应同时使用补气血或补肝肾药；若兼有外感风寒湿邪或合并其他疾病，则应根据急则治其标、缓则治其本或标本兼治的原则，选择相适应的药物配伍使用，方能收到满意的效果。

（一）跌打损伤的病机变化

1. 病机特点

病机是疾病发生、发展与变化的机理。损伤病症总的病机特点，简言之，外不过局部伤损，内不过气血脏腑功能紊乱。因此，把握外伤性伤病总的病机特点主要有两方面：一是外不过局部伤损，内不过气血脏腑功能紊乱；二是气血运行不畅，瘀血积滞。

跌打损伤的病机特点是"气滞血瘀"。气血运行不畅和瘀血积滞是伤科疾病的一大特点，它几乎贯穿于整个病程，直接影响损伤修复与愈合。正如清沈金鳌在《杂病源流犀烛》中说："忽然跌、忽然闪挫，气必为之震，震则激，激则壅，壅则气之周流一身者忽因所壅而凝聚一处，是气失其所以为气矣。气运乎血，血本随气以周流，气凝则血亦凝矣。气凝在何处，则血亦凝在何处矣。"陈士铎在《洞天奥旨》中提到："跌打损伤疮，皆瘀血在内而不散也。血不活则瘀不能去，瘀不去则折不能续。"

2. 病机的机转变化

气行则血行，气滞则血瘀。在伤科临床中，由于跌打损伤，或外邪侵扰、情志不舒等原因，气滞血瘀往往同时并存，甚至贯穿于整个病程的始终。气机不疏既可表现在损伤局部，又可表现在其他脏腑。如损伤局部瘀血积聚所致肿胀疼痛，风寒湿邪阻滞经络、肌肤所致麻木疼痛和关节拘挛，都可根据证候的属性和合并的症状，分别采用行气活血、行气通经、行气消滞等治法。

出血是跌打损伤早期的主要症状之一，无论损伤轻重，皆有出血的可能。因此，及时而有效地止血，可减少患者血液耗损，减轻体内瘀血凝结，防止因失血过多而造成循环衰竭，为损伤的治疗打下良好基础。

在骨伤患者中，因为损伤而使气血、津液和肝肾亏损，表现在损伤中后期的气血两亏、肝肾虚损、津液不足所致的各种证候。除全身有虚证表现外，局部亦有创伤愈合缓慢、功能恢复不良等状况。因此，应根据局部和全身的证候，辨证施治，注意用适当的补益药内服或外用，使患者体内耗损的气血及时得到补充，加快损伤的愈合，促进功能恢复。

跌打损伤中后期往往由于气血亏损，局部或全身抵抗力降低，风寒湿邪容易乘虚而入，导致各种痹证，影响损伤的愈合和功能恢复，治疗时应分清病情，标本兼治。

针对骨关节炎等痹证，郑怀贤教授自拟抗骨质增生丸。方中以熟地黄、骨碎补、鹿衔草、狗脊、肉苁蓉补肾为君；鸡血藤补血祛风，独活、海桐皮、羌活祛风寒湿痹，共为臣；补肝肾药物味厚性滞，往往碍胃，故加焦三仙以化滞助消化为佐。其攻补兼施的组方策略优于院外仅以补肝肾组方者。

（二）辨病机论治

郑氏伤科认为，伤科辨证论治的灵魂就是辨病机论治。病同而病机不同，则治法不同（同病异治）；病不同而病机相同，可采用相同治法（异病同治）。

辨病机论治，就是要求掌握疾病发生、发展及其转化规律，预防或阻断疾病向坏的方向转化，调动机体的代偿机能，及时采取正确的医疗措施，努力促使疾病向好的方向发展，这是治疗疾病的基本原则。

1. 抓住损伤病机特点，辨证与辨病相结合

有了病的明确诊断，就能对病位、病情和疾病的发展阶段有一个较为清楚的了解，从而使辨证论治有的放矢，病的明确诊断能为辨证论治的准确性和合理性提供有效保障。在明确诊断（辨病）的基础上，只有根据患者的具体病机特点（辨证）拟定治疗方法，才能切合辨证论治的精髓。

在骨折的辨证中，血行不畅、瘀血积滞的病机表现几乎贯穿骨折愈合的全过程，应是第一位的基础病机；而气滞血瘀的表现，则在骨折发生的早中期局部反映明显或影响他处，但多不是整体性的。因此，在行气活血的总治则下，指导着不同病机表现阶段的不同治法。

陈旧性损伤的病机特点常可表现为机体功能的虚弱与局部邪实相搏而显现各种痹证。损伤局部修复和功能恢复缓慢，是机体气血、津液、肝肾不足的表现；而局部伤损之痛、肿等邪实导致病程迁延日久，症状犹存；气血亏虚，卫外不固，与局部邪实相搏而产生各种痹证（后遗功能障碍）。简言之，陈旧性损伤的病机特点可概括为整体虚证与局部实证混杂。相反，劳损病证则以全身及伤部虚损证候为主。因此，同样的慢性腰痛患者，应分辨陈旧性损伤或是劳损，采用不同的

治则治法。

郑氏伤科治疗急性损伤肿痛的代表方为"新伤药"，应用中重视加减变化。急性损伤肿痛甚，或数日不消，加大黄，并重二黄，入三棱、莪术、红花；热显肿轻者，加芙蓉叶、地骨皮，或以蒲黄代二黄；热痛渐缓而肿势仍显，可加大剂黄芪，并以木香、土茯苓助力；皮肤瘙痒，以麻黄、樟脑代羌活，并能增强其行表之力。加入血分之没药，以强活血之力；重延胡索，加马钱子，则止痛力甚；加栀子，则去皮肤瘀血斑速；关节结构损伤肿胀，可酌与利水消肿散或滑囊炎散共用。

2. 辨证与辨病相结合，知常达变

《内经》所云"上工治未病"，并非单纯类似现代康复医学中的一级预防，即预防疾病的发生；也包括了二级预防的理念，即预防疾病加重。要达到古人"治未病"目标，就要知其标本，识近能知远，识前能知后，知常达变。就是要求掌握疾病的来龙去脉、病证的机转变化，亦即明确伤病的损伤机制、发展规律和特点，抓住主要矛盾，顺应轻重缓急，判断预后，防止病情加重，促进损伤恢复。

无下肢神经症状和体征的老年男性腰痛患者，即使存在轻度腰椎滑脱的影像学改变，也无必要进行腰椎增稳手术，仅采用传统按摩和针刺腧穴以缓解腰痛即可。因为随年龄增长，脊柱骨质增生弥甚，腰椎稳定性趋好。

3. 不拘泥于损伤分期论治

疾病的发生发展是一个延续的过程，损伤分期是人为划分的，本身并没有什么明显界限，但可出现一些提示性标志变化，如关节扭伤早期的红肿热痛的程度变化。同样，治疗阶段的划分，更多基于理论研究和语言描述的需要而划分，在实际临床活动中并不清晰，而是模糊的、混合的和渐变的。结合患者实际，综合分析，不拘泥于日期和治法所限，灵活应用。因此，郑氏治疗软组织损伤和骨伤疾患，虽有分期论治，但并不千篇一律地分为早、中、晚三期。

伤科疾病中常见的肌萎缩或肌肉松弛证，通常医者采用肌力训练以增强。但开始有效锻炼的时机亦应病证合参，即需明确肌萎缩或松弛的病因病机。不是所有的肌肉松弛或萎缩都是废用性肌萎缩，都能通过锻炼即可恢复的。如神经源性肌萎缩，只有在神经支配恢复后才能通过锻炼有效增强肌力；而关节源性肌肉抑制，只有在关节结构稳定后才有效；疼痛性肌肉保护抑制，只有在炎性疼痛明显缓解后才有效。

六、四诊合参

　　诊断疾病的过程就是认识疾病的过程，正确地认识疾病是有效治疗疾病的前提。对患者的各方面探问、观察和查明损伤的部位与程度，以及了解患者的健康状况等这一过程，称为"临床检查"。而后结合辅助检查加以辨认，来揭示或发现患者的整个临床表现，最后做出判断，即称为"诊断"。如分辨出骨折的类型或者哪些软组织结构损伤等。

　　西医在诊断方面有"视、触、叩、听"的检查方法，中医内科有"望、闻、问、切"的检查方法，郑氏伤科则是"望、问、摸、认"四诊合参。

　　人体是一个有机整体，局部病变可以影响全身和内脏的功能活动，并显现于四肢百骸。《丹溪心法》载："欲知其内者，当以观乎外；诊于外者，斯以知其内。盖有诸内者形诸外。"通过四诊，诊察伤病显现在各个方面的证候表现，推导病因病机。因此，四诊方法是达成诊断和实施辨证论治的基本手段。通过四诊收集病史，明确症状和体征，结合必要的实验室检查和辅助检查来完成诊断过程。

　　不同结构损伤的检查各有侧重点。骨折重点在于暴力因素的分析和阅片分析，压痛和疼痛检查是软组织损伤检查的重点内容。

　　运动系统伤病的诊断，首先要明确主要症状及其部位和发病时间，以疼痛和压痛、功能障碍、畸形等伤科疾病的常见基本问题作为中心内容。四诊各有所长，不能相互替代，临证必须四诊合参。骨科医生必须重视临床检查，熟练掌握其技能，充分发挥和应用人类特有的技能和敏感性。临床检查是个连续过程，不应忽视连续观察对鉴别诊断和评价治疗效果的重要性。

（一）望诊

　　患者进入（或者抬进）诊疗室时，医生在还未与患者全面接触的这段时间内，观察患者的一切现象，如对患者的表情、健康状况、体态与步态的全身情况，局部伤损以及舌象等方面的观察，即为望诊。《灵枢·本脏》载："视其外应，以知其内脏，则知所病矣。"

　　望诊居四诊之首，是医生获得对患者初步印象的首选方法，是了解病势轻重的第一步，是通过观察形成理论认识的基础，为历代医家所重视。望诊需要注意敏感性、准确性、全面性等几方面。

伤科望诊主要在全身、局部和舌象等几方面，而在局部检查中则要注意和摸诊的配合。

局部情况是伤科检查中的重点，包括局部畸形、肤色、肿胀与瘀血、伤口情况等方面。局部望诊可以初步判断伤势轻重，也可以初步判断受伤部位和类别。

（二）问诊

问诊在诊病过程中是必不可少的，在四诊中占有重要地位。病史是患者求医的直接原因，它是诊断过程的一个重要环节，同时也是诊断的重要根据。现在临床工作者多有一种不当倾向，即过度依赖影像学和实验室资料，而忽视对病史和症状表现的分析判断。

伤科问诊的核心是了解病史，尤其是受伤史和症状表现特点。受伤史可以为我们提供有价值的诊断信息；症状表现特点可使我们更接近准确的诊断。

伤科问诊的基本要求是：①重点突出，全面了解；②重视症状的发生过程和发作特点；③伤后表现及处理情况；④重视职业性质、生活习惯和生活环境因素；⑤疼痛的测定与评估。

（三）摸诊

摸诊亦可称为"扪诊"，是骨伤科临床检查的主要手段。摸诊就是医生用手直接触摸、按压或活动患者的局部或肢体以审察病性，它可提供重要的诊断依据，也就是临床常说的查体或体检。在骨伤科的检查中，摸诊占有很重要的地位，特别强调以摸诊来探明损伤局部的性质并分析伤情。即使在影像学高速发展的今天，摸诊之临床查体内容仍处于主导地位，是骨科医生的基本功。

摸诊的方法大体可分为触按、挤压和动诊三类。触按以查病位之深浅，查畸形、肿胀与包块、皮温、压痛程度、肌筋膜张力的异常以及骨擦感等，用医者的手背察皮温变化最敏感。挤压主要应用于闭合腔隙和骨关节的检查，如胸腔、骨盆、膝踝肘关节等，或是纵向挤压或叩击肢体以鉴别骨关节与软组织损伤，在腰背则常分别叩击肾区、脊柱和椎旁以资鉴别病变所在。动诊则指对肌肉和关节的运动功能检查，以判断功能活动状况，如肢体的长短和围度、关节活动度、动作性疼痛、韧带与关节的稳定程度等。临证时，上述所有检查均需左右对比，以做出正确判断。治疗前后的客观对比检查，更是确定和调整治疗方案的重要依据。

摸诊时，要有次序进行，以免发生遗漏。对骨折、脱位的摸诊检查主要以静态进行，即不要对局部做不必要的活动检查。对伤筋的检查则需静态和动态检查结合起来，亦即需要配合关节的主被动活动检查。

手下感觉和技术操作熟练程度对摸诊的准确性影响很大，经验的积累非常重要。"手摸心会"，亦即《医宗金鉴·正骨心法要旨》所论："盖一身之骨体，即非一致，而十二经筋之罗列序属又各不同，故必素知其体相，识其部位，一旦临证，机触于外，巧生于内，手随心转，法从手出……"郑氏伤科的临床查体，强调运动系统检查动作和思维的统一性，也即是常说的"手感"，肌筋膜张力异常、皮温变化、深浅压痛的区别、施行骨折闭合手法复位前后，以及复位过程中对骨位的判断等都依赖"手感"。

（四）认诊

对望诊、问诊和摸诊的结果进行综合分析即为认诊，亦即"望、问、摸、认"四诊合参。通过望、问、摸诊获得各种症状及体征以后，就要辨认症状，寻找病因，分析病情，概括病机，做出诊断，确定治则，选择治法，构思药物配伍，组拟处方。

"望、问、摸、认"四诊合参，主要是鉴别诊断和确诊的过程，明确是否需要辅助检查和再次检查。

伤科疾病主要靠医生的感官，以望、问、摸诊来收集患者的症状，不一定要等化验、辅助检查结果出来后才能进行诊断。而且从中医的辨证思维角度而言，是一边诊察就一边思考分析疾病，一边辨证又反过来进一步考虑诊察不足或模糊不清的地方。诊察和辨证阶段在时间和空间上都难以截然划分，因而认诊是在前述诊察手段中同时进行的。

七、人治为本

郑氏伤科的"人治为本"学术思想，不是简单的因人、因时、因地制宜地诊疗疾病，而是指以人为中心，强调伤病过程中医患双方人的活动。

（一）临床医学，首先是人与人的关系问题

应用医学的客观方法可以使我们在某种水平上认识和理解疾病，但它不能使我们把患者作为一个有独特生活目的的人来理解，它也不能帮助我们理解疾病对患者可能具有的深刻意义。在生物－心理－社会医学模式下，了解患者的疾病，就要求医生不仅仅具有临床诊疗技术，更需要有感情地体验和表达艺术。

医疗措施须通过患者的主观能动性才能发挥。医生对待疾病和患者的态度、患者心理因素对健康和病变转归的正负反馈都影响着临床治疗的最终结果。喻嘉言《医门法律·问病论》载："医，仁术也。仁人君子，必笃于情；笃于情，则视人犹己，问其所苦，自无不到之处。"

人是医学活动的中心和主体，如果离开了"人"，只剩下"病"，视患者为一架损坏了的机器，那么医疗活动将变成冰冷无情的机械修复过程，医学职业的人性、情感、良知、思想将消失殆尽。因此，必须重视医疗艺术和诊疗中的人性化，注意感情的体验与表达，体现人治观念。

（二）医疗的个体风格

临床医疗有各种常规、技术和规范，但多数情况下，没有一个唯一正确、一成不变的方法。临床诊断和病情处理的方式，仍然具有高度的个人技能，表现出具有个性的临床风格。同病异治、异病同治，不管中医或是西医都是不同医生的个性化选择。

虽然技术大大增加了临床工作者可能得到的信息数量及准确性，但诊断过程仍然是具有高度个体的和主观的过程。提出和了解患者的伤病这个最基本的、最初的步骤，主要决定于患者和医生之间建立起来的关系质量。医生对一些提示的反应和提出推论是高度主观的过程，这种过程中难以用理性解释。患者的问题如

此独特，临床的风格又如此具有个性，但没有两个临床工作者会用完全相同的方法来解决问题。同为骨伤科医生，但表现出正骨、理筋不同的专长，抑或是擅长用药、运针、手法之差异。

即使在临床过程的某些阶段确实按常规的系统检查和一般的体格检查，但专家之间、医生之间的做法也是不同的。如冈上肌、半月板的检查，不同医生偏好采用不同的检查方法。

（三）医疗技艺是医疗技术的人性化恰当选择

不管是客观还是主观因素，医生和患者都面临着临床技术的机械化问题。不恰当的常规、不必要的精确性、虚假的客观性、多余的检查、信息的选择性疏忽、不适当的标准化等多方面困扰着医生和患者的选择。

医学是一种不确定的科学和什么都可能的艺术。医学质量更依赖于主观因素，而非单纯寻求准确而客观的标准，是一个人性范畴的问题，试图单纯地做出技术上的回答，只能是对某种不能实现幻想的追求。临床医疗不只是技术的问题，还涉及自然科学、社会科学、人文、风俗等多方面，需要多学科的支撑和支持。因此，在临床工作中，把握医疗艺术，使自己的工作在科学性的基础上，体现出技艺与人性化，方显高明之举。

在中医骨伤科，以下这些问题总是需要面对的：已经确定不手术的腰椎间盘突出症、颈椎病患者是否还需要 CT、MRI 检查？急性软组织损伤的 RICE 处理如何与外敷中药散剂配合？常规关节腔内封闭有无腔内使用局麻药的必要？采用手法和按摩为主治疗腰椎间盘突出有无确定 $L_{4\sim5}$ 或 L_5S_1 突出节段的临床价值？临床诊断、疗效标准与患者要求的差异，实验检查结果对临床症状的否定性错误，体征与症状的不对应性，老年人膝关节退行性骨关节炎的影像学资料对非介入性治法选择的指导价值，X 片、CT 和 MRI 的重复使用和不恰当使用，是否必需以各种实验室检查替代详细的病史检查。

技术是基础，没有技术就没法保持医学的主观和客观方面之间的平衡、感情和思维之间的平衡、技术价值与其他人类价值之间的平衡。诚如朱熹在《周易本义》中述："是故形而上者谓之道，形而下者谓之器，化而裁之谓之变，推而行之谓之通，举而错之天下之民谓之事业。"

八、功能为上

强调功能为上是郑氏伤科治疗的特点。不管是骨折的处理，还是软组织损伤的治疗，都以恢复功能为主要目的。采取综合措施，预防和（或）减轻伤病后遗功能障碍程度，使患者尽可能恢复正常的功能，重返社会生活，与现代康复医学理念一致。

骨折整复的目的在于恢复其功能，所以功能恢复的快慢和好坏是骨折整复的重要标准。骨折复位标准能达到解剖复位最为理想。达到解剖对位，骨折的畸形、移位完全矫正，骨的解剖关系得到恢复，对位、对线良好，使骨折端的接触面最大，有利于愈合。愈合后对上下关节没有影响，也不会发生创伤性关节炎。因此，凡有可能者都要努力达到解剖复位。

实际上，多数病例用手法复位是难以达到这个要求的。如果为了追求解剖学复位，三番五次地施以暴力整复，反而影响疗效，甚至造成恶果。因此，最低功能复位要求是必须的，也就是经复位后，两骨折段虽未恢复至正常的解剖关系，但在骨折愈合后对肢体功能无明显影响者，称为"功能复位"。不同部位的骨折，功能复位的要求有差异，但有一个公认的基本标准。

韧带松弛、断裂可引发关节不稳，但是否需要重建尚有着不同的考虑和争议。如果单从韧带及骨结构的静态稳定角度考虑，修补或重建失效韧带在理论上是可行的。关节的稳定与否，与骨骼的形状、韧带的松紧度和关节肌肉力量的大小密切相关。必须考虑的是，可能的关节不稳是仅仅关节松弛，或是关节功能性不稳，还是真正的关节不稳。因此，不管针对运动员或是普通人群，支配关节肌肉的力量、动作的安全指导、防护措施的采用等是维持关节正常功能的良好保障之一，而非单纯的手术。

普通人群的网球肘是骨科临床中常见的软组织劳损性损伤，运用按摩、针灸、封闭和外用中药都能取得明显的疗效，但复发率很高。究其原因，不管是家务劳动、搂抱幼儿，还是打羽毛球等活动，根本因素在于前臂伸肌群的力量和（或）耐力不足，肌肉功能的下降不足以耐受日常生活和运动中的负荷。因此，除前述抗炎治疗外，增强前臂伸肌力量素质非常重要，是改善和维护网球肘患者在日常生活和运动中获得良好肘关节功能的基本条件。

九、审因论治

任何疾病都是由一定的原因引起的，没有病原、病因的所谓疾病是根本不存在的，伤科疾病尤其如此。许多常见病、多发病都有明确的外来致伤因素，因此，病因辨证在伤病的诊治中意义重大。病因是导致疾病发生、发展变化的因素和条件。病因辨证就是根据四诊所得的症候，来辨识病证发生、发展的内外原因和因果关系，从而作为认识和治疗疾病的根据。

伤科疾病的病因辨证包括问病求因、辨证求因两方面内容。

（一）问病求因

致伤因素和损伤机制是许多伤科急性损伤和慢性劳损的重要病机，损伤机制常是许多伤病的病机代名词。问病求因就是要明确导致损伤发生的直接原因和损伤机制。

问病求因的重点在于掌握详细的病史资料，以明辨疾病产生的内因、外因或不内外因，以及疾病过程中的因果关系。外因是六气的太过或不及，内因是七情的过极，以及不内外因的跌打闪挫、劳倦、劳伤等。这些致病因素和条件能否发病和病后的发展、变化，还取决于每个患者的内在因素，如体质和抗病能力等。

汉代张仲景在《金匮要略》中提出："千般疢难，不越三条：一者，经络受邪，入脏腑，为内所因也；二者，四肢九窍，血脉相传，壅塞不通，为外皮肤所中也；三者，房室、金刃、虫兽所伤。"宋代陈无择把发病因素和途径结合起来，提出了"三因"学说。近代"三因"学说，一般是以外感六淫为外因，内伤七情为内因，其他如饮食劳倦、外伤等为不内外因。

"三因学说"一直是中医病因学的核心理论。然而这一整合了前代诸多有价值的病因发现而于宋代"由博返约"最终形成的病因体系，却使得后世医家大多重视"六淫七情"，而忽略"不内外因"的存在，岂不知"不内外因"并非是可有可无的虚设，其中也蕴涵着宝贵的科学内核。三因学说的不内外因是指饮食所伤、劳倦过度、外伤、虫兽所伤，以及溺水等多种致病因素。宋陈无择《三因极一病证方论》云："其如饮食饥饱，叫呼伤气……乃至虎狼毒虫、金疮踒折、疰忤附着、畏压溺等有背常理，为不内外因。"陈无择继承、发展了《黄帝内经》《伤寒杂病论》等的病因学理论，创立了病因分类的"三因学说"，并以病因为纲，脉、病、证、治为目，建立了中医病因辨证论治方法体系，实践了其"因脉以识病，因病以辨证，随证以施治""分别三因，归于一治"，由博返约、执简驭繁的治学思想与学术理念。

对临床表现相似的外感六淫和内生五毒的区别，只有通过"问病求因"方式，结合发病当时的内外环境因素和条件，才能更好地加以区别，也才能对证治疗而非单纯的对症治疗。

肩背部肌筋膜炎的主要症状是肩背困痛，运动前后痛势不同，遇热痛轻，遇寒复甚。应根据病史、生活工作环境等分辨外受风寒湿或内湿停聚经络引寒。前者以疏风解表为法，治以火罐、桂枝汤可效；后者以行气温经为法，治以摩擦类按摩手法、药酒外搽可效。另如肩周炎的按摩治疗，如以肌肉痉挛与疼痛的恶性循环为主要机制者，外治以肌肉放松按摩、内治以导引练功；经络闭阻不通者，治以经穴按摩为主；颈椎病性肩周炎治当颈肩并重。

（二）辨证求因

辨证求因是根据患者的病理表现，即从病史、症状和体征来分析推求病变的原因，依据所知的病因，就可以确定相应的治则治法，也就是"辨证求因，审因论治"。除了六淫、七情、外伤、饮食劳倦等通常的致病原因外，还包括疾病过程中的某些重要和关键的临床表现，如肌肉抗阻检查是鉴别关节韧带拉伤或是肌肉肌腱拉伤的关键检查。

通常意义上的病因辨证主要就是指辨证求因。但是"辨证求因"需要与"问病求因"相结合，才能更好地认识疾病和指导治疗。由于问病求因、辨证求因这两种方式相互联系，结合为用，所以对病因辨证的方法，郑氏伤科或把病因和病机，或病因与发病结合起来阐述。

中医伤科尤其要重视不内外因中的跌打闪挫、劳倦、劳伤等。病因辨证的重点在于受伤史和致伤因素的性质，要明确症状的发生过程和发作特点，要清楚致伤因素的大小、方向和形式等。如骨折的损伤机制决定了手法整复操作和夹缚固定方式，骨折伴神经、血管损伤的不同处理原则。腰背痛的治疗措施与康复训练要区别姿势症候群、功能障碍症候群、关节障碍症候群，以及关节损伤、骨折、椎间盘突出症所致肌萎缩的不同处理等。

伤科中常见的损伤局部热象，结合他症可区别损伤发热或瘀血发热，而分别采用凉血活血、行气活血之法。

十、扶正祛邪，内外为常（伤科总治则）

伤科治疗与其他各科一样，都以中医理论为基础，以辨证施治为准则，根据患者体质和损伤情况，察其虚实，辨其表里，审因施法，辨证投药，方可收效。论治的根据是辨证结论，实施治疗的前提是立法、组方，即确定治疗原则以及相对应的治疗方法。应避免歧义而为单独的药物立法、组方。

治则属于医生对治疗行动的原则规定，规定和支配着治疗措施的实施和治疗方法的选择。治法是为了治疗目的的实现而采取的灵活性方法。对治则的制定，应是针对病机（证）而非对症。

因此，治则与治法的关系在不同损伤或解剖层次上，表现灵活，这也是中医辨证论治的灵活性特点。相对而言，治则是在疾病层次上的、相对固定，治法则面对病证随机而定。

中医各科的辨证论治基本原则为治病求本，扶正祛邪，调整阴阳，因时、因地、因人制宜，骨伤科亦遵循此项基本原则。但基于伤科辨证的主要问题及常用治疗途径，郑氏伤科针对各伤病的总体治疗原则可概括为：扶正为根，祛邪为重，内外为常。这项原则是治病求本的中医治疗学基本原则在中医骨伤科的具体表现。

扶正，即指扶助正气，以增强机体的抗病和恢复能力。祛邪，不只是祛除六淫五毒，更重要的是消除致病因素以及打破疾病的不良因果循环。内外为常，则指对于外损之证的治疗不外乎内、外两大治法，临证据以为用，外以治伤损，内以疗气血，筋骨脏腑并重。

不应当，也无必要把治则与治法硬性规定出具体的内容，它们应是一对具有相互关联的思想方法的反映。它们的具体内容反映在不同专科、不同层次的中医治疗学思想中。如治病求本是整个中医治疗学思想中的总原则，而中医各科的治疗规定，就不能并列为治则范畴。例如，在中医内科的治疗中，《素问·至直要大论》的"寒者热之，热者寒之……"，应当属于治则的范畴；而中医伤科在骨折的治疗中，行气活血是为治则之一，"寒者热之"等只是在不同病机表现阶段的相应治法；相反，在局部虚弱与邪实相搏而显现各种痹证的陈旧性软组织损伤治疗中，"虚则补之""实则泻之"等则上升为治则，而"行气活血"等为治法范畴。

　　"扶正为根、祛邪为重、内外为常"的伤科总治则在不同的损伤治疗中各有侧重。骨折的治疗当以接骨理血为要旨，行气活血是贯穿始终的总治则，在不同的病机表现阶段，有着相应的治则变化，指导着不同的治法。如早期骨断筋扭，整骨理筋为首要治则，治之以手法整复、夹板固定为主；骨正筋复后，理血以活血化瘀，行气止痛，补肝肾以养筋骨、续折损，或祛风寒湿，具体治则调整或相应治法的选择以辨证为用。对新鲜筋伤的治疗以消瘀为治则，助之以行气、活血、通经、攻下、清凉等治法；而对陈旧性筋伤总以祛邪实为治则，常用泻实、通经、软坚、破积等治法。劳损的处理以扶正为主治则，补益、温经为常用治法。

郑氏伤科手法

川派中医药名家系列丛书

郑怀贤

伤科手法是医者用手直接或间接施加在患者特定的部位用以防治疾病的一种技术操作。手法属中医外治法之一，是人类最古老而又很具发展前景的一种医疗方法，是中医骨伤和运动创伤临床治疗的主要手段之一。手法根据其作用为正骨手法和理筋手法，一般将两者统称为"伤科手法"。正骨手法主要用于治疗骨折、脱位和关节错缝；理筋手法主要用于治疗筋伤、内伤、痹证以及身体的保健。

郑氏伤科手法独具特色，是郑氏伤科治疗体系的灵魂。郑氏伤科手法分为正骨十二法、按摩十三法、经穴按摩十二法以及运动按摩等，除郑氏正骨手法外，其余手法均属郑氏理筋手法范畴。郑氏理筋手法中的经穴按摩、运动按摩在运动伤病的治疗、运动疲劳的预防与恢复、运动能力的增强等方面发挥了重要作用，在中国运动医学领域中得到了广泛应用和赞誉。

一、郑氏正骨十二法

正骨手法是以矫正骨折、关节脱位、骨错缝、筋出槽等骨伤科疾病的各种手法的统称。清吴谦《医宗金鉴·正骨心法要旨》云："手法者，诚正骨之首务哉。"总结出"摸、接、端、提、按、摩、推、拿"八法。后世医家通过临床实践并结合解剖学、生物力学原理不断完善和总结，形成了既有共性又兼具特色的正骨手法流派。郑怀贤教授及其学生们根据临床实践不断完善、提炼和总结，归纳出摸法、拉法、旋转法、回旋法、端提挤按法、屈伸展收法、成角折顶法、合骨法、夹挤分骨法、摇摆扣挤法、挂法、捏法等共12种整复骨折脱位的正骨手法，称之为"郑氏正骨十二法"。

郑氏正骨手法的实施，要求医者在施术前对患者进行详细的临床检查及必要的辅助检查以明确诊断，在全面掌握病情的前提下施术。同时，施术必须遵循中医辨证论治的原则，根据骨折脱位部位不同和损伤程度的轻重以及患者年龄、体质的差异施行个体化治疗。郑氏正骨手法适用于临床上大多数闭合性骨折脱位的复位，但对高热、恶性肿瘤、骨关节结核、骨髓炎、脓肿、手法区域皮肤严重破损、化脓性感染患者，以及诊断不明的急性脊柱损伤或伴有脊髓受压症状、不稳定性脊柱骨折、脊柱重度滑脱、难以合作的精神病患者等禁用。

1. 摸法

【操作要领】术者用单手或双手拇、食指，先轻后重，由浅入深，由伤处周围向伤部仔细触摸（图1）。

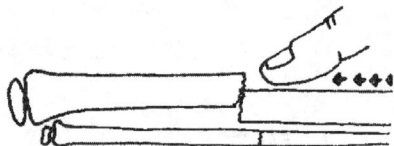

图1　拇指触摸骨折断端

【适应证】摸法是骨折脱位复位的基础手法，适用于各种骨折脱位复位前、复位过程中以及复位后了解、判断病情。复位前，通过摸法可以了解骨折移位及关节脱位的方向、程度，寻找着力点，便于施力整复；复位后，通过摸法判断复位效果。

【注意事项】手法要求稳、准、轻、巧，切忌粗暴。施术时要先轻后重，由浅及深，从远及近，一般从骨的表浅部或肌群之间去摸骨，并从骨之两端隆起部向中间摸去，就可摸清骨折的移位情况；必要时可先触摸健侧，达到"手摸心会"，便于施术和了解骨折断端对位情况。

2. 拉法

【操作要领】在损伤部位的远近两端，术者用力对抗牵拉，以纠正骨折端重叠、成角和关节脱位（图2、图3）。根据部位不同，可采用徒手牵拉或辅助器具（如布带）牵拉。

【适应证】关节脱臼，各部位骨折移位有重叠和成角畸形者。

【注意事项】牵拉时，一般是近端起固定作用，远端对抗拔伸。开始时应先顺势牵拉，然后根据复位需要调整牵拉的方向。牵拉用力应均匀持续，不能时大时小，更不能时拉时停。牵拉力量因人、部位、骨折类型等不同而异，如老年人、小儿牵拉力不宜过大；青壮年患者和肌肉发达者，则需要较大的拉力。股骨骨折重叠时，拉力宜大；手指骨折时，拉力宜小；肱骨干骨折切忌大力牵拉，否则会导致骨折端分离。总之，拉法是骨折脱位整复重要的第一步，通过拉法不仅可纠正重叠、成角畸形，还可矫正侧方移位的一部分。如若施行拉法的人员得力，主动与术者配合，常能提高整复的成功率。

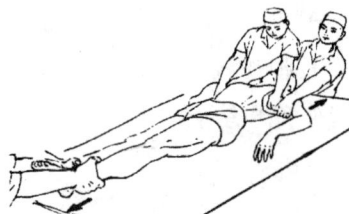

图 2　股骨骨折重叠时拉法　　　　图 3　尺桡骨骨折重叠时拉法

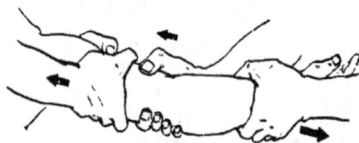

3. 旋转法

【操作要领】助手固定骨折的近端，术者根据骨折远端旋转移位的方向，施力反向旋转其骨折的远端以恢复肢体的正常生理轴线，旋转时一般需结合拉法。

【适应证】用于矫正骨折的旋转移位（螺旋形骨折）。

【注意事项】施行此手法时，应注意牵引的力度，避免拉力过大导致血管、神经和肌肉损伤，或拉力过小导致软组织钳夹在断端。

4. 回旋法（郑氏推转法）

【操作要领】术者一手固定骨折近端，另一手握持骨折远折端，以近折段为轴心，先试探性做远折段绕近折段的顺转或逆转，判断其骨折移位的路径后，远折端用力做逆向回旋，使两骨折面对合。

【适应证】用于两骨折断端间软组织嵌入和整复长斜形或螺旋形骨折的背靠背移位。

【注意事项】施行此手法时，应注意牵引的力度，可适当减少牵引力，使肌肉稍松弛，否则复位易失败。

5. 端提挤按法

（1）端法

【操作要领】术者以一手托枕部，另一手托下颌，同时用力端起头部，然后将头向左右前后搬动（图4）。

【适应证】颈椎微错位，颈部肌肉（头夹肌、半棘肌、头长肌、肩胛提肌、胸锁乳突肌）捩伤及失枕等。

【注意事项】患者如果头向前低垂，说话声音低微，面色苍白，则不能动手扳动颈部施行端法。有这些症状，应进一步检查有否脊髓受伤或颅底骨折，明确诊断后再对症治疗，不可轻率动手。

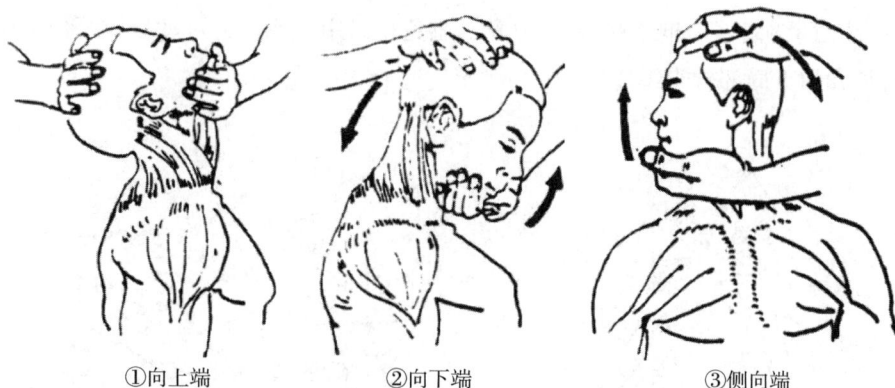

①向上端　　　　　　②向下端　　　　　　③侧向端

图 4　头部端法

（2）提法

【操作要领】术者用拇指和食指（或中指）夹住内陷骨折端向外提，使折端复位。根据病情症状，有时也可用一手或两手握住骨折端处向上提，达到"陷者复起，突者复平"（图5、图6）。

【适应证】本法适用于治疗锁骨、肋骨、桡尺骨、胫腓骨等骨折。

【注意事项】若骨折断端有重叠移位时须结合拉法、按法等联合应用。

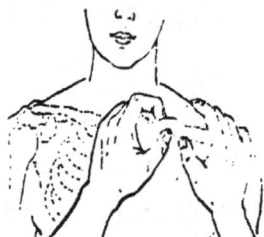

图 5　锁骨骨折内陷时提法　　　　图 6　股骨骨折错位时单手提法

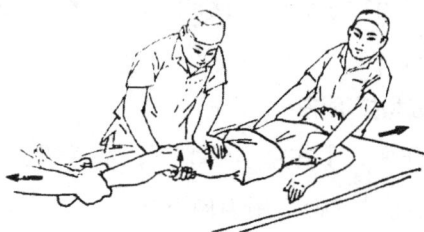

（3）挤按法

【操作要领】术者用单手或双手的掌根、手指在伤部向下按压或横向挤压，用以纠正骨折之向前移位或成角。儿童前臂青枝骨折有成角时，将前臂放在桌面上，用手掌按压骨折端成角突出部，即可获得满意的整复效果（图7、图8）。

【适应证】本法适用于关节脱臼、错位，骨折移位、成角畸形。

【注意事项】掌按时注意力度适宜，避免粗暴用力或用力过度导致复位失败、再骨折和加重局部软组织损伤。

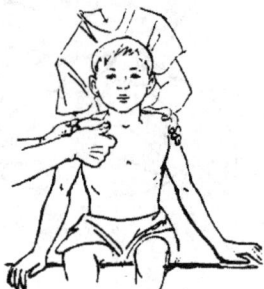

图 7　小儿锁骨青枝骨折
高突时拇指按法

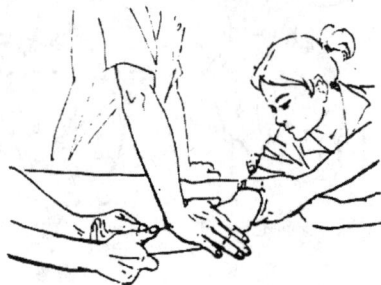

图 8　尺桡骨青枝骨折向前成角
时手掌按法

6. 屈伸展收法

【操作要领】在拔伸牵引下，术者根据骨折整复的需要，以远端对近端的原则，将远端同时伸或屈，展或收的动作，用于纠正骨折的前后或内外成角及移位。

【适应证】适用于关节内骨折、关节附近的骨折及陈旧性骨折。如肱骨髁上骨折，若属伸直型则关节屈曲，若属屈曲型则关节伸直。

【注意事项】施行手法时，应注意牵引的力度，不可时紧时松，否则复位易失败或再移位。

7. 成角折顶法

【操作要领】在牵引情况下，术者两手拇指置于高突之骨端，其余四指环抱于下陷之骨端，拇指用力向下按压，加大成角，依靠拇指的感觉，估计骨折远、近端的骨皮质已经相顶，骤然反折。在反折时，拇指仍保持一定压力，而其余四指将下陷的骨折端向上提起，在拇、食指中间形成一种剪力，将成角纠正。

【适应证】多用于前臂的横形或锯齿型骨折，单用拉法不能达到完全矫正重叠移位者；也可用于陈旧性骨折。

【注意事项】本法应注意折角方向须避开神经、血管，以免骨折尖端损伤重要的软组织，对于斜形骨折还应防止造成开放性损伤。

8. 合骨法（郑氏推法）

【操作要领】术者两手拇指分别置于远、近骨折块，对向用力推送，使两骨折块断面对合或使粉碎骨折块合拢（图9、图10）。

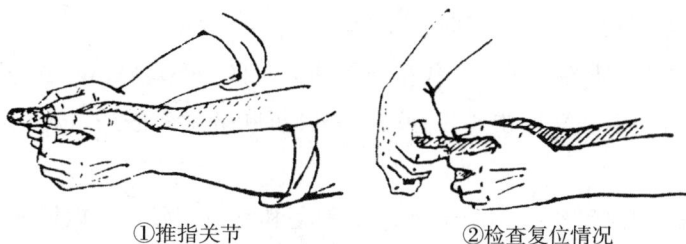

①推指关节　　　　　　　　②检查复位情况

图 9　指关节错位时推法

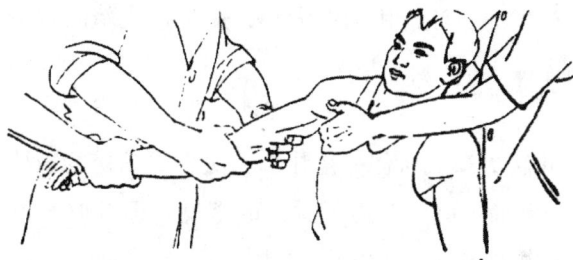

图 10　肘关节侧方脱位时推法

【适应证】多用于纠正分离移位。如髌骨骨折、尺骨鹰嘴骨折、撕脱性骨折分离移位、粉碎性骨折分离移位等。

【注意事项】施术时，应注意避开神经、血管，避免损伤。

9. 夹挤分骨法

【操作要领】术者双手拇指及食、中、无名指由骨折部的掌背侧对向捏挤或夹挤分开两骨，以恢复其骨间隙。

【适应证】适用于两骨或多骨并列部位的骨折，如尺桡骨、胫腓骨、掌骨与跖骨等骨折。

【注意事项】施术时，应注意避开神经、血管，避免损伤，如尺桡骨时避开正中神经。

10. 摇摆扣挤法

【操作要领】

（1）摇摆法：复位后术者双手固定骨折部，在牵引下，助手轻轻左右或上下摇摆晃动骨折远段，摆动角度一般为 10°～30°为宜，直至骨折断端骨擦音变小并逐渐消失，说明骨折断端已紧密吻合。

（2）叩挤法：即触碰法或郑氏推送骨的侧向移位整复后，术者一手固定骨折部的夹板，另一手轻轻叩击骨折远端，使骨折断端紧密嵌插以矫正或防止分离移位。

【适应证】摇摆法主要用于横型、短斜型和锯齿型骨折，以增加骨折断端间的稳定性，利于骨折早期愈合。叩挤法适用于预防或治疗各种原因而致的分离移位。

【注意事项】施术时，注意用力的大小，避免造成新的骨折或肌肉、神经和血管等软组织的损伤。

11. 挂法

【操作要领】此法为郑氏所创，是几个手法连贯动作的敏捷手法，常用以整复忤臼关节脱位。例如：肩关节盂下脱位的整复。患者取坐位，助手立于患者后面，用双手扶按患者双肩，待整复时用力向下按，勿让患者站起。术者立于患侧，用手臂（左脱位用右侧手臂，右脱位用左侧手臂），从肩后穿过患侧腋下，并握住腕部，使其屈肘，用另一手握住患肢肘部，使其靠近术者胸侧。将患肢轻轻前后摆动，然后术者以穿过患侧腋下之手臂向外搬肱骨上段，并以胸壁抵挤伤肢肘部，同时术者握患侧肘部的手用力向下按，当有震动感时，表明肱骨头被牵出，再顺势向肩胛盂推送，即可复位。

【适应证】颞下颌关节脱位（图 11）和肩关节脱位。

【注意事项】在使用挂法复位颞下颌关节脱位时，注意双拇指可在绷带保护下复位，避免患

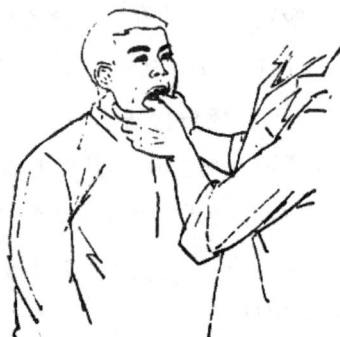

图 11　颞下颌关节脱臼时挂法

者牙齿伤及医者手指。

12. 捏法

【操作要领】术者用单手或双手的拇指和其余四指（并拢）指腹，在患处紧捏，使两骨折端或骨折块向骨纵轴靠拢（图12、图13）。

【适应证】适用于关节错位、脱白及骨折分离移位（包括斜行骨折、横行骨折，以及其他类型骨折，但无重叠现象者）。

【注意事项】操作前应详细分析骨折脱位的机制，尽可能一次施术成功，避免反复和粗暴用力，以免加重局部软组织损伤。

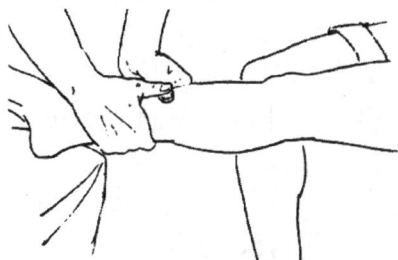

图 12　胫骨骨折有高突时捏法　　　　图 13　小儿桡骨小头半脱位单手捏法

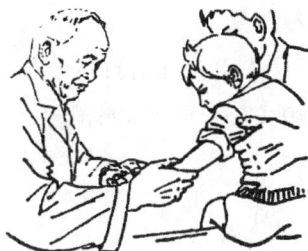

以上12种手法，既可单独应用，也可2种或2种以上手法联合运用整复骨折与脱位。如前臂尺桡骨双骨折，折端有重叠、旋转、侧向移位时，可先用摸法了解骨折端移位情况，用拉法矫正重叠移位，也可用旋转法矫正旋转移位，然后用对向推法矫正侧向移位、提按法矫正前后移位，故临床上应根据骨折的类型、移位情况，灵活选择手法应用。

二、郑氏理筋手法

郑氏根据数十年临床经验的积淀，总结出了按摩十三法、经穴按摩十二法，以及运动按摩手法，统称为"郑氏理筋手法"。郑氏理筋手法是郑氏伤科体系的精髓之一，独具特色，特点鲜明。其中按摩十三法、经穴按摩十二法是郑氏理筋手法的主宰；运动按摩手法是按摩十三法、经穴按摩十二法在运动伤病防治和运动疲劳恢复中的具体应用。郑氏理筋手法有如下特点：①在操作上，施法有形，融功于法，刚柔相济，韵律有节。②在治疗上，法有形用，随位而异；辨证施法，因患制宜；寻点走线，落点带面。现将郑氏按摩十三法、经穴按摩十二法分别介绍如下。

（一）郑氏按摩十三法

按摩手法是郑氏理筋手法的基本手法。郑氏将按摩手法整理归纳为 13 个基本手法，简称"按摩十三法"，在临证施治中，应根据病变的轻重程度、部位、性质、阶段，以及患者的机体状况等辨证选择应用。

1. 抚摩法

【手法】术者五指自然分开并伸直，用手掌或指腹贴放于皮肤上，轻轻地做来回直线或圆形或螺旋形的轻缓抚摸运动，多用单手操作（图 14 ~ 图 16）。

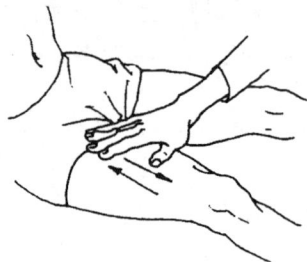

图 14　全掌抚摩大腿部　　　　　图 15　直线形抚摩腰背部

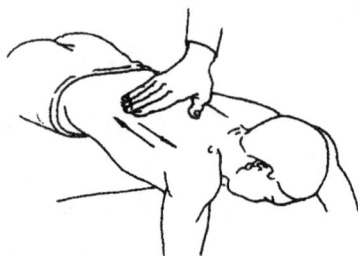

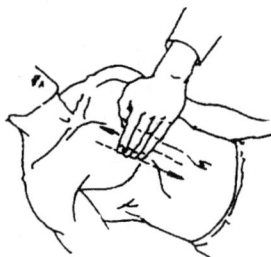

图 16　四指指腹抚摩胸腹部

【操作要领】术者松肩，肘关节微屈，腕关节自然伸直。操作时，发力在肩，由肩而肘而手。抚摩时，手不离开皮肤，动作要灵活，力量要均匀，轻缓而柔和，使患者有舒适感。抚摩力量轻，只作用于皮肤，速度以每分钟100次左右为宜。

【作用】抚摩能使皮肤表层的衰亡细胞脱落，改善皮脂腺及汗腺机能，恢复皮肤敏感性，缓解肌肉疼痛及其紧张状态，有助于局部消肿、止痛和消除麻木。此外，对神经系统还有镇静、催眠的作用。

【适应证】按摩开始和结束时都常用此手法。按摩开始时用抚摩作为过渡手法，结束时则作为整理性手法使用。适用于男女老幼的全身各个部位及多种伤痛。在较大部位，如四肢、躯干可用全掌和四指指腹操作；在较小部位，则可用拇指指腹操作。新伤48小时内或骨折后骨痂形成之前，一般只运用表面抚摩做按摩治疗，可以起到止痛效果。长时间包扎后萎缩、麻痹的肢体，最初几天的按摩治疗亦可只做表面抚摩。本法与揉、推、按等手法配合运用，可治疗胸腹胀满、胃脘痛、消化不良等症。

古人虽有"缓摩为补，急摩为泻"之说，但因抚摩轻缓柔和，一般都将其作为补法应用。《圣济总录》载："按止以手摩，或兼以药。"在进行抚摩时，佐以药膏，可增强手法的治疗作用。古人做摩法时搽以药膏，称为"膏摩"。现代有用酒剂、油剂、膏剂、葱姜水等介质作为抚摩的辅助用药。

2. 揉法

【手法】术者以全掌、掌根或指腹（拇指指腹和四指指腹）紧贴于皮肤上，做直线来回或圆形回旋的揉动，可用单手或双手重叠操作。根据使用部位的不同，可分为掌揉法和指揉法（图17～图19）。

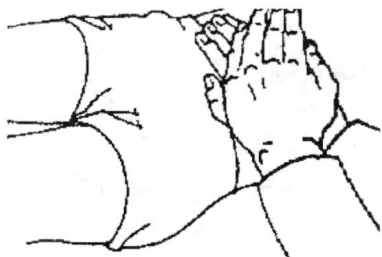

图17　双手重叠揉腹部　　　　　　　图18　全掌揉大腿部

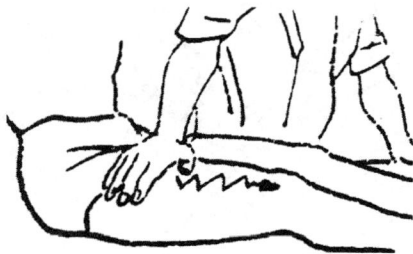

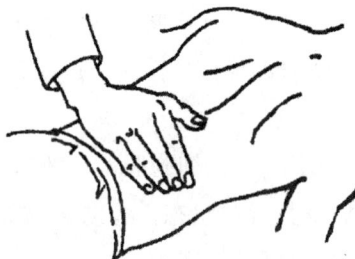

图 19　全掌揉腰部

【操作要领】术者松肩，垂肘，手掌或指腹紧贴皮肤，并使皮肤、皮下组织或肌肉随手的动作一起运动。用力较大时，作用直达深部组织，手法操作后皮肤表面不应发红。发力在肩，以肘为支点，带动手的运动。用力均匀，动作协调，速度不宜过快，一般每分钟 60 ~ 100 次。

【作用】消除外伤引起的肿胀和气血凝滞，促进血液、淋巴畅流，也有减轻疼痛的作用。

【适应证】适用于男女老幼全身各部位的多种伤病。掌揉法多用于较大部位，如腰背、大腿和臀部；指揉法多用于较小部位，如关节附近、手及足。在肌肉丰厚部位可用掌根、全掌或双手重叠操作以使力量达到深层组织。揉法可单独使用，也可贯穿于各个手法中，其目的主要是使按摩效果能达深部组织。

3. 捏法

【手法】术者手掌自然分开，四指并拢，拇指外展和四指成钳形，对合用力挤按肢体肌肉或其他组织，间断或不间断用力（图 20 ~ 图 25）。

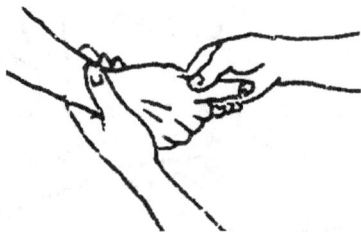

图 20　捏手指

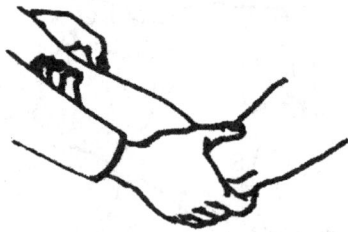

图 21　捏肘部

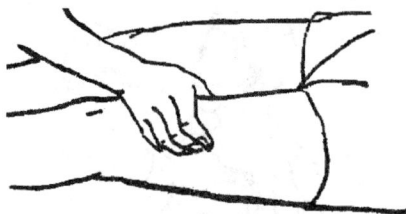

图 22　捏大腿部

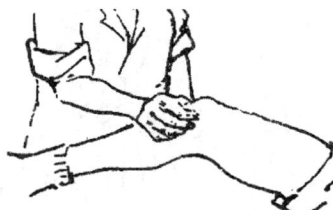

图 23　捏膝关节

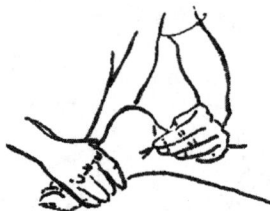

图 24　捏跟腱

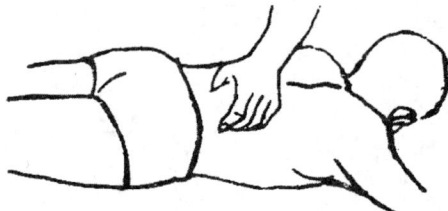

图 25　捏腰部

【操作要领】术者松肩，沉肘，并保持一定力量，用拇指和四指对合用力握住肢体做捏合动作。可循肢体纵轴方向运动或固定在一处操作（图 23 ~ 图 28），在四肢应用时，常由肢体远端向近端捏，移动至一定距离后手不离开皮肤迅速返回，如此反复进行。肌腱、韧带用指尖捏，肌肉用指腹捏，频率为每分钟 50 ~ 60 次。

【作用】促进萎缩肌肉张力的恢复。同时也可消除气血凝滞、组织肿胀和肌肉酸胀的疲劳感，缓解肌肉痉挛及肌腱挛缩等。

【适应证】骨折脱位后期肌肉萎缩、功能障碍，软组织慢性损伤以及运动后肌肉疲劳等常用此手法。

4. 揉捏法

【手法】揉捏法是揉法和捏法的协同动作，其手法是手掌自然伸开，四指并拢，拇指外展，手成钳形，将大小鱼际、掌根及各指指腹紧贴于皮肤上，拇指和四指一起用力做揉和捏的动作，或拇指多做揉的动作，四指多做捏的动作（图 26 ~ 图 28）。

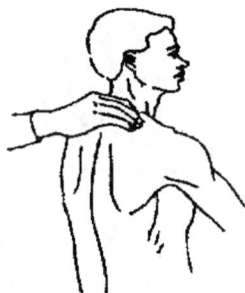

图 26 揉捏颈部   图 27 揉捏肩部

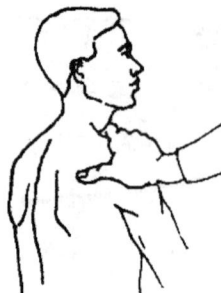

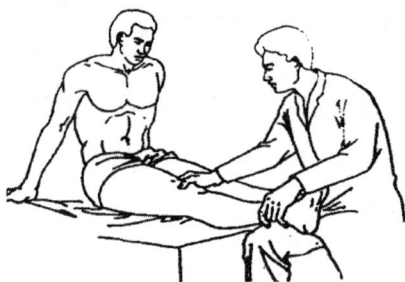

图 28 揉捏大腿部

【操作要领】术者揉捏时，用力主要在手指和掌心上，动作要圆滑；力量大而深时，可达于骨面，应视病情的需要，掌握用力的轻重。在操作上，揉和捏是同时进行的，拇指圆形揉的动作明显，而四指捏的动作明显，不移动或做直线向前的运动，在移动到一定距离后，手掌不离开皮肤迅速抽回，如此反复进行。

【作用】揉捏可使深部组织、血管及神经都受到良好刺激，能松解深部肌肉、肌腱和韧带的粘连，通经活血；使深部组织新陈代谢旺盛，是消除疼痛、胀麻和散瘀的有效手法。

【适应证】揉捏多用于治疗肌肉劳损、风湿疼痛及陈旧损伤瘀血不散，凝滞不通致软组织内有硬块、硬条索状病变，关节伤后肌腱、韧带紧缩粗硬等病证。四肢、关节或腰背部，均可采用此法。

5. 搓法

【手法】搓法是用两手夹住肢体对称部位，用力相向，方向相反，来回搓动肌肉或（和）肢体的一种手法。搓法操作必须双手进行（图 29 ~ 图 32）。

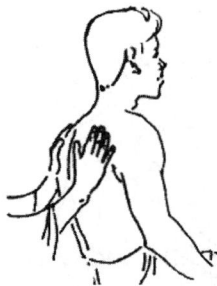

图 29　搓背部

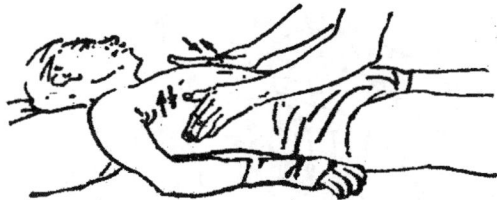

图 30　搓胸部

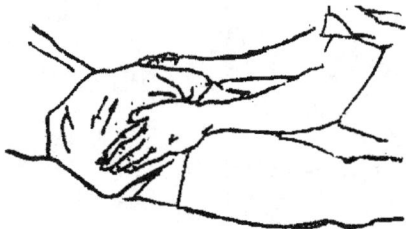

图 31　搓臀部

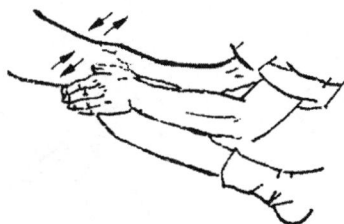

图 32　搓膝部

【操作要领】术者沉肩，垂肘，两手自然伸直，五指并拢，两手合夹肢体，利用前臂屈伸来带动手做上下或前后往返的搓动。动作轻快、协调，双手力量均匀、连贯，始终保持一定的对向压力。双手对向移动距离短，频率快，每分钟可达 150 ~ 200 次。应视伤情的不同，确定手法力量的轻重。在腰背臀和胸部，双手分开呈"八"字形置于两侧操作，一次操作常须持续 2 ~ 3 分钟。此手法对术者的力量及持久性要求较高，负荷较重，初学者较难掌握。因此，平时应加强手臂力量的训练。

【作用】搓法可使皮肤、肌肉放松，血液畅流，促进组织代谢，消除肌肉酸胀、疲劳，提高皮温和肌肉的工作能力。

【适应证】搓法多应用于四肢、胸部和腰背部的肌肉，以及肩、膝关节等处，常在按摩后阶段运用。

6. 摩擦法

【手法】手掌自然伸开，五指伸直并拢，全掌紧紧贴压于皮肤上，做直线或回旋形的摩擦，也可用拇指指腹操作（图 33 ~ 图 35）。

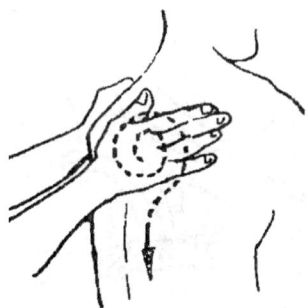

图 33　摩擦背部

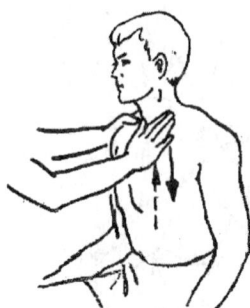

图 34　摩擦胸部

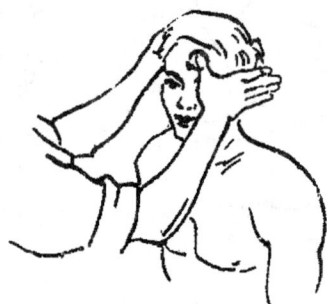

图 35　指腹摩擦头部

【操作要领】操作时，手掌要紧贴于皮肤上，先摩动，然后再擦。摩擦时力量大而均匀，发力在肩，以肘带动手的运动，垂肘定腕而擦，力达深部组织。动作快而灵活，连续不断，使肌肉皮肤有舒热感，频率每分钟 120 次左右。

【作用】摩擦法是一种强有力的良性刺激，能兴奋肌纤维和神经。摩擦后，局部产生大量的热，能提高局部温度，加速血液、淋巴液的循环，调整血液重新分配，改善组织营养等。施用于胸腹、腰背部，可宽胸理气、调理脾胃、温肾壮阳；用于劳损虚证，则有补益气血的功效。

【适应证】摩擦法多用于腰背、胸腹、上臂和腿部等肌肉丰满部位。对于肌肉麻痹、萎缩以及慢性劳损所产生的酸痛和风湿痛等症，效果明显。经常摩擦胸腹和腰背，可治疗多种慢性疾病，如慢性胃肠炎、肾虚腰痛和神经衰弱等。

7. 推压法

【手法】推压法是将手掌自然伸开，四指并拢，拇指外展，以掌根和小鱼际紧贴于皮肤上，做直线向前的单向推压动作，也可用拇指做单纯的推动（图36～图38）。

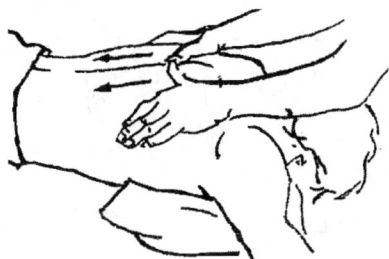

图 36　双手拇指推压脊柱两侧　　　　图 37　掌根推压背部

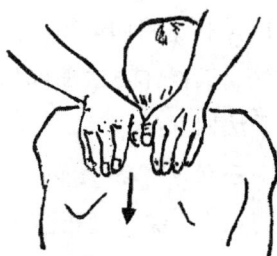

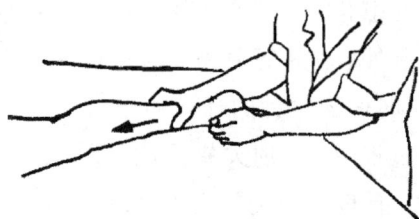

图 38　推压小腿部

【操作要领】术者沉肩，垂肘，塌腕，手贴皮肤，有节奏地做间断的一推一压，或不间断地推、压同时进行，缓慢向前推动，推时不宜过快过猛。推压至一定距离时，将手撤回，撤手动作缓如抽丝，如此重复进行。在脊柱上操作时，两手伸开呈"八"字形，沿脊柱两侧推压。

推压腰背时，最好取弓箭步姿势；要求扎根在足，发劲在腿，主宰于腰，用力于手指。在四肢做推压时，虚证向心操作，实证离心操作；运动按摩则为向心性操作。一般来说，静脉主要分布在阴面，阳面多为动脉的分布区，所以推压手法在阴面是向心性的，在阳面则多为离心性的。在脊柱上推压的方向，多为自上而下，分别在脊柱左右两侧进行。在腹部是从上而下，并且要求动作柔和轻缓。

【作用】消散积气，散发瘀血，舒筋活血，消肿止痛。

【适应证】推压法适用于局部损伤瘀肿、慢性劳损、肌肉痹痛以及胸腹胀满等症的治疗。

8. 摇晃法

【手法】摇晃法是一手握关节近端，另一手握
关节远端肢体，使关节远端做被动的回旋转动或外
展内收或（和）屈伸运动。摇晃是关节被动运动的
一种手法，其操作方法随部位而异。主要关节部位
的摇晃手法如下：

（1）手指及掌指关节：一手抓握患肢的手掌，
另一手持患指指尖，做屈伸和环转运动（图39）。

图 39　摇晃手指关节

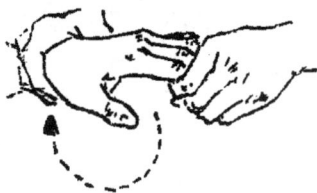

（2）腕关节：一手握患肢腕关节上部，另一手
持患手四指远节，做旋转摇晃（图40）。

（3）肘关节：一手握患肢的手背或腕部，另一
手托肘关节后部，在上肢外展位进行肘关节的屈伸
和环转运动。以摇晃左肘做逆时针的环转动作为
例：在拉伸前臂伸直的过程中，托肘关节后部的手

图 40　摇晃腕关节

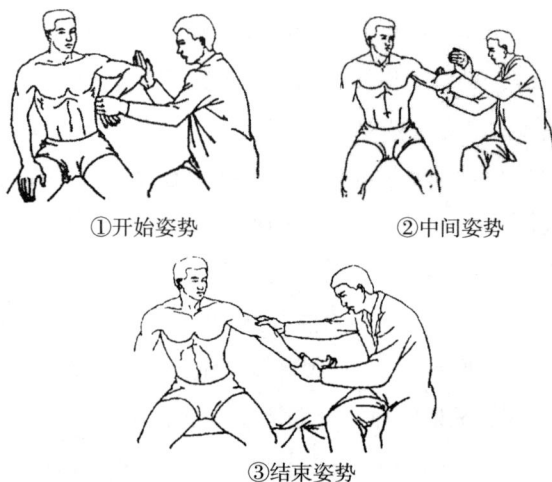

使肘关节上抬；伸直时，使前臂由旋前位转为旋后位后，接着使前臂继续运动；
由伸转屈，在前臂屈曲的过程中使前臂逐渐旋前，同时托肘关节的手略下压肘
部；再由屈转伸时，协助抬肘，如此反复进行（图41）。

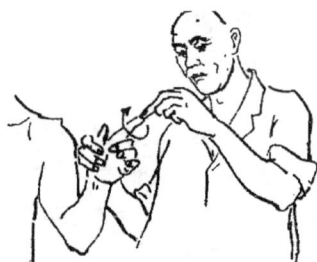

①开始姿势　　　②中间姿势

③结束姿势

图 41　摇晃肘关节

（4）肩关节：一手握患肢肘部，使手臂伸直；另一手按着近侧肩峰部以固定，做肩臂的环绕旋转运动（图42）。

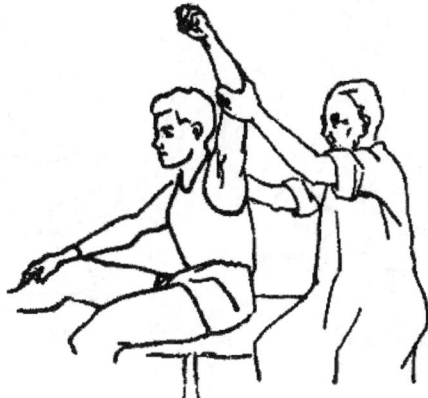

图42　摇晃肩关节

（5）颈部：一手扶按患者枕后部，另一手扶托下颌部，轻轻地做左右旋转，或做前俯后仰的屈伸运动，待肌肉放松适应后，突然用力向患侧扳动，但用力不宜过大。此法常与正骨手法中的端法配合应用（图43）。

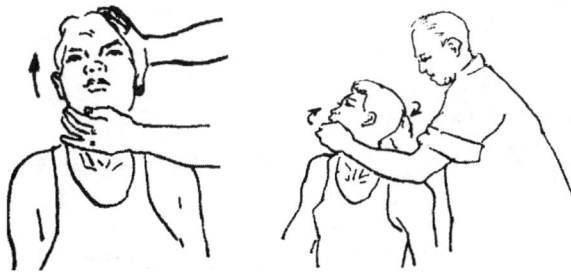

图43　摇晃颈部

（6）腰部：患者仰卧位，尽量屈髋屈膝，两踝交叉。一手扶持两膝下部，另一手扶按踝上，使臀部抬离床面，并做下肢的左右摆动、上下摇晃和以腰骶为中心的环转运动（图44）。

（7）髋关节：患者仰卧位。一手握踝关节上部，另一手按于膝关节上部，膝关节始终保持屈曲成锐角，做由内向外，或由外向内的运动，使髋关节旋转（图45）。

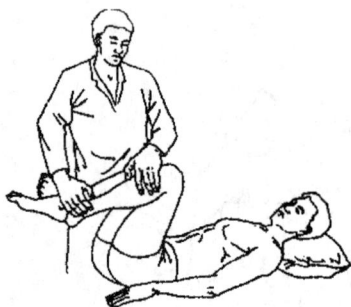

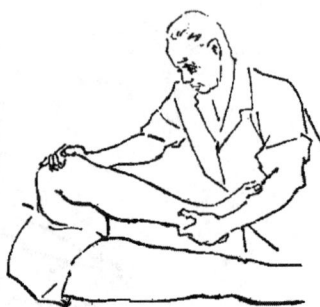

图 44　摇晃腰部　　　　　　　　　图 45　摇晃髋关节

（8）膝关节：一手握小腿下部，另一手扶持着膝关节，做向内或向外的旋转摇晃、屈伸运动（图46）。

（9）踝关节：一手握小腿下部，一手握足做旋转运动（图47）。

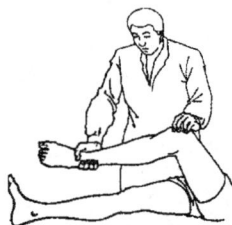

图 46　摇晃膝关节　　　　　　　　图 47　摇晃踝关节

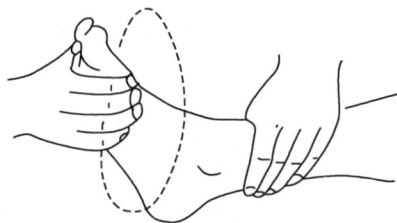

【操作要领】操作时，患者应采取舒适的体位或姿势，被摇晃关节一定要充分放松；术者要求动作柔和，缓慢而有节奏，连续不断，活动幅度由小至大，不能超过关节的生理活动范围。颈部摇晃中最后的扳动手法，只能是向患侧扳。膝关节的摇晃，如伤在膝外侧，则向内摇晃，反之则向外摇晃。

【作用】摇晃法可松解关节滑膜、韧带、关节囊的粘连和皱缩，促进滑液的分泌，增加关节灵活性。尤其在关节功能障碍、僵硬等情况下，用此手法有益于关节功能的恢复。

【适应证】摇晃法多用于四肢关节及颈腰部。一般的关节酸软痛、陈旧性损伤和功能障碍等都可应用。严重损伤或新伤后不能使用，尤其是撕裂伤、关节附近骨折和关节脱位等禁用。

9. 抖动法

【手法】抖动法用手握住患者肢体远端，在向远端拉伸的基础上，将肢体用力做连续的、小幅度的上下或左右的颤动。抖动也是一种关节被动运动手法，其操作方法随部位而异。主要关节和部位的抖动方法分述如下。

（1）腕部：一种方法是两手握腕关节上部，使患者的手下垂，做轻轻的上下柔和抖动（图48）。另一种是操作者一手握腕关节上部，另一手握住远端2~3个手指远节，稍向外牵引，然后做连续的抖动。

（2）肘部：一手握持患者的手掌，另一手握持同侧肘关节上部，并使上肢微微屈肘，做缓和的左右或上下方向的抖动（图49）。

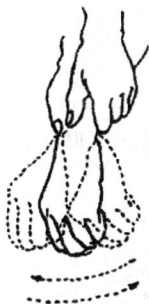

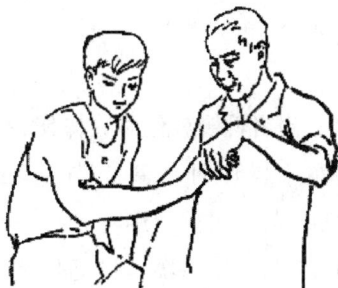

图48　抖动腕关节　　　　　　　图49　抖动肘关节

（3）肩部：一手扶按肩峰部加以固定，另一手握持同侧患肢的手掌，向下略牵直肘关节并缓和抖动肢体（图50）。或双手握持腕关节，在牵引下抖动肩关节。

（4）腰部：术者和患者相互背对背，肘挽肘地由术者背起患者，术者用臀部抵住患者的腰骶部，做左右摇摆后，屈膝位用力跺地可抖动患者腰部（图51）。此外，也可让患者俯卧，双手上举握固床上沿，术者站于患者足端一侧，双手握小腿下部踝关节稍上处，在牵引下抬高下肢并做上下抖动（图52）。亦可在牵引下，双手重叠置于患者腰部做上下快速抖动（图53）。

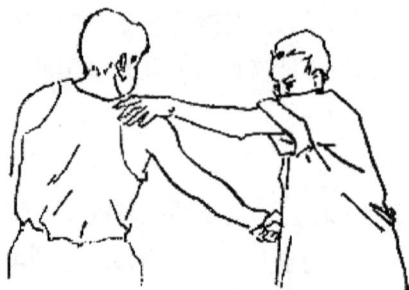

图 50　抖 动 肩 关 节

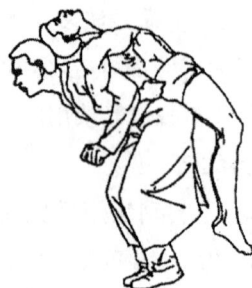

图 51　抖 动 腰 部

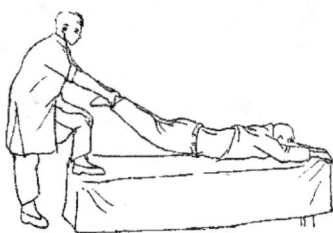

图 52　抖 动 腰 部

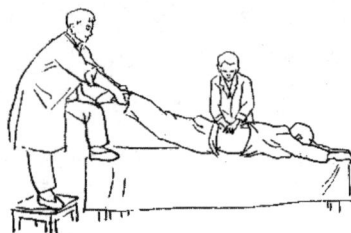

图 53　抖 动 腰 部

（5）髋部：患者仰卧或俯卧，操作者双手握踝部，提起下肢抖动（图54）。

【操作要领】操作时，患者被抖动的关节及其上下肌肉充分放松，用巧劲而不用拙力。抖动时幅度小，频率快。抖动幅度逐渐增加，不使其有难受的感觉。频率每分钟120次左右。

【作用】松解粘连，缓解痉挛，滑利关节，增大关节活动范围，缓解伤后所引起的

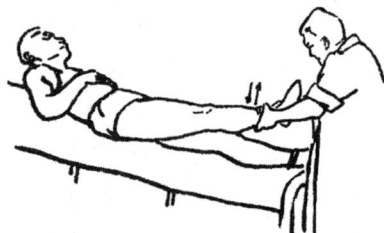

图 54　抖 动 髋 关 节

关节功能障碍。在腰部施行抖动，可以松弛肌肉骨节，加宽椎间隙，有利于调整腰椎后关节紊乱。

【适应证】抖动法多用于四肢关节及腰部，常与摇晃手法配合应用，以取得协同作用。对骨折、脱位、筋伤引起的关节功能障碍，以及胸腰椎屈曲性稳定型压缩骨折等症有一定治疗效果，关节骨性强直不宜施行抖法。

10. 提弹法

【手法】提弹法根据部位的不同，用拇、食、中三指或拇指与其余四指，将肌肉或肌腱提起，放开时用手指弹动肌肉或肌腱（似提弹弓弦，图55～图60）。

【操作要领】操作时手指抓紧肌肉或肌腱，提弹时要有力而迅速，快提快放。具体应用时，可单做提而不弹，但做弹时须先做提，继以横向拨动肌肉，并且拨动的手指应在肌腹的中间位置。

【作用】提弹法能强烈地刺激神经、肌肉和肌腱，有助于使紧张的肌肉松弛，促进血液畅通，恢复神经感觉，强健萎缩的肌腱，松解粘连。

【适应证】适用于胸锁乳突肌、斜方肌、胸大肌、背阔肌、肱二头肌、股直肌、骶棘肌、小腿三头肌、跟腱、肩胛区等处的劳损紧缩和麻痹萎缩，以及坐骨神经痛等病证。

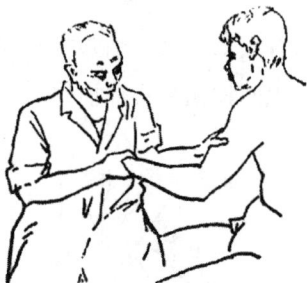

图 55　提弹肱二头肌　　　　　　图 56　提弹胸锁乳突肌

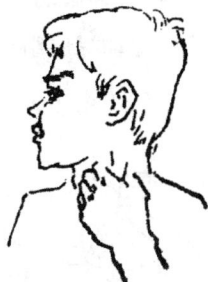

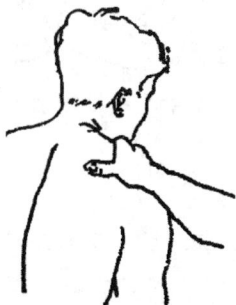

图 57　提弹冈上肌　　　　　　图 58　提弹胸大肌

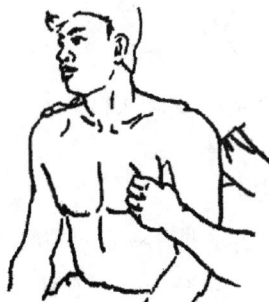

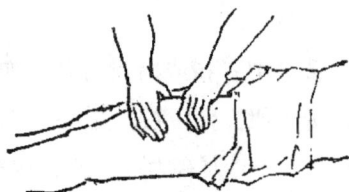

图 59 双手提弹股四头肌　　　　图 60 提弹腓肠肌

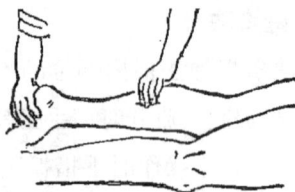

11. 振动法

【手法】振动法用一手掌贴于皮肤上，另一手握空拳有节奏地击打贴于皮肤上的手背（图61、图62）。

【操作要领】术者击打力量轻重适度，使患者感觉内部组织有震动感。击打的频率应随击打的力量而改变，轻者快，重者慢，动作沉稳而不过重，以达到肌肉层为宜。一般每分钟振动 60 ~ 80 次。

【作用】间接振动深层组织和内脏器官，有顺理气血、消除凝滞等作用。

【适应证】振动法多用于胸、背部深层组织的损伤和头部损伤。

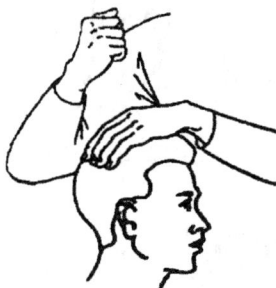

图 61 振动头部　　　　图 62 振动胸部

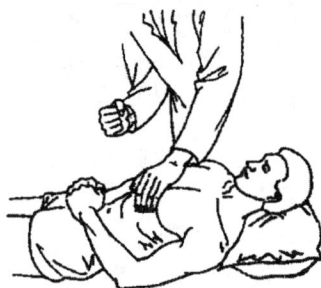

12. 叩击法

【手法】叩击法是用手指指腹、指尖或握空拳，双手交替或单手击打身体。根据手形的不同，可分为以下五种。

（1）空拳盖击：五指屈曲呈空拳状，以各指中节指背和掌根部叩击肌肉（图63）。

（2）空拳竖击：手握成空拳状，与盖击手法相似，但叩击时是以手的小指侧捶击，接触面较空拳盖击小，振动力量较深而重（图64、图65）。

（3）指尖叩击：各指略为分开，并微屈手指指关节，用指尖叩击（图66）。

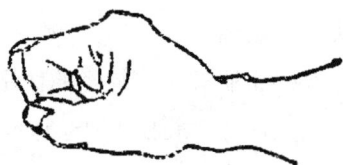

图63　空拳盖击手形　　　　　　　　图64　空拳竖击手形

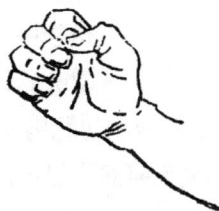

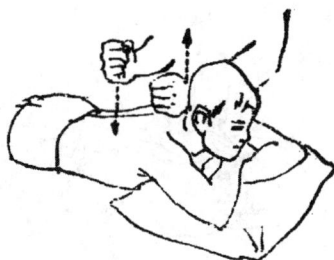

图65　空拳竖击腰背部　　　　　　　图66　指尖叩击头部

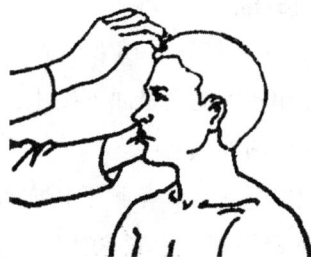

（4）掌侧击：两手各指伸直，并自然微微分开，以手的小指侧叩击肌肉（图67）。

（5）拍击：以手指或手掌在肢体上做有节律的轻轻拍击动作，单手或双手操作均可（图68）。

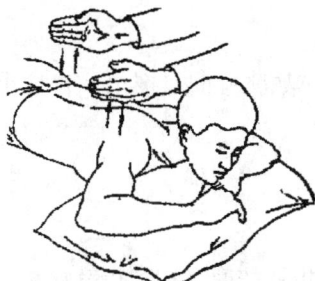

图67　掌侧击腰背部　　　　　　　图68　拍击腰背部

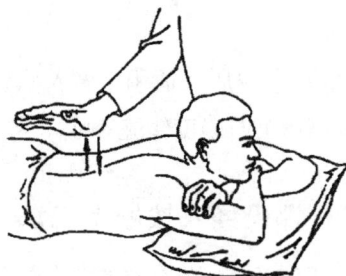

【操作要领】叩击手法动作轻松、协调并有节奏，手腕灵活而不僵硬。手法力量均匀，由轻到重，不可用猛力，快慢适中。空拳盖击、竖击和掌侧击，多以双手交替进行，动作快而迅速。指尖叩击和拍击则常用单手操作，动作稳准，速度适中。空拳盖击、指尖叩击和拍击发力在腕；空拳竖击和掌侧击发力在肘。五种手形的用力，以掌侧击最重，拍击和指尖叩击最轻。

【作用】叩击法使肌肉受到较大振动，有兴奋肌纤维和神经的作用，消除因伤而引起的瘀血凝滞，促进血液循环畅通，消除疲劳、酸胀和神经麻木。

【适应证】在肩、腰、臀、腿等肌肉丰满处，用空拳盖击、竖击或掌侧击；胸背部用拍击；头顶部用指尖叩击。

13. 按压法

【手法】按压法是用掌根或掌心紧紧贴在皮肤上，用较大的力量向下按压，单手或双手重叠操作（图 69）。

【操作要领】术者躯干稍向前倾，沉肩，伸肘，充分塌腕，手紧紧按贴在皮肤上。用力由轻而重，逐渐增加，需要时可借助术者的体重施压于患部。具体操作时有两种方法：一

图 69　双手重叠按压腰部

种是慢速间断按压，频率慢，力量足，有间歇，重复次数不宜过多，每分钟做 20 次左右，每次操作 1 分钟即可；另一种是快速连续按压，发力连续，频率快，每分钟 120～180 次，持续 30 秒至 1 分钟，力达深部。此外，还可用双手重叠紧紧贴按腰部，做较大幅度的来回晃压。

【作用】按压法能消散局部瘀肿，整复胸、腰椎小关节轻微移位和腰骶关节错缝。

【适应证】按压法适用于背及腰骶部损伤，如腰椎间盘突出、脊柱小关节紊乱，以及骶髂关节轻度错缝等症。

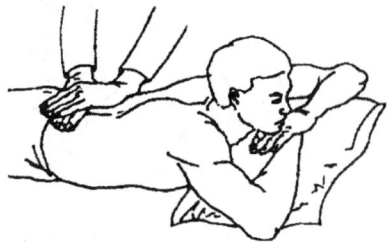

（二）郑氏经穴按摩十二法

经穴按摩又称"穴位按摩""点穴按摩""指针按摩"和"指针疗法"等，运用一定手法作用于经穴，引起应答性反应，达到防治疾病的目的。其理论基础和

配穴方法，与针灸疗法基本相同。其不同之处在于经穴按摩是以指代针，运用适当的力量以相应手法刺激穴位，疏通经络，调顺气血。经穴按摩手法多种多样，郑氏经穴按摩可归纳成按、摩、推、拿、分、合、揉、掐、捻、压、运、搓等12种方法。

1. 经穴按摩治疗法则

经穴按摩的治病原理，与其他各科大同小异。补虚泻实，扶正祛邪，调和气血，平衡阴阳，从而达到治病的目的。经穴按摩根据病情不同，临床多遵循补法和泻法两种治疗法则。

（1）补法

补法是补其虚弱和正气的不足，即《内经》所说："虚则补之。"凡虚证均可施用补法以扶正，增强人体抗病能力，达到治病和防病的目的。补法应顺经而行，"随而济之"。补法可分为缓补和急补两种。缓补手法，宜轻柔而缓慢，时间宜长，多用顺经的掐、按、推、揉等手法，使按摩部位达到舒适或轻度酸胀；急补手法宜重，多用顺经的按、推、揉、掐等，使按摩部位达到酸胀、胀痛等感觉。如掐足三里穴，顺经推揉，可补脾健胃，强壮身体。

（2）泻法

泻，即泻其实邪，即《内经》所说"实则泻之"。人体遭受暑热、湿热或有瘀积时，皆可泻之。泻法用力宜重，并应逆经而行，"迎而夺之"。根据临床症状要采用缓、急不同的泻法。缓泻为逆经推揉或推按；急泻为逆经深掐，用力重。如逆经推掐阳陵泉，可泻肝胆之火。

2. 经穴按摩选穴原则

经穴按摩，是通过一定的穴位来进行的。因此，选穴恰当与否，将直接影响效果的优劣。根据受伤组织和受伤部位的不同，以及伤病与经络穴位特定的支配关系的不同来选择合适的穴位。选穴原则可概括为局部选穴、邻近选穴、远隔选穴和随症选穴等四种。或单用一种，或同用几种，以达到"杂合以治，各得其宜"的目的。

（1）局部选穴

局部选穴是指在受伤局部范围内选穴，多用于软组织陈旧性损伤，局部有结节状、条索状物以及变性改变等。如肱二头肌短头腱鞘炎选肩喜，肩袖肌纤维炎选冈下1、冈下2，踝关节扭伤选跟内、跟外和踝中等。

（2）邻近选穴

邻近选穴是指在伤患部位的上下左右的邻近部位选穴。多用于关节肌肉损伤，在其肌腹的上下或起止点选穴。如内收肌伤选内风市，股四头肌伤选膝髎，颈痛不适选府外、肩三对，小腿三头肌痉挛选腘舒、腓隆同用等。

（3）远隔选穴

远隔选穴是指在远隔伤患的部位选穴，多系循经取穴。根据"经脉所过，主治所在"的理论来选穴。如腰痛选委中或腘舒，口面疾病选合谷或谷下，干性坐骨神经痛选髂腰等。

（4）随症选穴

随症选穴是指选伤患有关的全身性穴位。如骨伤选骨会、大杼，筋伤选筋会、阳陵泉。诸如此类，可随症选用血会膈俞、气会膻中、脉会太渊、髓会悬钟、脏会章门、腑会中脘等。

3. 经穴按摩应用原则

经穴按摩在临床上作为治疗方法的组成部分，可以单独运用，亦可与其他疗法配合。在经穴按摩中，应注意手法刺激的力量适度，并随时做适当的调节，以免机体某处对刺激的敏感性降低而影响疗效。

（1）穴位的更换

经穴按摩每次选用的穴位不宜过多，尤其是初治患者。每个穴位使用的次数不宜多，应与其他相类似的穴位轮换使用，或几个处方交替使用。

（2）治疗时间

急性伤患，一日1次，甚至2次；慢性伤患，一般以间日1次为宜。5～7次为一疗程，每疗程间停5～7日。

4. 经穴按摩基本手形

郑氏经穴按摩因手法不同，操作时手形也各异，其基本手形归纳为七种。

第一种手形：四指屈曲，拇指伸（图70）。拇指伸直，其余四指向掌心屈曲成半握拳状，常用拇指指腹做按、摩、分、合、推、揉、运等手法。

第二种手形：拇指分开虎口圆（图 71）。拇指伸直，其余四指自然分开，拇指下塌用其指腹做按、摩、分、运、推等手法。

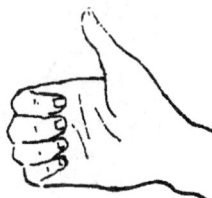

图 70　基本手形一　　　　　　　　　　图 71　基本手形二

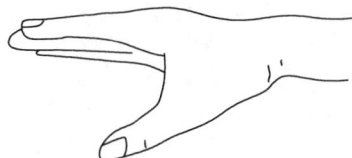

第三种手形：三指并拢拇、小分（图 72）。二、三、四指并拢伸直，拇指和小指分开，用二、三、四指做摩、运、推、压、按等手法。

第四种手形：四指半屈拇指弓（图 73）。拇指关节屈曲成直角，其余四指托固患者被按摩的肢体，用拇指指端做掐的手法。

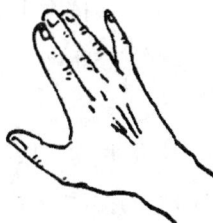

图 72　基本手形三　　　　　　　　　图 73　基本手形四

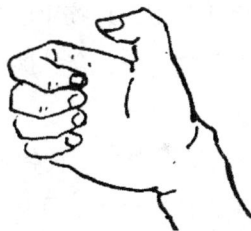

第五种手形：中指弯弓余空拳（图 74）。中指弯成弓形，其余四指屈成空拳，且自然分开，用中指指端做掐的手法。

第六种手形：共二。其一，拇食相对成半圆（图 75）。拇、食两指做拿或捻等手法。其二，拇、中屈曲成半圆（图 76）。拇中指屈曲成半圆形，其余三指轻微屈曲，且紧夹中指以助力，做拿或捻等手法。

第七种手形：拇指伸直食中贴（图 77）。就是拇指伸直，其余四指屈曲，且食中指指端紧紧贴附于拇指指间关节处，用拇指指端做掐的手法，这种手形多用于肌肉丰满、穴位较深的部位。

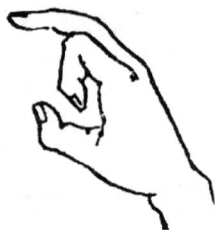

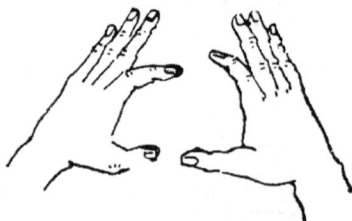

图 74　基本手形五　　　　　　图 75　基本手形六（一）

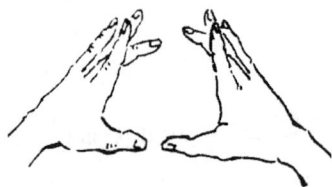

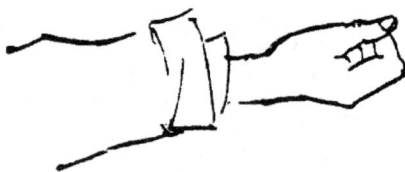

图 76　基本手形六（二）　　　　图 77　基本手形七

5. 常用经穴按摩手法

经穴按摩手法是郑氏理筋手法的特殊手法。在郑氏经穴按摩十二法中，常用的有按、摩、推、拿、分、合、揉、掐等 8 个手法，现分述如下。

（1）按法

【手法】按法是用拇指、食指或中指，或食指、中指并拢，按在经穴或某一部位上，其余手指协同助力，在局部做来回直线或圆形的按法。用一指做单侧穴位的按或二指做对称穴位的按均可。

【操作要领】施力必须由轻而重，切忌猛烈重按。力量须达肌肉深部，使被按者有胀、酸感，但无痛感。在穴位上按时，指不移动，只是力量轻重有所增减。但在经络循经上按时，则用移动间断性按法。若局部肌肉有硬结样病变，则可在其周围做圆形的按法。

【作用】通滞、通络。

【适应证】头昏痛时，用两手中指对称按压双侧太阳穴、鬓角穴（图 78），然后用手掌按颈后部（图 79）。胸闷时，用两手食指和中指顺肋间隙来回按压。若系肌肉酸胀疲软，轻度扭伤或腹胀，可按局部及其邻近的经穴。此外，刺激浅在的穴位（如膝髎、跟内、跟外），亦可使用此法。

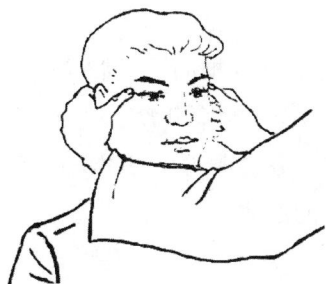

图 78　按双侧太阳穴

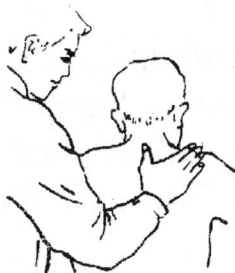

图 79　按颈后部

（2）摩法

【手法】摩法用拇指指腹或手掌之尺侧（小鱼际），在躯体某部或穴位上做轻缓的盘旋摩动。以拇指摩时，其余四指起支持作用，但不用劲。根据患部的大小，可单用一拇指，也可用双手拇指；双手摩时，着力要均匀，动作要协调（图80、图81）。

【操作要领】本法施术的面较小，只局限于伤处；施力宜轻，力量应保持恒定，不能时轻时重；手法应轻软柔和，不宜过快，使被按摩者感到肌肤瘙痒和微热。操作时，开始着力应由轻变重，结束时应由重变轻。本法与按法不同，按法是按而不动，摩法是手指虽不离开患者的肢体，但要移动，即所谓"按而留之，摩以去之"。

【作用】理气，和中，止痛。

【适应证】摩法用于治疗各部陈旧伤、胸大肌凝气、腹胀、大腿肌肉拉伤及轻度挫伤等。

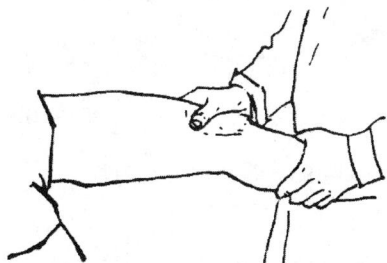

图 80　摩血海穴

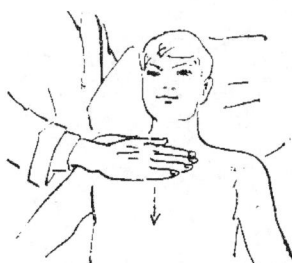

图 81　摩胸部

（3）推法

【手法】推法用指腹或掌根在肢体经络上做直线推动（图82、图83）。

【操作要领】施力应大于摩法，宜达肌肉深处，使患者有舒畅、轻松的感觉。推动的方向随部位而异：四肢一般由下而上；胸、腹部，可用单指或多指（2~3指）分开贴于体壁，由内向外做"八"字形的推动。

【作用】通经络，行气。

【适应证】推法适用于肋间肌痛、背阔肌酸痛或腹部胀满等症。

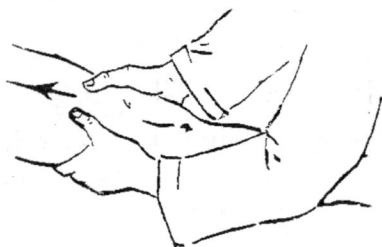
图82　推背部

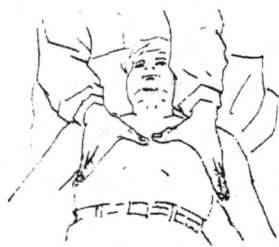
图83　推胸部

（4）拿法

【手法】拿法是用拇指和食指，或拇指和中指屈成弧形，扣按在对称的两个穴位上（如肱双穴、筋舒穴和三阳络），以对合之劲用力拿。类似针灸的透穴作用（图84、图85）。

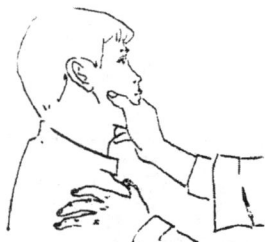
图84　拿颊车穴

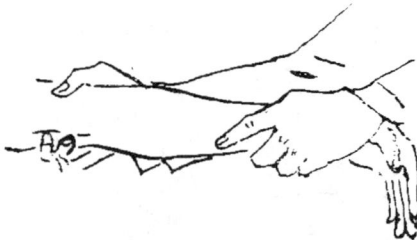
图85　拿桡颈与少海穴

【操作要领】用力应贯注于指端。拿的强度以达到酸胀感为宜，拿后使患者感到轻松舒适。拿法既可用于对称的同名两个穴位上，也可用于对称不同名的两个经穴上。

【作用】通滞，调气，止痛。

【适应证】风湿性膝关节痛，可拿阴陵泉、阳陵泉；下颌关节半脱位，可拿颊车穴；头昏痛，可拿鬓角穴、池旁穴、头维穴。

（5）分法

【手法】用双手的拇指、食指或掌面，由一处向左右方向做直线或"八"字形的左右分法（图86）。

【操作要领】分法的起点多在穴位上，起手时着力稍重，分动时力量逐渐减轻，犹如毛笔画竹叶，通过分法使患者感到舒适。

【作用】舒筋活络，行气镇痛。

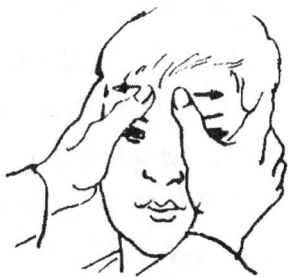

图 86　分额部

【适应证】头痛时，在额部印堂穴处用力，再由此向两侧做分法；颈肌僵硬时，由两侧池旁穴开始，沿颈肌向下分；腹胀痛时，由胸剑开始循两侧肋下缘做"八"字形分；小腿肌胀硬抽筋时，由腓隆处开始沿腓肠肌循肌纤维方向分。

（6）合法

【手法】合法用两手拇指或食指指腹，从一条经络线某段的两头或两个对称穴位上（并不意味着用同名穴）向中间合拢，此法恰与分法相反。

【操作要领】合法的起点多在穴位上，止点亦往往在穴位上。做合法后，应使患者有微热胀或温热胀的感觉。

【作用】调和阴阳，解热散寒。

【适应证】合法用于腿部出冷汗、四肢麻木或伤后患肢感到时热时凉等。

（7）揉法

【手法】揉法是用手指指腹在治疗部位或穴位上做圆形或螺旋形的揉动（图87）。

【操作要领】此手法与按摩手法的揉法大致相同，所不同的是此手法动作小，多用于较小面积的按摩。揉

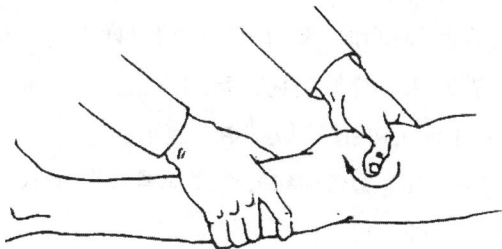

图 87　揉血海穴

动时，手指不离开接触的皮肤，力量应轻缓而均匀，使该处的皮下组织随手指的旋揉而滑动。揉时，要使患者感到舒适、微热。

【作用】散寒，行气，止痛。

【适应证】用于关节韧带伤、髌骨劳损、软组织挫伤、头痛、腹胀气和食积等。

（8）掐法

【手法】掐法是使拇指、食指或中指的末节呈屈曲状，以屈曲的指端通常用拇指在身体某穴位处深深掐陷（图88）。

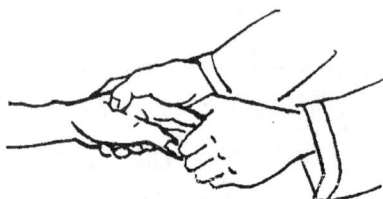

图88　掐合谷穴

【操作要领】在此法操作过程中，需用摩、分、弹、推、揉5个手法辅助。摩、分、推可先用手指摸探穴位，其目的是分开穴位附近的血管肌腱，使局部肌肉预先受到轻微刺激，避免紧张。然后使用重力掐陷，掐到深部再进行推。需通而补者，应顺经脉的走向推动；需行而泻者，应逆经推。手法结束时，压力应逐渐减轻，并应轻揉被掐部位，避免出现掐部组织出血和疼痛等现象。掐法手的力量应贯注于指端，力量应深达骨面，动作不能过猛、过急，以免损伤组织。掐的强度，以有酸胀感为宜，掐后应轻揉患部，以缓解不适痛感。治疗后，患部将感到轻松舒服。

【作用】通经、活血、消肿、散寒、祛风和兴奋神经。

【适应证】因虚脱而昏厥时，可掐人中；热极中暑而昏厥时，可掐涌泉。每于掐后，立刻收效。此外，治疗损伤后遗症、风湿关节痛，效果亦较显著。

6. 郑氏伤科经验穴位

郑怀贤教授在几十年的习武、骨伤和运动创伤临床医疗中探索和总结了一些行之有效的独特穴位，这些穴位（在中医文献中尚无记载，亦无名称）具有恒定的部位和一定的主治作用，称之为"郑氏伤科经验穴位"。郑氏伤科经验穴位在临床中疗效确切，是郑氏伤科按摩的一大特点。郑氏伤科经验穴位共有55个（单侧），在图中以"●"表示。

（1）头颈部经验穴位（单侧共10穴）

鬓　角

【位置】太阳穴直上1寸（图89）。

【主治】面神经麻痹，头痛。

耳 上

【位置】耳尖直上1寸，或曲鬓穴直上，平悬厘穴处（图89）。

【主治】项强，面部麻痹，偏头痛。

耳垂前

【位置】耳垂根部向前一横指处，或下关穴与颊车穴连线的中点（图89）。

【主治】颞颌关节功能紊乱，口噤不开，牙痛。

颞 乳

【位置】胸锁乳突肌颞乳突附丽部的后缘，或翳风穴后一横指处（图89）。

【主治】项强，头痛。

耳垂下

【位置】耳根与颊车穴连线的中点（图89）。

【主治】咬肌痉挛，颞颌关节功能紊乱。

池 旁

【位置】风池穴外1寸，向上0.3寸处（图90）。

【主治】偏头痛，落枕，项强。

双 灵

【位置】百会穴前外（45°）1寸处（图91）。

【主治】头昏，头痛，脑震荡后遗症。

府 外

【位置】枕后粗隆与风池穴连线的中点，或风府穴旁开1寸处（图90）。

【主治】头昏，头痛，项强。

隐 池

【位置】风池穴直下1.5寸，略偏外（图90）。

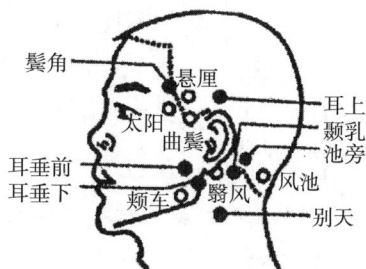

图89　头部伤科经验穴位（侧部）

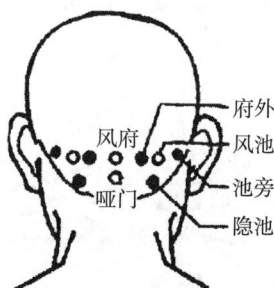

图90　头部伤科经验穴位（后部）

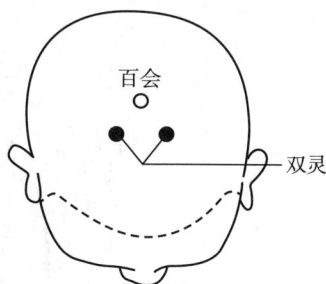

图91　头部伤科经验穴位（顶部）

【主治】头痛，落枕，项强。

别 天

【位置】胸锁乳突肌中上 1/3 交接处的后缘，或天牖穴与天窗穴之间（图 89）。

【主治】项强，斜颈。

（2）上肢经验穴位（单侧共 17 穴）

肩三对

【位置】从颈根（颈肩交界处）到肩峰端分作三等分，每等分中点及其分别向前后各 1 寸处，共三对（图 92 ~ 图 94）。

【主治】肩周炎，落枕，颈椎病，胸部迸挫伤。

冈下 1

【位置】肩胛冈中内 1/3 交接处向下 1 寸凹陷中，或秉风穴下 1.5 寸，再向内 0.5 寸处（图 92 ~ 图 94）。

【主治】肩周炎，肩背部外伤性疼痛和功能障碍。

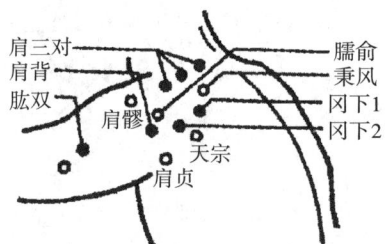

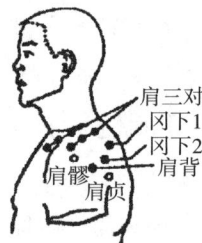

图 92　肩部与上肢伤科经验穴位（后斜位）　图 93　肩部伤科经验穴位（侧面）

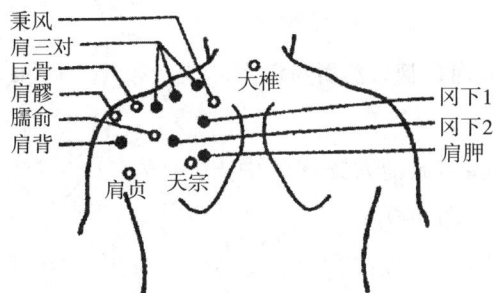

图 94　肩部伤科经验穴位（背面）

冈下 2

【位置】肩胛冈中外 1/3 交接处向下 1.5 寸，或臑俞穴与天宗穴连线的中点向外 0.5 寸（图 92 ~ 图 94）。

【主治】肩周炎，肩部软组织损伤。

肩 背

【位置】腋后皱襞向上 2 寸处，或臑俞穴与肩贞穴连线的中点（图 92 ~ 图 94）。

【主治】肩周炎，肩关节损伤及其后遗症。

肩 喜

【位置】肩胛骨喙突外 1 寸处，或中府穴外 1.5 寸（图 95）。

【主治】肩周炎，肩部和上臂损伤，胸部迸挫伤。

肱 双

【位置】肱骨内、外上髁向上 6 寸处，一穴两个对应点（图 95、图 96）。

【主治】肱二头肌、肱三头肌拉伤，肩臂损伤后遗症，臂部麻痹。

上 泽

【位置】肘横纹桡侧头向上 1 寸处，或尺泽穴直上 1 寸向外 2 分（图 95）。

【主治】肘关节功能障碍，前臂旋转功能障碍。

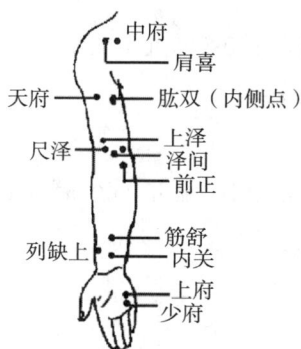

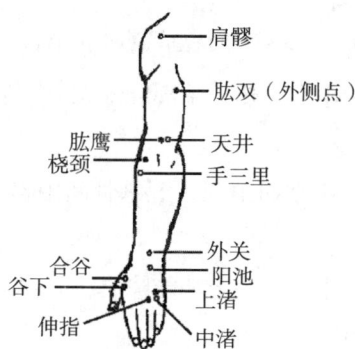

图 95　上肢伤科经验穴位（掌面）　图 96　上肢伤科经验穴位（背面）

泽 间

【位置】桡骨小头的掌侧面，或尺泽穴下 0.5 寸处（图 95）。

【主治】肘关节，前臂损伤及其功能障碍。

桡 颈

【位置】桡骨颈的桡侧缘，或手三里直上 1 寸，略向前 3 分处（图 96）。

【主治】前臂损伤及其功能障碍，前臂骨折所致缺血性肌挛缩。

肱 鹰

【位置】屈肘，尺骨鹰嘴末端与肱骨外髁连线中后 1/3 处（图 96）。

【主治】前臂屈肌挛缩，前臂旋转功能障碍。

前 正

【位置】肘横纹中点直下 2 寸，或曲泽穴下 2 寸处（图 95）。

【主治】腕关节损伤及其功能障碍。

筋 舒

【位置】掌面，腕横纹直上 4 寸，桡骨的尺侧缘，或内关穴直上 2 寸处（图 95）。

【主治】前臂、腕部肌肉痉挛。

谷 下

【位置】手背第二掌骨中下 1/3 处的桡侧缘，或合谷穴下 1 寸处（图 96）。

【主治】腕关节、第一至第三指间关节功能障碍，头痛。

上 渚

【位置】手背第四、五掌骨间中点，或中渚穴上 0.5 寸处（图 96）。

【主治】掌心热，手部麻木无力，掌指关节挛缩。

上 府

【位置】掌面第四、五掌骨间中点（与上渚穴相对应），或少府穴上 0.5 寸处（图 95）。

【主治】掌指关节功能障碍。

伸 指

【位置】手背面第三、四掌骨间，平中渚穴处（图 96）。

【主治】掌指关节挛缩，掌前筋膜挛缩。

列缺上

【位置】桡骨茎突上 2 寸，或列缺穴上 0.5 寸处（图 95）。

【主治】拇、腕、肘关节功能障碍，桡骨茎突狭窄性腱鞘炎。

（3）躯干经验穴位（单侧共9穴）

胸　锁

【位置】胸锁关节外下缘，锁骨下凹陷中，或俞府穴内0.5寸处（图97）。

【主治】肋间肌损伤，肋间神经痛。

胸　肋

【位置】胸骨外侧缘，平第三肋骨下缘，或紫宫穴与神藏穴连线中点下2分处（图97）。

【主治】胸部进伤，肋间神经痛。

胸　剑

【位置】胸骨剑突外上1寸处，相当于第七胸肋关节下缘（图97）。

【主治】下胸部损伤性疼痛，胃胀气。

背　胛

【位置】肩胛下角直上3寸凹陷中，或天宗穴内上0.5寸处（图98）。

【主治】肩背痛。

十椎旁

【位置】第十胸椎棘突旁开一横指（图98）。

【主治】损伤性腰背痛。

髎　间

【位置】上髎与次髎连线的中点（图98）。

【主治】骶棘肌附着处损伤，腰腿痛。

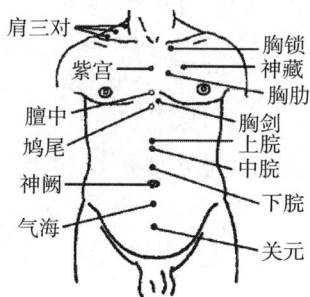

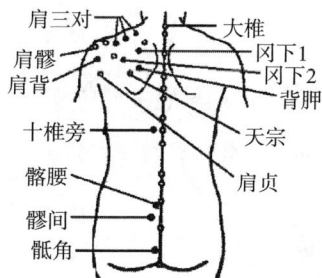

图 97　躯干伤科经验穴位（前面）　　　图 98　躯干伤科经验穴位（背面）

髂　嵴

【位置】髂前上棘向上两横指处（图 99）。

【主治】腹股沟韧带拉伤，髋部痛。

髂　腰

【位置】髂后上棘内上缘，平第五腰椎棘突，或大肠俞向外斜下约一横指处（图 98）。

【主治】骶部痛，腿痛。

骶　角

【位置】骶尾骨交接处，旁开约一横指（图 98）。

【主治】下腰痛，臀腿痛。

（4）下肢经验穴位（单侧共 19 穴）

臀　池

【位置】侧卧位，微屈髋，环跳穴与股骨大转子连线中点直上 1.5 寸，或髂前上棘与坐骨结节连线的中点（图 100）。

【主治】腰腿痛，腿部肌肉拉伤，坐骨神经痛。

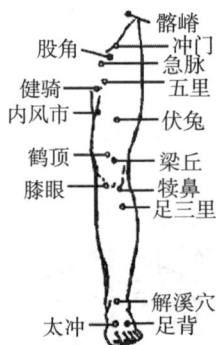

图 99　下肢伤科经验穴位（前面）　　图 100　下肢伤科经验穴位（后面）

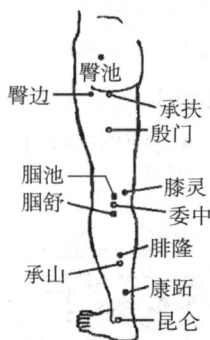

臀　边

【位置】臀横纹外侧端，或承扶穴外 2 寸处（图 100）。

【主治】大腿后侧肌群损伤。

股 角

【位置】仰卧，大腿外展 15°，微外旋，腹股沟韧带中内 1/3 交界处向下 2 寸，或急脉穴与冲门穴连线的中点（图 99）。

【主治】内收肌扭挫伤，股四头肌挫伤。

健 骑

【位置】耻骨结节直下 4 寸，或足五里穴内 1 寸，再向下 1 寸处（图 99）。

【主治】内收肌拉伤。

内风市

【位置】大腿内侧与风市穴相对处（图 99）。

【主治】膝关节损伤，痹证，内收肌拉伤。

腘 池

【位置】腘横纹中点上 1 寸处，或委中穴上 1 寸（图 100）。

【主治】腰腿痛，膝关节损伤，痹证。

膝 髎

【位置】屈膝，髌骨外缘向后一横指，或梁丘穴下 1 寸（图 101）。

【主治】膝关节损伤，膝关节风湿痛。

膝 海

【位置】血海穴向内后 1.5 寸（图 102）。

【主治】膝关节内侧软组织损伤，膝关节痹证，下肢旋转功能障碍。

膝 灵

【位置】腘横纹内侧端直上 1.5 寸，或委中穴向内 1.5 寸，再向上 1.5 寸（图 100）。

【主治】膝关节肿痛，下蹲困难。

腘 舒

【位置】腘横纹中点下 1 寸处，或委中穴与合阳穴连线的中点（图 100）。

【主治】跟腱劳损，腓肠肌痉挛。

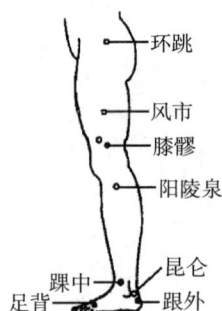

图 101　下肢伤科经验穴位（外侧）　图 102　下肢伤科经验穴位（内侧）

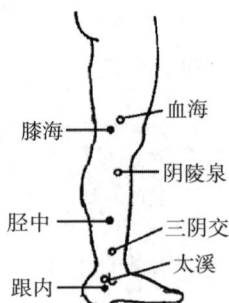

腓　隆

【位置】小腿三头肌最隆起处，或承山穴上 1 寸（图 100）。

【主治】小腿后群肌疲劳、痉挛，跟腱劳损。

康　跖

【位置】腘横纹与跟骨结节的中下 1/3 交界处，或承山穴下 4 寸（图 100）。

【主治】跟腱劳损，跖痛症。

跟　外

【位置】跟腱附丽点外侧缘向前一横指处，或昆仑穴下一横指（图 101）。

【主治】跟腱周围炎。

跖　内

【位置】足底内侧缘中点（图 103）。

【主治】头痛，头昏，头胀。

跖　外

【位置】足底外侧缘中点（图 103）。

【主治】头痛，头昏，头胀。

图 103　下肢伤科
经验穴位（跖面）

足　背

【位置】足背面第三、四跖骨间，平太冲穴（图 99）。

【主治】足趾麻木不仁。

胫　中

【位置】内踝尖与胫骨内髁连线的中点，或漏谷穴上 0.5 寸（图 102）。

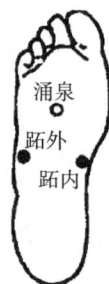

【主治】胫骨疲劳性骨膜炎，膝关节损伤，髌骨劳损。

跟　内

【位置】内踝尖后下 0.5 寸的凹陷中，或太溪穴下 0.5 寸（图 102）。

【主治】跖管综合征。

踝　中

【位置】踝关节横纹中点向上 1 寸偏外大筋（趾长伸肌腱）处，或解溪穴外上一横指处（图 101）。

【主治】腓总神经损伤，足下垂，第四、五趾麻木。

三、郑氏理筋手法的临床应用

临床实践证明，郑氏理筋手法对筋伤（肌肉、肌腱、韧带、关节囊、滑膜、筋膜等）、骨折及关节脱位损伤后遗症、慢性劳损等都有良好的效果，为其他疗法所不及。理筋手法虽很多，但临床常用的只有 10 种左右。一般来说，新伤急性阶段，可用 1～2 种或 3～4 种手法，恢复期可用 6～7 种手法。治疗全身风湿痛或陈旧性腰腿痛，可用到 10 种手法左右。有些手法不常用，有些手法是必用的，如抚摩是按摩开始和结束时必用的手法，而揉、捏、揉捏、搓、掐、推等则是常用的手法。应用时，要因人制宜、因病而异，选用适当手法，刚柔相济，稳准熟练，力求对症施治，做到有的放矢，达到补虚泻实的作用。

（一）软组织损伤

1. 不同阶段的治疗概述

（1）急性期

急性期是指伤后引起组织反应的红、肿、热、痛等改变的阶段。这一阶段禁忌手法治疗，因为手法刺激会加速伤处充血和组织液的渗出，导致更严重的肿胀，甚至造成继发性出血。因此，在不加重伤势的前提下，只能在伤部的周围或远离伤部的上下部施行轻度的按摩手法（抚摩），这样不但无害，而且有助于肿胀的消退。

（2）恢复期

恢复期是指软组织损伤逐渐修复而功能尚不健全的阶段，伤部周围还残存瘀血，容易发生组织粘连。因此，预防粘连及恢复功能是治疗软组织损伤的重要措施。这时，宜用揉、捏、揉捏、搓、摇晃等较重、较深的按摩手法，以及捏、推、拿等经穴按摩手法，使力量达到组织深部，消散瘀滞。

（3）陈旧性损伤

陈旧性损伤是指损伤后治疗不及时或治疗不当等，延误病情而后遗功能障碍的旧伤。对此伤的手法治疗和损伤恢复期差不多，所不同的是手法操作时间要长一些，手法以搓、揉、揉捏、摇晃为主。

2. 各个部位的手法与取穴

（1）头颈部

按摩手法多用抚摩、揉捏、提弹、摇晃。经穴按摩常用推、揉、分、合。选穴：太阳、鬓角、双灵、池旁、府外等。

（2）躯干部

按摩手法多用抚摩、揉、推压、按压、提弹、摩擦、叩击、振动、揉捏。经穴按摩常用推、揉、掐、压、运等。选穴：背部取肩三对、冈下1、冈下2、背胛、十椎旁等；胸腹部取肩喜、胸剑、章门、气海、关元等。

（3）四肢及关节

按摩手法多用抚摩、揉捏、搓、揉、掐、摇晃、提弹、叩击。选穴：上肢取肩髃、桡骨颈、上泽、内关、列缺上、谷下等；下肢取臀池、风市、内风市、膝髎、膝海、阴陵泉、阳陵泉、足三里、丰隆、胫中、跟内、跖外、足背、涌泉等。

3. 几种常见软组织损伤的手法治疗

常见的软组织损伤有扭伤、拉伤和震伤等。现将这三种损伤的手法治疗简单介绍如下：

（1）扭伤的手法治疗

①关节扭伤

【手法与取穴】按摩手法用抚摩、捏、推压、摇晃。经穴按摩用拿、掐、按、揉等手法。穴位常取复溜、绝骨、踝中、丘墟、跟内、跟外、足背、八邪等。

【操作过程】扭伤的初期，伤部红、热、肿、痛较为严重，此时不宜在局部施行重力按摩，只适合搽舒活酒做抚摩，掐复溜以镇痛，揉足背穴以消肿，从伤部向上推压小腿后部肌群，使瘀肿消散。待伤部炎症基本消失时，按摩手法应该增加，力量相应增大，在伤部进行揉捏、捏、推压，推压直达小腿中段，拿商丘、丘墟和跟内、跟外，掐踝中和八邪，前后摇晃踝关节。

【说明】新伤一般在半个月内即可痊愈，配合外敷中药则效果更好。但若伤后失治、治疗不当或未痊愈就开始活动，则可造成久伤不愈。

②膝关节扭伤

【手法与取穴】按摩手法用抚摩、揉捏、搓、摇晃。经穴按摩用掐、摩、拿等手法。取膝海、膝髎、风市、内风市、膝眼、足三里、腘池、阴陵泉、阳陵泉、膝阳关、承山和康跖等。

【操作过程】新伤局部忌做手法治疗，只宜搽舒活酒，对伤部上下的大腿和小腿做抚摩、揉捏，掐膝海、风市、膝阳关、康跖、足三里等穴，以通畅经络，消肿止痛。治疗数次，局部肿胀疼痛大为减轻或消失，但关节活动受影响，此时除继续在大、小腿上做上述手法外，还应在伤部做抚摩、揉捏，在伤部上下做搓、掐膝海、腘池、足三里、膝阳关，拿阴阳陵泉、膝眼，以达到通经活血、舒筋活络的目的。最后，以摇晃恢复关节的活动功能（摇晃的方向与扭伤的方位相反，即内侧扭伤向外摇，外侧扭伤向内摇）。

【说明】膝关节扭伤的手法治疗，多在大腿和小腿部进行，伤部不宜多做，特别是肿硬结块处不宜大力按揉，否则会使硬结产生反应性增生而变大。膝关节扭伤，单以手法治疗收效较慢，必须配合内服和外敷中药，疗效才会大大提高。

③颈部扭伤

【手法与取穴】按摩手法用抚摩、揉捏、搓、提弹、摇晃。经穴按摩用推、分、揉等手法。经穴常取风池、颞乳、池旁、府外、肩外俞、肩井、肩三对。

【操作过程】患者取坐位。按摩时，使用舒活酒。先于患部做抚摩10次左右，再治伤肌，从颈上部向下外侧直到肩胛部，进行揉捏6~10次，先轻后重，揉捏后立即提弹1~2次。然后摇晃头颈部，揉、按颈后长肌、斜方肌、胸锁乳突肌，揉肩井、肩三对、肩外俞、风池、颞乳、池旁、府外，再将头向四方旋转摇晃。在摇晃的同时，可与患者交谈乐事，以转移和分散其注意力。待患者注意力转移时，可将头向伤侧做快速而敏捷地扳动（伤在右即向右扳，伤在左即向左扳），当即可听到响声，颈肌立即松弛，头颈立即可自如地活动。若扳动后，还有不适的感觉，可从风池穴向下外方分推及轻揉，最后抚摩颈后部，不适之感则可迅速消除。

【说明】郑氏手法对颈部扭伤的效果很好，一般只需 3～4 次，大多患者只需 1 次即能治愈。若扭伤严重，应配合外敷中药，5～6 次就可治愈。

④腰扭伤

【手法与取穴】按摩手法用抚摩、揉、搓、推压、提弹、叩击、摩擦；经穴按摩用推、运、掐等手法。选穴：取髂腰、髂嵴、十椎旁、骶角、肝俞等穴。

【操作过程】患者取俯卧位，在腰背部搽舒活酒，做广泛的手法治疗。手法采用抚摩、揉、搓、按压，使腰部肌肉放松，然后再运、揉、掐骶角，推筋缩、肝俞、十椎旁、髂腰等穴，以通经活络、舒畅气血。最后，施以推压、提弹、摩擦、叩击等手法。

【说明】腰扭伤患者常被抬送就医，经按摩治疗后多可立即生效，即能下床行动。为了巩固按摩疗效，可贴活络膏，内服七厘散或制香片。

（2）拉伤的手法治疗

①腰部拉伤

【手法与取穴】按摩手法用抚摩、揉、按压、摩擦、搓。经穴按摩用揉、掐、拿。取穴：肝俞、十椎旁、髂腰、骶角、委中、康跖。

【操作过程】患者取俯卧位，按摩时搽舒活酒。拉伤初期，局部红、热、肿、痛俱重，重力按摩会加重症状，因此，须轻而缓的抚摩较为适宜。取穴在新伤时，多在局部远端上下，掐肝俞、十椎旁、委中、康跖，可起通经镇痛作用。待红肿减轻或基本消退时，可在伤部做抚摩，背部和臀部做按摩，继而以两手拇指从伤肌两端分别向伤部做按压和揉，此法施力不可过重，应使患者无剧痛感。最后阶段，伤部皮肤正常，但深部组织有粘连和变硬现象，弯腰或转体过大就痛，此时手法宜重，力量应达到组织深部，以松解粘连和疤痕。在背、腰、臀部进行大面积的摩擦和推压按摩，于伤部用掌根揉，揉时以肌肤微热和深部组织松软为度；接着在背和臀部做搓、揉骶角，掐委中、康跖、肾俞、髂腰，最后以抚摩结束。

【说明】手法治疗的同时，还应配合外贴膏药、内服中药。在后期，热疗和电疗亦可作为辅助治疗。

②股部拉伤

【手法与取穴】按摩手法常用抚摩、揉、揉捏、搓。经穴按摩用拿、掐、捻。穴位：臀边、委中、膝海、阴陵泉、阳陵泉、足三里、康跖。掐委中、膝海、足三里、康跖，拿阴陵泉、阳陵泉，捻臀边。

【操作过程】伤在前内侧者，取坐位；伤在后侧者，取俯卧位。手法治疗时，搽舒活酒。拉伤之初，局部只宜做抚摩，掐委中、足三里，以消肿止痛。治疗2～3次，红、肿减轻后，则可施行揉、捏、搓。若伤在肌腹，可在局部由上而下做揉捏和搓，拿膝髎、膝海。若伤在肌腱或其附着点，可对伤处附近的肌腱和肌腹做推、揉；若伤处有硬条，可做按和揉。若拉伤在肌腱部，禁忌在其肌腹部进行提弹和捻转，因这些手法会加重伤势，也不能常在伤部做揉捏，否则会加大局部肿胀，导致肌腱变硬。若硬结已成，则禁忌揉硬结，只能在其周围做手法治疗，于硬结处敷以软坚药物。

【说明】根据辨证施治的原则，在各个不同的治疗阶段，除施以适宜的手法治疗外，还要投用恰当的药物。拉伤初期，外敷清热、消肿、止痛的中药；后期，外贴活络膏，并内服中药。

③跟腱拉伤

【手法与取穴】按摩手法用抚摩、捏、揉捏。经穴按摩用拿、掐。穴位：康跖、委中、跟内、跟外。

【操作过程】俯卧位，手法治疗时搽舒活酒。起初抚摩小腿肌、跟腱，接着揉捏小腿三头肌。掐康跖、委中，拿跟内、跟外，再轻捏跟腱。若于跟骨结节处有骨片拉脱，则禁做起踵和踏跳等动作，须以钢丝托板或支具固定7～14天。若属轻度拉伤，仍须用绷带包扎以保护，7天内不做跳跃动作。

（3）震伤的按摩治疗

震伤又名"内伤"，系人体内部脏腑经络受震后产生的伤患，可分为伤气、伤血和气血俱伤三类。按摩手法用抚摩、推压、振动、拍击。经穴按摩用推、运、揉、拿、捻。取穴时，应审明伤在何脏何腑，再选其所属经脉，循经取穴。手法操作：患者取卧位，先搽舒活酒，同时做抚摩，约1分钟。继而施以拍击和振动，力量不可过重，但又必须达到体腔内部，虽手触于外，而力却达于内，使内脏达到舒适感。再掐、拿受损脏腑所属经脉的主要穴位，以调和脏腑的营气，通达经络，疏畅气血。治疗4～5次后，症状即可大大减轻。但多数患者往往还不能大力负重和劳动过久，此因脏腑本身的损伤尚未完全恢复的缘故，所以，这时的按摩手法应增加推压手法，以通行气血、和营生肌。震伤较为复杂，辨证时必须仔细审慎，在认清证候的基础上，才可采用有效的治疗措施。震伤治法以服药为主，外治为辅。因此，对本病采用手法治疗的同时，必须配合内服药物，才能提高疗效。

（二）骨折与关节脱位

骨折或关节脱位都伴有不同程度的软组织损伤。例如，关节脱位多伴有韧带、关节囊的损伤；骨折的锐利骨端常伤及附近的肌肉、肌腱、血管以及神经等组织器官。这些组织的损伤，加深了伤情的复杂性，如果延误治疗，则会影响骨折的修复和功能的早期恢复。一般说来，在治疗骨折和关节脱位时，矫正畸形，使其复位比较容易，而软组织的治愈和患肢的功能恢复则比较缓慢。郑氏理筋手法对骨折、脱位的后遗症（如废用性肌萎缩和关节强硬等功能障碍）有良好的治疗效果和预防作用。但理筋手法治疗骨折和脱位时，必须先经正骨手法整复骨位、包扎固定后，再按分阶段进行理筋手法治疗。

对骨折和关节脱位治疗的主要任务是先行整复，并予以必要而有效的固定。理筋手法仅起辅助作用，只允许在伤处上下端做抚摩或轻度的捏法按摩，以促进血液、淋巴液的正常循环。

1. 骨折

骨折在手法整复固定的前提下，在远离骨折处的上下部位，可进行适当的理筋手法治疗，并保证在治疗过程中不发生剪力和扭转的外力等，尤其在肱骨、股骨、尺桡骨、胫腓骨等管状骨骨折时更需注意，否则会造成再度错位或加重肿痛等现象。在骨折端已达纤维愈合且骨位稳定，或已经形成骨痂时，则应以理筋手法治疗为主。因为患处经过长期绷带夹板包扎固定，皮肤和肌肉有不同程度的松弛和萎缩，张力因此减弱，关节活动受到限制，甚至因长期肌肉受压，发生残余瘀血凝滞及局限性萎缩、麻痹等现象，此时进行理筋手法，便能起到通散凝滞，增强肌肉、肌腱、韧带的弹性和恢复肌肉功能的作用。此时的手法治疗，先以抚摩为主；当 2～3 天后的皮肤颜色和肌肉逐渐转向正常时，则可做中度手法的捏、揉捏按摩；到了后期阶段，则以揉、捏、揉捏、搓法按摩为主，并在关节部位进行摇晃，还可配合经穴按摩。

2. 关节脱位

一般的脱位，包扎 2～4 天后，解开包扎的绷带和固定物，可在包扎部位做抚摩，以松解因包扎而受压的肌肤，兴奋表皮神经。在 4～8 天后，局部就可以施以轻度捏、揉和揉捏按摩，以促使气血通行，防止关节粘连。待受伤的关节稳定后，可做手法略重的搓法按摩、轻度的摇晃和抖动按摩。

关节脱位之所以容易产生肿、硬和功能障碍，主要是因为软组织拉伤和撕裂伤后渗出物凝聚、瘀积，以及长期固定等造成。因此，如系膝关节脱位，其按摩手法则可采用抚摩，经穴按摩应选用推、运，其作用是帮助散瘀、解肌热、消肿。如果严重肿痛消失后，仍有肿、胀、硬等现象时，则可施用通经活络的手法。

【手法选择】按摩手法用捏、揉捏。经穴按摩用推、压、掐、按、拿。

【操作方法】先抚摩整个患肢，再推、压伤部周围和上下部，然后在关节部位进行揉和揉捏，在肌腱部分进行捏法按摩，由表深达肌肉，使患者感到舒适，关节感到灵活。此后掐伏兔、血海，以通经活血；按膝髎、鹤顶，以舒筋解痉；拿阴陵泉、阳陵泉、丘墟、踝中，以益脾胃，生津。施行上述手法，选用部分经穴，每次选用 2～3 穴。经数次治疗后，其症状大多会消失。但还会有关节活动受限，活动多了会出现肿、胀、痛，或患肢时冷时热等现象，这时可用以下手法进行治疗：按摩手法用中等强度的搓、揉捏，空拳盖击、摇晃；经穴按摩手法宜用掐、拿、压等手法；穴位取在膝关节与地机之间，膝关节内上髁、膝关节外上髁、阴陵泉、阳陵泉、丘墟、踝中、臀池、腘池、腓隆、跟内、跟外等。手法操作：揉捏的操作同前。搓应从腿上部一直搓到踝关节，其作用是兴奋患肢肌肉和神经；摇晃幅度由小到大，动作柔缓，摇晃的方向以受伤部位而定。伤在内侧（指韧带伤），则向外摇；伤在外侧，则向内摇。摇晃是被动活动的按摩手法，其作用在于解除关节粘连，预防关节强直，增大关节活动幅度。然后，再拿膝内、外髁肌腱，以通经活络；拿阴陵泉、阳陵泉、丘墟、踝中，以健脾胃、强肌肉；

掐臀池、腘池、跟内、跟外，调和营卫气血；分腓隆，以舒筋舒气。

（三）陈旧性损伤（损伤后遗症）

陈旧性损伤系指伤后经久不愈的老伤，并常有不同程度的功能障碍。理筋手法应根据人体不同部位和伤情来确定适当的手法。如肩关节的韧带、肌腱损伤，宜用揉捏、搓、摇晃、抖动等手法。又如腰背部软组织损伤，则选用手法较重的揉、摩擦、推压、叩击、按压等按摩。经穴按摩多用掐、拿、运、推等手法。下面介绍两种陈旧性损伤的治疗方法。

1. 肘关节功能障碍

【手法与取穴】按摩手法宜用捏、搓、揉捏、摇晃和抖动；经穴按摩手法宜用拿、掐、揉；指针穴位：泽上、桡颈、小海、肱鹰、外关、泽间等。

【操作过程】患者取坐位。先在肘部上下抚摩，后捏、揉捏患部。在挛缩和硬结处，多用揉法，并揉捏、搓其前臂和上臂的肌肉。然后用一手握固上臂下端，另一手握拉其手指进行抖动，抖后做摇晃，最后做力量均匀的被动屈伸动作。肘部的手法治疗，禁用暴力或粗鲁地强屈扳伸。

【说明】肘关节功能障碍运用手法治疗的同时，可配合理疗、体疗、中药熏洗等，则功能恢复快，效果更好。

2. 膝关节功能障碍

【手法与取穴】按摩手法宜用抚摩、揉捏、揉、捏、摇晃和搓；经穴按摩手法宜用拿、掐、捻法；指针取穴：膝海、腘池、风市、腓隆、阴陵泉和阳陵泉等。

【操作过程】患者取坐位，膝关节微屈。先在局部的上、下抚摩和揉捏按摩，后在大腿对股四头肌和膝部内、外侧及后侧的肌腱揉和捏，再摇晃膝关节。摇晃方向，依据膝内、外侧的疼痛来决定。如内侧痛，则由内向外摇，反之，若伤患在外侧，则由外向内摇。摇晃后，再在大、小腿部捏和搓。配合指针刺激，取膝海、风市、腘池、腓隆和康跖等穴。指针时，患者应有胀的感觉；指针后，应在该部做揉，以缓解刺激后的不适反应。

【说明】患者在发病期，如有酸胀感，按摩时可用风湿酒；有软弱、酸麻，可用五加皮酒；有热感或硬胀，则用舒活酒。

（四）慢性劳损

慢性劳损是指运动器官（骨与关节、肌肉、肌腱、韧带等）的使用不当或过度使用，在疲劳的基础上，日积月累而逐渐发生的一种微细损伤。劳损的症状因部位不同而异，但不同部位的劳损有共同症状：①早期阶段，即病理前阶段，患者不会表现出任何症状；②中期阶段，即变性阶段，患者常会感到肢体或关节酸胀、疼痛、乏力、不灵活。这些感觉，都是在不知不觉中逐渐出现，且慢慢加重，患者很难准确说出是哪一天开始的。如果经过适当的活动，肢体活动开始以后，上述局部症状往往可暂时消失。但休息后，这些症状又会重新出现。再发展下去，必须要更长的时间才能活动开，甚至根本活动不开；③晚期阶段，即坏死阶段，受累的组织因局部缺血，所以温度比别处低些，甚至其皮肤知觉、反应也会差一些。此时，患者常会感到局部发凉，天气越冷越难受。只有当血液供应完全中断时，才会演变成为局部组织发生坏死的晚期阶段。劳损的好发部位，因人、职业、劳动条件的不同而异，壮年和老年常见的是腰肌劳损；运动员常见的是髌骨劳损和胫腓骨、跖骨的疲劳性骨折。现主要介绍腰肌劳损和髌骨劳损的治疗。

1. 腰肌劳损

【手法与取穴】按摩手法宜用抚摩、搓、揉、推压、按压等。经穴按摩手法宜用掐、揉等。指针穴位：十椎旁、肾俞、髂嵴、臀池、髎间、风市等。

【操作过程】①早期阶段：患者俯卧，头勿抬高，放松腰部（患者腹部可垫一枕头），先在背部和臀部做大面积的抚摩 10～15 个来回，再从第十胸椎处到盆骨边缘之间，做揉、推压、按压等手法 2～4 分钟。最后对十椎旁、髂嵴、臀池进行对称掐，穴位刺激后，患者有上下通达的感觉。其作用是通经、兴奋机体。以上手法，需要连续治疗 4～6 次。②中期阶段：先广泛地抚摩，以后进行揉及搓等手法，力量要均匀，先轻后重，约按摩 15 分钟。按摩着重在腰部和臀部，然后配合经穴按摩，掐、揉肾俞、臀池、髎间等穴，连治 6 次，腰痛减轻，腰部活动渐趋正常，并可坚持一般劳动。③晚期阶段：手法力量宜先轻后重，再轻。按摩的面积在开始和结束时最广泛，中间操作宜限于患部。从背部到臀部直达大腿外侧，顺肌肉纵轴方向操作，在腰部着重揉、推压，在脊柱和骨盆边缘着重揉。

经穴按摩缓揉十椎旁、臀池后结束，需要连续治疗 10 次左右。

2. 髌骨劳损

【手法与取穴】按摩手法宜用抚摩、揉、捏、揉捏、摇晃和搓等；经穴按摩手法宜用揉、掐、推和拿等。指针穴位：膝海、膝髎、伏兔、阳陵泉、内外膝眼、足三里等。

【操作过程】①病程短者：早期阶段可先在膝部抚摩 2 分钟，使患膝有微微发热的感觉，继在大腿（以股四头肌为主）和小腿部揉捏数分钟，然后用掐法刺激膝海、足三里，此时患膝髌骨周围应有发胀的感觉。最后在髌骨上下部抚摩，以消除指针刺激后的胀感，可每天按摩 1 次，连做 4 天。但经穴按摩，宜隔日 1 次，并在第 2 次改用揉和推的手法。经过上述治疗后，髌骨的痛感可渐减轻，肿胀可渐消失。中期阶段按摩手法同上，在膝部内外侧和沿髌韧带至腓骨前部着重做揉捏，力量稍重。经穴按摩可拿阴陵泉和阳陵泉，掐地机、丰隆，以通气血和避免膝关节软弱无力，连续治疗 3～4 次，即可痊愈。②病程长者：早期阶段可在患膝上下部（着重在股内外侧和前面）先抚摩，继揉捏，用力应达骨面。配以经穴按摩，掐膝海、膝髎，拿阴陵泉和阳陵泉，掐跟内和跟外。最后从膝部以上 5 寸直到小腿进行抚摩。以上手法，每天 1 次，连做 6 次后，膝部肌肉可转正常，伸屈功能可改善。中期阶段，可在股部以上 5 寸起至小腿先抚摩，膝关节以上揉捏力量加大。经穴按摩，可揉膝髎、膝海，此时髌骨两侧有反应性胀感；继而拿阴陵泉和阳陵泉，此时胀感转移到关节内，再掐地机，胀感可移至髌骨后面。当做完以上经穴刺激后，膝关节可出现发软无力感觉，于是宜在股的两侧进行揉搓，以解除指针后的酸软反应，连续治疗 6 次左右。晚期阶段，按摩手法同中期阶段。经穴按摩可拿膝海，在股骨内外髁对称位揉、掐地机、飞扬，最后由重到轻搓膝关节上下区域，连续治疗 4～6 次，症状即可消失。

（五）风寒湿筋骨痛

风寒湿筋骨痛是临床中复杂而又常见的慢性疾病之一。《素问·痹论》说："风寒湿三气杂至，合而为痹也。其风胜者为行痹，寒胜者为痛痹，湿胜者为着痹也。"这说明了本病的发生，主要是由于风寒湿侵袭所致。由于致病原因不同，其临床症状也随之而异。治疗时，应根据病变部位和性质，选用有效的按摩手法和指针穴位。一般说来，病在腰背部，按摩手法宜抚摩、揉、摩擦、推压为主，配合经穴按摩手法，取穴多在腰背部，以及足太阳膀胱经；病在四肢和关节部，则以揉捏、搓、摇晃等手法为主，用力由轻到重，速度稍快，以提高局部温度，达到祛风散寒的目的。按摩时配合药酒外搽，随季节和症状的寒热性质可灵活选用，一般在春夏或属热证者，宜用舒活酒；秋冬季或属实证者，宜用活络酒。现举风湿肩臂痛来说明按摩的应用。

【手法与取穴】按摩的手法宜用抚摩、揉捏、搓、摇晃、抖动等；经穴按摩手法宜用揉、掐、推、拿、合等；经穴取穴：肩三对、肩喜、冈下1、冈下2、肩背、上泽、泽间、桡颈、列缺上、谷下、少海、内关、外关、风池、八邪等。

【具体操作】①第一阶段：先抚摩整个患肢和肩胛部，使其肌表微热而软；搓上臂和肩部，使其肩臂肌腱热而松弛；再揉捏肩部，以通经络；然后拿少海、上泽、泽间、内关、外关（选用2~3穴，手法采用泻法），推风池、大杼、冈下1、冈下2、肩喜、八邪等，再掐支正、腕骨、谷下。根据病情，这些穴位每次选用3~4个，其作用是清心肺及大小肠之火，亦有平肝热、散风、健脾胃的功效。治疗数次后，疼痛显著减轻，肩关节活动范围可能加大。②第二阶段：以揉捏、搓、摇晃等手法为主，其作用是松弛肌腱、韧带，恢复其弹力。同时，配合拿肩喜、肩三对、肩背、少海、上泽、泽间、曲池等穴，用通法以达到通经活血，调和阴阳；揉中府、气户、缺盆，用和法消除半表半里的病邪；推尺泽、上泽、肩喜、内关、泽间，用温法以通利关节，补益心肺；揉大杼、肝俞、手三里、支正、腕骨，用补法以疏通气血，补肝健脾胃。

四、郑氏运动按摩

郑氏运动按摩是以调整和保护运动员良好的竞技状态，增进和发展运动员潜在体能，达到提高运动成绩为目的。运动按摩分为运动前按摩、运动中按摩、运动后按摩和运动员自我按摩。根据运动项目的不同，综合运用按摩十三法和经穴按摩十二法，对帮助运动员克服赛前发生的一些机能失调、消除赛后出现的疲劳及加速恢复体能等有较好的效果。

（一）运动前按摩

在运动训练或比赛之前进行的按摩，称"运动前按摩"。运动前按摩能促进人体的神经、肌肉、内脏器官和心理情绪的兴奋，帮助运动员从生理和心理上为即将进行的训练或比赛做好准备，达到保持体能、增强信心、预防伤病的目的。运动前按摩分为训练前按摩和比赛前按摩两种情况。

1. 训练前按摩

运动训练前的按摩，要求帮助运动员提高完成训练作业的能力，帮助促进身体素质的发展，有利于预防伤病，促进人体各系统器官都动员起来，以适应即将参加的运动项目。在具体操作上，必须根据运动项目的特点，以及运动员的个体特点进行。

一些能量消耗较多的运动项目，如中长跑、游泳、自行车、篮球、足球、排球等，如采用按摩的方法来替代需要消耗部分能量的准备活动，这就为运动提供了更多的能量。操作方法：坐位（屈膝屈髋各 90°），用手先对大腿前面、侧面和后面的肌群自远而近地揉捏按摩，然后再对小腿的肌群和跟腱进行揉捏，整个时间约需 10 分钟。这种按摩，运动员彼此可以相互进行，也可以自我按摩。

不同的运动项目，对运动员身体各部分的要求是不同的，也就是说身体各部分的负担量是随着不同的运动项目而变化的。例如，投掷、棒（垒）球、网球、羽毛球等项目的运动员，他们持器械侧的上肢（肩、臂、肘、腕）负荷较大，而对侧则较小。负荷较大的这些部位对运动员创造良好的成绩是重要的，又是急性损伤和慢性劳损的好发部位。对这些部位的按摩，除了提高局部的功能以外，对于预防运动性伤病有积极意义。操作方法：运动员取坐位，术者立于体侧，用双手对持器械侧的肩袖肌进行轻快的揉、搓，再对腋前壁、腋后壁和上臂的肌腹及肌间隔进行揉捏。顺次对前臂的肌肉进行揉和揉捏。在局部按摩中，还应有它的重点。例如，对乒乓球运动员，应侧重在肘部的伸肌群上；对于铁饼运动员，肩部又是按摩的重点。一般来说，按摩的重点是根据运动项目的特点来确定，通常是以负荷较大的部位为其按摩重点。

按摩还可以帮助提高身体素质。例如，按摩可增大动作幅度，其操作方法为：对关节邻近（上方与下方）的肌肉、肌腱、筋膜等进行揉或揉捏，在关节部位用双手搓，使关节有温热感，最后摇晃和抖动关节。

2. 赛前按摩

竞赛前的按摩，称为"赛前按摩"，是指运动员已经到达比赛场地，在比赛开始前对运动员实施的按摩。赛前按摩的主要目的是消除运动员的紧张情绪，增强参赛信心，活跃肌肉，进一步调动各器官组织的活力，为发挥竞技水平打下基础。

相对来说，在运动按摩中，赛前按摩的要求最高，按摩手法的选用、按摩时机的掌握等都可能影响运动员技、战术水平的发挥。因此，在实施赛前按摩时，一定要严格遵循按摩的治疗法则，因时、因地、因人制宜，并制定周密的赛前按摩方案。赛前按摩常用手法有揉、揉捏、提弹、叩击等。根据运动项目的特点及运动员的机能状况，以局部肌肉按摩为主；以中等强度施行按摩，以使肌肉、关节、韧带活跃为度。时间安排在赛前 15 分钟内进行，操作时间不超过 10 分钟，以 5 ~ 7 分钟为宜，也可在准备活动前按摩 3 ~ 5 分钟。

此外，赛前按摩对运动员赛前失眠、赛前热证或赛前冷证有较好的效果。

（1）赛前失眠

有的运动员在比赛前几天，由于过分紧张，晚上不易入睡，或入睡易醒，或常做恶梦，重者通宵失眠，进而引起白天精神不振、烦躁不安、食欲不佳、身体疲乏等症状。因竞技状态受到破坏，严重影响运动员参加比赛。对赛前失眠，采用镇静安神的按摩方法可以取得显著效果。按摩在睡前半小时进行，运动员取仰卧位，髋膝微屈，全身放松。术者用两手自其眉间轻缓地向头后进行分推，即从印堂推向鬓角、颞乳、安眠穴，在安眠穴上施以揉法，使头部有酸胀感，反复进行 20 ~ 25 分钟，然后轻揉气冲、神门等穴。手法轻缓柔和，切忌过快过重；按摩时间宜长，以在按摩过程中使运动员入睡效果最好。

（2）赛前热证

赛前热证即运动员临赛前过分激动状态。心理变化主要为头脑发热、情绪激动、注意力难以集中、听不进教练的指导、难以口述动作要领等。生理改变有脉搏加快、血压升高、呼吸加快，或者多尿、动作协调性和准确性下降等。这种状态妨碍技术动作和运动能力的充分发挥。赛前热证大多由于大脑皮层兴奋过高而引起。体育比赛经验不足、情绪控制能力较差、比赛动机过高都会导致这种状态的出现。心理调节与控制是纠正这种状态的主要手段，按摩治疗也有较好的效果。对此症的按摩应从两方面进行：一方面，按摩负荷量最大的关节和肌肉，采用抚摩、揉、推、揉捏、搓等手法，按摩时间稍长，手法较轻，接触面稍大，使过度紧张的肌肉放松。另一方面，进行头部按摩，主要起镇静作用，先揉印堂，再以两手拇指从印堂向两侧太阳穴进行分推并揉太阳穴，随之推至两耳后部，改为两手五指并拢向下推，止于颈部两侧，如此反复4～5次；又以五指从额部经头顶向头后部推摩，反复4～5次；然后再用一拇指沿头正中线从额部向头后推压，经上星、百会、风府等穴时用力点揉，反复4～5次；最后轻揉云门、俞府等穴，以出现酸胀感为宜。进行上述按摩时，要求手法力量稍轻，频率稍快，按摩时间因人及项目而异，一般不超过10分钟，否则会引起过度抑制。

（3）赛前冷证

此症又称"赛前抑郁"或"赛前冷漠状态"。其表现为心情抑郁，情绪低落，意志消沉，反应迟钝，身疲乏力等。大多由于运动员在赛前大脑兴奋性水平过低，或缺乏比赛动机，或因伤病困扰等因素造成，对比赛缺乏信心甚至不想参加比赛。由于心理和生理的激活水平过低，身心能量得不到充分调动，准备活动不能完成，动作变形，因而严重影响比赛，运动成绩多不理想。进行按摩时应辅以鼓励性语言，以提高运动员的兴奋性。按摩一般安排在准备活动之后。按摩时运动员取坐位，术者站在运动员身后或身侧，用拇指揉按风池、太阳、秉风、天宗、神堂、合谷等穴。在颈4至颈7的斜方肌外缘施行重揉手法，并由外向内侧推、捏，使酸胀感达头顶或眼部，再拨冈上肌、菱形肌，按摩时间3～5分钟。按摩后运动员感到精神振奋，头脑清醒，信心增强则是按摩见效的反应。

（二）运动中按摩

利用运动训练或比赛的间歇进行按摩，称"运动中按摩"。有的运动项目在竞赛进程中有间歇的时间，如投掷、跳跃、举重等项目。在间歇期采用按摩，可以保持和发展良好的竞技状态。运动中按摩应根据项目的特点和间歇时间的长短，采用短暂、兴奋的手法，消除肌体的紧张和疲劳，一般是对活动负荷大的肌群进行按摩。如投掷运动员通常是按摩他的用力臂（执器械侧的上肢），而对跳跃运动员则是踏跳侧的下肢。

1. 上肢的按摩

用轻快柔和手法揉捏，向心性按摩，即由前臂→上臂→肩部方向进行，促进血液和淋巴的回流，消除过度的肌紧张。

2. 下肢的按摩

运动员采取坐位。用轻快的揉和揉捏手法，自足部向腹部进行，以促进血液和淋巴的回流，提高局部肌群的运动能力。按摩后嘱运动员做缓慢的跑、跳活动，效果较静止休息好。

3. 躯干的按摩

运动员俯卧或坐位，术者用掌根在背阔肌和骶棘肌下段，做轻快的揉法约3分钟。如举重运动员，腰部的负荷较大，在间歇时可按摩用力的肌群，保持其兴奋性，避免单纯的消极休息。

总之，运动中按摩，用力宜轻，面积宜大，频率宜快，按摩后应做一些专项准备活动，以便发挥良好的技术水平。

（三）运动后按摩

激烈的运动训练或竞赛之后，运动员的神经、体液、循环、呼吸、消化、代谢和酸碱平衡等方面都要发生巨大的变化。这些变化一时破坏了机体内环境的平衡，但它很快又达到新的平衡，这个新的平衡，通常都标志着机体工作能力的提高。但在内环境各机能系统达到平衡的过程中，有时出现迟缓环节，一般的表现有精神过度紧张、失眠、肌肉紧张、疲劳等。运动后的按摩，可以促使这些现象消除，加速内环境达到新的平衡，加速提高对运动负荷的能力，加速完成对后面运动负荷的准备。

运动后按摩所采用的手法、用力的大小、时间的长短等，均应根据运动员的体质、性别、运动项目的特点，特别是要求根据运动后所反映出来的情况（如头昏涨、欲呕、四肢乏力、肌紧张、失眠……）来决定，不可千篇一律。我们通常采用的手法有抚摩、揉捏、推压、振动和抖动等。对体质强壮，肌肉丰满者，按摩力量应当重些，时间应当长些；反之，用力则要轻些，时间应当短些。运动员在十分疲劳的情况下，常采用经穴按摩，其手法可用按、压、分、揉、掐、推等，以疏通气血，内外通达，平衡阴阳，使运动能力得到较快的恢复，并有所提高。

运动后的全身按摩，通常是一周进行 1 次。在训练后休息 1～2 小时或更长的时间后进行，最好是在温水浴后，在温暖、清静的室内进行。运动员舒适地躺在床上，裸露被按摩的部位，依照胸、腹、上肢、下肢的次序，顺血液和淋巴回流的方向进行按摩；使用揉捏、推压、摇晃、抖动等手法，用力由重到轻；同时根据各个部位的疲劳情况，循经取穴，施行揉、捻、推、掐等手法，以调和气血，更快地消除疲劳。如按摩进行到运动员快要入睡时应停止按摩，轻轻盖上被子，以免感冒。运动员睡醒之后，便会精神饱满，全身舒适。

不同的运动项目，身体各部分肌肉的负荷量是不同的，疲劳程度也就不同。运动后进行局部按摩，是非常必要的。以下按上肢、腰背部、胸部、臀部、大小腿分别叙述。

1. 上肢按摩

上肢按摩的重点是肱二头肌、肱三头肌、三角肌和前臂肌群，这是体操、投掷、游泳、举重、排球等运动员容易疲劳的部位。常用的手法有揉捏、推压、搓、抖动、摇晃和被动活动等，时间约 10 分钟。同时可在相应的部位选用肩三对、冈下 1、冈下 2、背胛、肩喜、上泽、泽间、桡颈、筋舒、外关、神门、谷下等穴位，进行经穴按摩。

2. 腰背部按摩

腰背部按摩重点应放在背阔肌、斜方肌及骶棘肌上。这是体操、举重、跳水、排球、篮球等运动项目容易使其疲劳而又不易活动开的部位。运动员应当俯卧，主要手法为揉、摩擦、推压、提弹、叩击。经穴按摩常用穴位有腰俞、肾俞、气海俞、关元俞、骨盆边缘、肩胛骨内侧缘等部位，手法以揉、掐、推、捻等。

3. 胸部按摩

胸大肌、胸小肌和前锯肌的按摩对排球、体操、投掷运动员是十分重要的。被按摩者坐位或仰卧位，常用揉捏、推压、振动、提弹等手法，按摩时从胸骨部缓缓向腋下移动。

4. 臀部按摩

田径、自行车、举重、篮球、足球、竞走等竞赛项目对臀肌的工作负荷要求很重，是按摩的重点。从腹股沟外侧端起，沿骨盆边缘（髂骨后嵴）到骶部、臀部，进行抚摩、揉和叩击等，用力大小须因人而异。经穴按摩臀池、环跳、臀边和骨盆边缘（髂骨后嵴），常用手法是按、揉等，这对调整营卫，促进气血运行，消除疲劳有良好的作用。

5. 下肢按摩

下肢按摩几乎对所有运动员都非常必要。主要手法是搓、推压、叩击、抖动等，操作是由下而上地进行。同时配合经穴按摩，取承扶、腘池、腘舒、腓隆、伏兔、膝髎、膝灵、复溜、跟内、跟外等穴，进行按、揉、掐、推等手法。

（四）运动员自我按摩

运动员自我按摩，可在运动训练或比赛之前进行，以使机体较快地进入运动状态，预防某些运动损伤；也可在运动中或运动后进行，其目的是帮助消除疲劳，恢复或提高运动能力。因此，运动员学会和掌握自我按摩方法具有重要意义。

1. 局部自我按摩

局部自我按摩的部位是运动负荷大的部位。在运动之前可作为准备活动的部分内容，在专项准备活动后进行，并与肢体的主动活动和肌肉的紧张练习结合起来。在运动中或运动后的自我按摩，旨在消除疲劳，主要是按摩运动负荷重的大肌群，如下肢的大腿肌肉、上肢的上臂肌肉、腰背的骶棘肌等。

（1）下肢的自我按摩

①足踝：运动员坐于床上，按摩足背时，不按摩的腿伸直，被按摩的下肢屈曲以足跟支撑于床面。按摩足趾和足底时，其姿势是外踝置于另一大腿上。采用抚摩、推、揉、擦和摇晃等手法，按照足背、足趾、足底、踝部的顺序按摩。②小腿：运动员坐位，被按摩的下肢屈膝屈髋，足跟支撑于床面，另一下肢轻度外展。采用抚摩、推、搓、揉捏等手法，从踝部开始，向心性按摩小腿，重点是小腿三头肌。③膝部：运动员坐位，被按摩的膝关节伸直放松，置于床面，用抚

摩、搓、揉等法进行按摩。④大腿：按摩股四头肌时，姿势同按摩膝关节的姿势；按摩大腿内侧和后侧肌肉时，运动员坐位，髋膝屈曲，大腿外旋，用抚摩、推、搓、揉捏、叩击、抖动等手法进行按摩。⑤臀部：运动员站立位，单腿支撑站立，以使一侧臀肌充分放松，采用抚摩、推、揉、揉捏、抖动等手法，以同侧手分别进行两侧的按摩。

（2）上肢的自我按摩

①手腕和前臂：运动员坐位，被按摩的前臂置于同侧大腿上，手和前臂放松。采用抚摩、推、揉捏、拿等手法，并摇晃指、腕关节。操作时从肢端开始，徐徐向近心侧推进，直到肱骨内、外髁部止。②上臂及肩部：运动员坐位，被按摩的上臂及肩部放松，姿势随被按摩的部位不同而异。按摩肱二头肌时，屈肘90°，前臂中立位；按摩肱三头肌时，肘伸直放松，前臂旋前；按摩三角肌时，为使肩外展放松，可同侧足踩凳面，屈髋屈膝，肘放置于膝关节上，前臂旋前，肩关节略内收。采用抚摩、推、捏、揉捏、拍打、抖动等手法，从肘部向肩部进行按摩。

（3）躯干的自我按摩

①腰背部：按摩腰部时，躯干不可过伸，也不能屈曲，要使骶棘肌放松。用双手在棘突两侧，自上而下地施行擦、推、揉等手法。按摩背部时，取站立位或坐位，头颈躯干应保持直立位，不可俯头弯腰，一侧上肢上举并屈肘，以手掌推摩或拍打背部，再用一手绕过对侧腋窝，拍打对侧肩胁部。②胸腹部：按摩胸部时，运动员坐位或仰卧位，上肢自然下垂，头微屈。用一手按摩对侧胸部，施行推、揉、拍等手法。按摩腹部时，取仰卧位，双下肢屈曲，使腹肌放松，以一手或双手重叠做推、揉等手法。

（4）头颈的自我按摩

对拳击、摔跤、足球等运动员，头颈按摩具有重要意义。①头部：运动员坐位或站立位。用双手掌以揉法、叩击等按摩整个头部，从前额沿头侧向后操作数次，再从前额经头顶向枕后操作数遍，重点刺激时可用拇指指腹揉。②颈部：运动员坐位或站立位。拇指和其余四指分开成钳形，从上向下施行擦、推、揉捏等手法，其重点是胸锁乳突肌。按摩颈后部用双手指腹从上向下做擦法和推法，然后用一手做捏和揉捏，施行此法时五指并拢，以指腹和掌根合力，使受力面较大，压力均匀。

2. 全身自我按摩

全身自我按摩是对身体各个部位进行有序的按摩。各个部位的按摩体位和手法与局部按摩相同，全身按摩时间为 20～25 分钟。全身自我按摩的顺序：由躯干开始，先按摩胸部，然后背部，转向颈后，再按摩腰部。上肢自手部开始，然后按摩前臂、肘部、上臂、肩部；先按摩前侧，后按摩后侧；先按摩一侧，再按摩对侧。下肢自足部开始，然后按摩小腿、膝部、大腿、臀部，按摩下肢用双手同时进行，先按摩一侧，再按摩对侧。最后按摩腹部。

郑氏伤科常用中药

川派中医药名家系列丛书

郑怀贤

中华人民共和国成立后，在国家对传统医药学政策的保护下，中医学得到了发掘和传承。为此，我们把郑氏临床使用的中药、方剂和制剂相关技术内容加以总结和概括，为后人传承留下宝贵的财富，将郑怀贤骨伤科药物理论发扬光大。

一、郑氏伤科药学体系

郑氏伤科药学体系属于传统中药学范畴，在伤科临床方面，其理、法、药使用具有特殊性，主要是采用外用药为主、内服药为辅的模式，故中药的分类也与传统中药学分类存在一定差异。为了充分体现郑怀贤学术思想体系原貌，我们还是遵从了郑氏的中药分类原则，分别阐述各类中药。

1. 清热药

凡药性寒凉，以清泄里热为主要功效，常用于治疗里热证的药物，称为清热药。

机体发热（全身与局部的）原因很多，故用药也有所不同。伤科常见的有以下几种：①组织充血、发炎，或病变局部气血郁结而阻碍温度发散；②损伤的异物存在；③气血虚损发热；④精神异常。

骨科中常用的清热药有以下三种：①清热除湿退烧药：此类性味多苦寒，能清热除湿，退烧消炎肿，常用于新伤；②清热凉血药：能清除血中之热。热邪入于血分、营分，往往伤阴耗津，本类药物能清热存阴；③清热解毒药：是清热邪又解毒的药物，临床多用于外科痈、疖、疔毒等症。

黄 柏

性味与归经：苦、寒。入肾、膀胱经。

功能及主治：除湿清热，去瘀消炎，抗菌解毒，散热积。主治血热浮肿，湿热肿痛，瘀血集聚，瘀热作胀。

临床配伍：苍术配伍，名二妙散，治湿热；与苍术和川牛膝配伍，名三妙散，外敷用于治疗湿热痛风。生用该药是治疗损伤后红、肿、热、痛之要药。

大　黄

性味与归经：苦、寒。入心、肝、脾、胃、大肠经。

功能及主治：下肠胃积滞，泻血热，通窍利水，消热肿，行水，利关节。主治一切骨伤后宿食停滞，软组织伤后瘀积不散，红肿烧痛。

临床配伍：与黄柏、蒲黄、川红花、木通、白芷、五灵脂配伍，外敷，治疗骨折、脱位后局部充血、红、肿、烧、热痛；与桃仁、红花、牛膝、木通、木香配伍，治伤后血肿、水肿。此药性猛，泻血热，能除血瘀，通行血脉，利关节，治跌打损伤瘀热。

黄　芩

性味与归经；苦、寒。入心、肝、肺、胆、大肠、小肠经。

功能及主治：泻肺火，逐水，祛瘀血，清肌表之热。主治各种失血，热毒炎肿。

临床配伍：与黄柏、大黄、红花、黄芪、木香配伍，打粉外敷，治疗骨折、肌肉挫伤后半月余瘀血不散的患者。

羚羊角

性味与归经：寒、咸。入心、肝，肺经。

功能及主治：平肝息风，镇惊安神，散血舒筋，清热解毒。主治风热昏沉，谵语发狂，目赤肿痛。此药为热病惊厥瘼疭的要药，善清肝火，最能清热、息风、镇惊。

蒲　黄

性味与归经：甘、平。入肝、脾、心包经。

功能及主治：生用行血，炒用止血，散瘀血。主治跌打损伤，刀伤，衄血，瘀血刺痛，崩漏。此药主要用于止血；生用性滑，行血散瘀，通经脉，治跌打损伤；炒用性涩，止一切损伤出血。

生地黄（附：熟地黄）

性味与归经：甘、苦、寒。入心、肝、肾、小肠经。

功能及主治：补阴，凉血生血，消瘀，滋补肝肾。熟地黄滋肾养肝，补血益精，填骨髓。生地黄主治损伤瘀血积聚，骨蒸劳热，筋骨伤后局部发烧；熟地黄主治肾阴虚，遗精，血虚，筋骨劳损，过度疲劳。

临床配伍：与续断、木通、土鳖虫配伍，治关节脱位后的瘀血热肿痛，强筋壮骨；与牡丹皮、儿茶、首乌、地骨皮、芙蓉叶，混合打粉外敷治疗骨膜炎。

牡丹皮

性味与归经：辛苦、微寒。入心、肝、肾、心包经。

功能及主治：清热，凉血，破瘀，通经。主治损伤瘀血，红肿疼痛。

临床配伍：与儿茶、苏木、赤芍、红花、白芷配伍，打粉外敷，治疗伤后瘀血、烧灼痛；与当归、川芎、续断、茯苓、白芍、煅自然铜、制儿茶配伍，外敷，用于治疗骨折久而不愈。此药性寒入血分，清血热，并有活血之功。

地　龙

性味与归经：寒、咸。入肝、肾、脾经。

功能及主治：清热凉血，利水散风，迎经络。主治伤后关节，肌肉拘挛，麻木，疼痛。

临床配伍：与白附子、天麻、白芷、半夏、川芎配伍，泡酒外搽，治伤后肌肉麻痹，关节拘挛。

儿茶（制）

性味与归经：苦涩、微寒。入脾、肺二经。

功能及主治：清热，收湿，止血，生肌。主治久伤不愈，伤处烧痛，骨质脱钙，外伤出血。

临床配伍：与没药、鳔胶、血竭配伍，治疗韧带损伤久治不愈；与白及、远志、续断、土鳖虫配伍，治疗韧带松弛。

芙蓉花叶

性味与归经：微辛、平。入心、脾、肺经。

功能及主治：清热解毒，排脓消肿。主治伤后局部热肿，疮疡肿毒。入药以鲜花为佳，鲜叶次之，它在新伤消肿方面功效尤为突出，是郑氏治疗新伤之要药。

临床配伍：与白蔹、茯苓、慈姑、大黄配伍，用于治疗损伤后红肿热硬。

山豆根

性味与归经：苦、寒。入心、肺、大肠经。

功能及主治：清热、解毒、消炎、止痛。主治损伤血瘀，外科疮疡。此药为泻热解毒的要药。

白 蔹

性味与归经：苦、平。入心、肝、脾、胃经。

功能及主治：清热解毒，生肌止痛。主治损伤肿块，疮疡诸症。

临床配伍：与南星、生川乌、生草乌配伍，外敷，治疗关节韧带伤后发硬，组织粘连等症。

地骨皮

性味与归经：甘、淡、寒。入肺、肝、肾、三焦经。

功能及主治：清热，凉血，降火。主治损伤瘀积发热。

临床配伍：与生地黄（捣泥）、黄柏、黄芪和牡丹皮配伍，打粉外敷，治疗骨膜炎初期。此药对骨膜炎和骨膜炎初期，有退烧止痛的功效。

土茯苓

性味与归经：甘、淡，平。归肝、胃经。

功能及主治：解毒、除湿、利关节。主治跌打损伤关节不利，水肿，肢体拘挛，疼痛等症。

临床配伍：与羌活、威灵仙、木通、泽泻、苍术等配伍外用，打粉，用于治疗跌打损伤，关节不利，水肿，肢体拘挛，疼痛等症，可与羌活、独栝、秦艽、威灵仙、乳香等配伍，内服或外用。常用于治疗风湿骨疝。

2. 活血化瘀药

血瘀的形成在骨科临床上常见的是因跌仆损伤、气滞脉阻等引起，使血液凝滞瘀结，产生各种病变。此类药物适用于瘀血滞痛、创伤、癥瘕、痈肿、经闭等。

由于人体气血相互依存，气为血之帅，气滞则血凝，血凝则气滞，故活血散瘀药常与行气药配合运用，而且有许多行血散瘀的药物本身也具有一定的理气作用，如川芎、延胡索等，故为活血散瘀之要药。

莪 术

性味与归经：苦、辛，温。入肝经。

功能及主治：破血散瘀，行气止痛。主治损伤瘀血，肿痛，痛经。

三　棱

性味，归经：苦、平。入肝、脾经。

功能及主治：行血破血，散积。主治损伤瘀血积聚，痛经。

临床配伍：与大黄、川红花、赤芍、木通、莪术、茯苓，打粉外敷，用于治疗骨折后局部肿痛。三棱、莪术为伍，都是行血散瘀的主药。三棱破血较强，莪术破气较甚；从血药治血，从气药治气，有攻坚散积之功。

延胡索

性味与归经：辛、苦，温。入肝、脾、肺经。

功能及主治：行气，活血，止痛。主治损伤瘀肿，气血凝滞疼痛，痛经，腹痛。

临床配伍：与白芷、木香、黄柏、大黄，打粉外敷，治疗肌肉损伤，血热肿痛；与苏木、木香、木通、牛膝、白芷、黄柏配伍，外敷，长于治疗长骨骨折，关节损伤肿痛。延胡索能行血中滞气，气中血滞，为逐瘀行气、消肿止痛的要药。

血　竭

性味与归经：甘、咸，平。入心包络、肝经。

功能及主治：散血，止痛，生肌。主治创伤瘀血凝滞作痛。

临床配伍：与当归、苏木、木香、木通、黄芪配伍，打粉外敷，善于治久伤后，瘀血不散。本药多用破血，少用活血、生血，对软伤的组织修复有促进作用；与含胶质类药物配伍，可增加胶质。

牛膝（分怀牛膝、川牛膝）

性味与归经：甘、苦、酸，苦。入肝、肾二经。

功能及主治：活血，通经，补肝肾，强筋骨。主治折伤闪挫，腰膝酸痛，风湿疼痛。

临床配伍：与骨碎补、龙骨、牡丹皮、白芍、血竭、儿茶配伍，打粉外敷，用于治疗筋骨损伤。怀牛膝有益肝肾、强筋骨之功效；川牛膝有散恶血、破瘀通经之功效。酒制牛膝能通利经络，盐制牛膝补益肝肾，生用则散恶血，破瘀，有引药下行之功效。

五灵脂

性味与归经：甘、苦，寒。入肝经。

功能及主治：行血，散瘀，止痛。主治损伤瘀滞，气血诸痛。

临床配伍：与生南星、木香、木通、海桐皮配伍，打粉外敷，用于治疗关节久伤瘀肿不消的患者；与黄柏、白芷、川牛膝、海桐皮、赤芍配伍，外敷，用于治疗关节久伤后烧痛症。

刘寄奴

性味与归经：苦，温。入心、脾经。

功能及主治：通经、活血、止痛。主治损伤瘀滞，肿痛。

临床配伍：刘寄奴、骨碎补、延胡索（《千金方》），治疗跌打、损伤，瘀血肿痛痛。若此药服用过量，可使人吐、泻。

桃 仁

性味与归经：苦、甘，平。入心、肝二经。

功能及主治：破血散瘀，润肠通便。主治损伤便秘，胸腹胀痛之症。

临床配伍：与红花、当归、赤芍等配伍，组成的桃红四物汤，用于治疗一切跌打损伤。

红 花

性味与归经：辛、微苦，温。入心、肝经。

功能及主治：活血，破瘀，消肿，止痛。主治损伤瘀血，凝结腹胀，关节酸痛，闭经，痛经。

临床配伍：与桃仁、血竭、当归、白芷、乳香、没药配伍，内服，用于治疗坠伤，腹内瘀血，疼痛。与蒲黄、黄柏、川芎、威灵仙、白芷，外敷配伍，用于治疗损伤瘀肿，烧痛。川红花多用破血，少用活血、养血，久用有亡血之害。

附：藏红花（又名番红花）。性味：甘、平。功能活血祛瘀，作用力强。少量内服有活血之功，少量久服有补血之功。

川 芎

性味与归经：辛，温。入肝、胆、心包经。

功能及主治：行气，活血，祛风，止痛。主治气血瘀气滞，风湿痉挛，头痛。

临床配伍：与海桐皮、石楠叶，防风、白芷配伍，打粉外敷，治疗风湿麻木、疼痛。

苏　木

性味与归经：甘、咸，平。入心、肝、脾经。

功能及主治：活血理气，消肿止痛。主治损伤瘀血凝滞。

临床配伍：与大黄、延胡索、木通、葱白配伍，打粉外敷，用于治疗骨折瘀血肿胀，疼痛难忍。此药常用于胸部损伤。少量使用有活血之功，大量使用则破血之效。

竹　七

性味与归经：甘、苦，温。入肝、脾经。

功能及主治：活血，破瘀血，通经络。主治损伤瘀血疼痛。

临床配伍：与三棱、红花、赤芍配伍，打粉外敷，用于治疗损伤后瘀血引起刺痛症。

王不留行子

性味与归经：甘、苦，平。入肝、肾经。

功能及主治：行血通经，消肿止痛。主治损伤瘀血，肿痛。

临床配伍：与赤芍，加一号新伤药，外敷，用于治疗骨伤，软组织损伤后瘀血，肿胀。此药为通利血脉、消肿止痛的要药；与当归、黄芪、五加皮、续断、骨碎补、白术、川芎配伍，长于治疗久伤关节酸痛无力。此药生用活血化瘀，止血，定痛，生肌的功效；熟品，常用于补血。

赤　芍

性味与归经：苦、酸，微寒。入肝、脾经。

功能及主治：行血通经，散瘀积。主治各种损伤后的瘀积诸症。

临床配伍：与乳香、没药、桃仁、穿山甲配伍，打粉外敷，用于治疗关节瘀血，肿胀疼痛难忍。

附：白芍

性味与归经：苦、酸，微寒。入肝、脾、肺经。

功能及主治：主敛阴，平肝和血，止痛，舒筋，用于治疗肝热胁痛，筋痛，筋脉拘挛，骨疽，骨痿。

赤芍有破散瘀血，行血理气之功；白芍能柔肝养阴止痛，具有补血养阴之功。

血余炭

性味与归经，苦，平。入心、肝、肾经。

功能及主治：祛瘀，止血。主治损伤血肿，内伤瘀血，衄血。

临床配伍：与黄柏、白芷、血竭、木通配伍，打粉外敷，用于治疗新伤红肿，皮下出血。

月季花

性味与归经：甘，温。归肝经。

功能及主治：活血祛瘀，消肿，调经。主治跌打损伤的血瘀肿痛症。

临床配伍：与制何首乌、当归、合欢皮、土鳖虫等配伍，内服，有生血活血，补肝肾，健筋骨的作用，用于治疗跌打损伤，血瘀肿痛；可单用花、叶或根捣烂外敷，局部外敷，化瘀消肿止痛，用于治疗骨折后骨痂形成缓慢。

三 七

性味与归经：甘、微苦，温。归肝、胃经。

功能及主治：化瘀止血，活血定痛，益气血。主治体内外各种出血证和跌打损伤，瘀滞肿痛症。

临床配伍：单味内服外用，或配伍使用均有良效。在凉血止血、收敛止血等方中配入本品，既可助其止血之效，又可防其留瘀之弊。它能入肝经血分，功善止血，又能化瘀，有止血不留瘀、化瘀不伤正的特点，诚为止血之良药；本品活血化瘀而消肿定痛，为治瘀血诸证之佳品，与其他活血消肿的红花、土鳖虫等配伍，其效更捷，凡跌打损伤，瘀血肿痛，或筋骨折伤等，皆为首选药物。

泽 兰

性味与归经：苦、辛，微温。归肝、脾经。

功能及主治：活血祛瘀，利水消肿。主治跌打损伤，瘀肿疼痛及疮痈肿毒；水肿、腹水。

临床配伍：常与乳香、赤芍、川芎等配伍，用于跌打损伤初期瘀血肿痛；与大黄、黄柏等配伍，内服、外敷或熬水熏洗，能祛风止痛，清热疏风。

马钱子

性味与归经：苦，寒。有大毒。归肝、脾经。

功能及主治：通络止痛，散结消肿。主治跌打损伤，痈疽肿痛和风湿顽痹，麻木瘫痪症。

临床配伍：其与乳香、没药等药配伍，内服或外敷均可，用于跌打损伤，痈疽肿痛；单用或配其他解毒消肿散结之品，外用，用于治疗痈疽疮毒；或与祛风湿、活血通络止痛的羌活、乳香、全蝎等同用，或与甘草同用，能搜筋骨间风湿，开通经络，透达关节，止痛力强，是治风湿顽痹、拘挛疼痛、麻木瘫痪之常用药。本品善通络散结消肿，又长于止痛，为伤科疗伤止痛之佳品。

3. 行气通经药

行气通经药即是理气药，凡跌打损伤常有血瘀气滞之症，故用行血散瘀、行气通经的药十分重要，既要行气又要行血，行气应根据气郁、气滞、气结三种情况辨证施治。凡阻滞人体气血正常畅流，以致发生经络疼痛痉挛、麻木等症，必先行气而通经，经脉方得以畅流使诸症消除。气血郁结凝滞，可分虚、实两种大类，虚者，补中以调气行血通经为主；实者，以通行攻破中顾正气为主；虚实相兼者，则用行气而兼补之剂。骨伤常用行气通经药在临床上虽多用于实证，但亦应根据气血虚实辨证施治，方不致误。

甘 松

性味、归经：甘、温。入脾、肾经。

功能及主治：行气，止痛，利湿，消肿。主治寒结气郁，麻木不仁，筋挛脾虚。此药多用于外敷，对于陈旧性损伤及风湿疼痛有显著疗效。

松 节

性味与归经：苦，温。入肝、脾、肾经。

功能及主治：祛风燥湿。主治关节酸痛，风湿痹痛。

临床配伍：与桑枝、木香、秦艽、川芎、当归、千年健配伍，打粉外敷，用于治疗陈旧性韧带损伤、酸胀疼痛。

乳 香

性味与归经，苦、辛，温。入心、肝、脾经。

功能及主治；行气活血，祛瘀镇痛，生肌。主治伤后瘀滞胀痛。

临床配伍：与没药、川芎、牡丹皮、赤芍、白芷、生地黄配伍，打粉外敷，用于治疗损伤后红肿烧痛症。

没 药

性味与归经：苦、平。入肝经。

功能及主治：祛瘀，散结，消肿，镇痛，化腐生肌。主治一切跌打损伤，寒湿痹痛。

临床常将乳香、没药配合使用，二药共奏散瘀、消肿、止痛之功效。该药也是祛瘀生新的要药。

香附（香草根）

性味与归经：辛、苦，温。入肝经。

功能及主治：理气，止痛。主治胸腹损伤胀痛，月经不调。

云木香（广木香）

性味与归经：辛、苦，温。入肝、脾、肺经。

功能及主治：行气，止痛，健脾，消食。主治伤后气血瘀滞作痛。

临床配伍：与木瓜、白术、砂仁、茯苓、厚朴花、香附、槟榔、芡实配伍，用于治疗损伤气窜，胸腹胀痛。

青木香

性味与归经：辛、苦，寒。入肝、胃二经。

功能及主治：行气止痛。主治气滞肿痛诸症。

临床配伍：与白芷、茯苓、木通、乳香配伍，打粉外敷，治伤后胀痛；配乳香、白芷、海桐皮、地龙配伍，打粉外敷，用于治疗肌肉疼痛。青木香、广木香均能行气止痛。广木香内服，理气止痛强；青木香外用，消肿止痛强。木香（广木香）似行内脏之气，青木香似行肌肤之气。

檀 香

性味与归经：辛，温。入脾、胃、肺经。

功能及主治：理气温中，止痛散寒。主治慢性劳损，关节冷痛。

临床配伍：与麝香、丁香、细辛、广木香配伍，共研细末，加入黑膏药内，能散风寒湿，镇痛；与细辛、麻黄、独活、南星、海桐皮、肉桂配伍，用于治疗陈旧性损伤肌肉冷痛发僵，功能障碍。

4.接骨续筋药

凡能续接筋骨折伤，促进骨折与骨伤的愈合，以恢复其正常功能的药物为接骨续筋药。

骨折与伤筋都是组织受到了破损，要使破损组织恢复其完整，除机体本身生长修补外，还须药物给予一定的辅助，增进其修补作用。如给机体补充一定的钙质、胶质、营养以增进骨折的修复或通过行气活血，散瘀滞，祛外邪，给组织的愈合扫除障碍及创造一定的条件。又因凡伤则虚，久伤成劳，筋伤骨折对整体有很大影响，因而治疗应与整体治疗相结合。故接骨续筋，又离不开调补气血、阴阳、固精强肾之药，必须根据临床病情，配合其他药物进行施治。

自然铜

性味与归经：辛、酸，平。入肝、肾经。

功能及主治：散瘀，接骨。主治骨折，伤后瘀血肿痛。

临床配伍：与白及、乳香、没药、合欢皮、土鳖虫、儿茶、当归配伍，打粉外敷，用于治疗骨折愈合缓慢的患者；当关节部位骨折时，不宜使用此药。对于自然铜的炮制方法，郑氏深有体会。按照他的自然铜炮制方法制作的内服药，药物不良反应发生率要低，关于该药的特殊炮制方法将在后面的章节中阐述。

螃蟹（蟹粉）

性味与归经：咸、寒。入肝、肺、肾经。

功能及主治：通经散瘀，续筋接骨。主治骨折，韧带损伤。

临床配伍：与白及、黄柏、大黄、血余炭配伍，外敷，用于治疗疲劳性骨膜炎，骨折。

骨碎补

性味与归经：苦、微、甘，温。入肝、肾经。

功能及主治：活血镇痛，强筋壮骨。主治骨折，骨膜炎，韧带损伤。

临床配伍：与儿茶、血竭、白及、竹七、黄芪配伍，打粉外敷，常用于治疗骨折迟缓愈合。

合欢皮

性味与归经：甘、平。入心、脾、肝经。

功能及主治：续筋接骨，安神镇静。主治筋伤，骨折，脑外伤。

临床配伍：与血竭、延胡索、白及、续断配伍，打粉外敷，用于治疗关节韧带损伤，血肿不散的疼痛；与海桐皮、月季花、鸡血藤、白芍药、川芎、当归配伍内服，治疗气血不足，筋骨疼痛症；与骨碎补、鳖甲、五加皮、首乌、当归、丹参配伍，做丸剂内服，治疗骨折后骨痂生长缓慢，局部时肿时痛。

甜瓜子

性味与归经：苦，寒，有毒。入胃经。

功能及主治：续筋，接骨。主治骨折。

临床配伍：与土鳖虫、赤芍、自然铜配伍，用于治疗各型骨折。

龙　骨

性味与归经：甘、涩，微寒。入肝、胆、心、肾经。

功能及主治：固涩、益肾、接骨、镇痛。主治夜梦自惊，不生骨痂。

临床配伍：与螃蟹、自然铜、骨碎补、当归、白及配伍，外敷，用于治疗骨折不愈；与骨碎补、白及、儿茶、首乌、茯苓、三七，打粉外敷，治骨质脱钙。

脆　蛇

性味与归经：辛、咸，平，有小毒。入肝、脾、肾经。

功能及主治：消肿止痛，接骨续筋。主治骨折，伤筋。

临床配伍：与骨碎补、红花、当归、赤芍、没药、合欢皮配伍，能加快骨折愈合进程。

接骨木（续骨木）

性味与归经：苦，平。入肝、肾经。

功能及主治：理气祛瘀，续筋接骨。主治各种筋骨伤痛。

临床配伍：与甜瓜子、白及、合欢皮、骨碎补、没药配伍，用于治疗各种骨折。

土鳖虫

性味与归经：咸，寒，有小毒。入肝经。

功能及主治：活血散瘀，续筋骨。主治韧带扭伤，骨折脱位。

临床配伍：与当归、黄芪、川芎、南星、丁香、海桐皮、萆薢、穿山甲配伍，打粉外敷，治疗手腕及踝关节骨伤后遗症，肿痛发硬症。

大象皮

性味与归经：甘、咸，温。入肝、脾经。

功能及主治：止血，镇痛，收敛，生肌。主治肌肉韧带损伤，出血不止症。

临床配伍：与续断，土鳖虫、大黄、黄柏、血竭，打粉外敷，治疗筋伤折断。

杜　仲

性味与归经：辛、甘，温。入肝、肾经。

功能及主治：补肝肾，强筋骨。主治筋伤乏力，腰膝软痛。

临床配伍：与海藻、土鳖虫、血竭、南星、川乌、草乌配伍，打粉外敷，治肌腱伤后肿硬，疼痛，尤对跟腱损伤疗效甚佳。

白　及

性味与归经：苦，平。入肺经。

功能及主治：止血，生肌，强筋，健骨。主治骨折，韧带损伤。

临床配伍：与合欢皮、自然铜、骨碎补、续断配伍，用于治疗骨折后期骨痂生长慢者。

续断（川续断、川断）

性味与归经：苦，微温。入肝、肾经。

功能及主治：补肝肾，强筋骨。主治关节、韧带损伤软弱无力，肌肉萎缩。

伸筋草

性味与归经：辛、苦，温。入肝、肾二经。

功能及主治：利关节，祛风湿。主治损伤后关节屈伸不利，风湿痹痛。

附：舒筋草

性味与归经：微甘，温。入肝、肾经

功能及主治：舒筋活血。用于治疗风湿关节痛，跌打损伤，筋骨疼痛等症。

临床配伍：单用力弱，常与伸筋草合用，则通经络、祛风湿力强。

紫荆皮

性味与归经：苦，寒。入肝、心包经。

功能及主治：行气血，通经络，续筋强筋。主治肌肉韧带损伤，气血瘀痛。

5.强筋壮骨药

凡能补益脾、肝、肾，强壮筋骨的药物均称为"强筋壮骨药"，此类药属补药之一。

古云"脾主肌，肝主筋，肾主骨"，说明要筋强骨壮，必须先从健脾、补肝、强肾着手。肌肉瘦弱、四肢无力等，是由于脾虚，脾为后天之母，主水谷运化、统血，因而在治疗伤科疾病时，健脾十分重要。

《素问》云："肝气衰，筋不能动。"说明肝脏与筋及其运动有着密切的联系，故在肝气虚时，临床上常见筋骨酸痛、筋挛拘急等症状，都是肝与筋的病变，故强筋。

骨和髓的生长发育都和肾脏有一定的关系，如由肾气不足而产生的腰酸骨痛、肢体无力等，必须以滋肾养阴或补肾壮火为主。另外，肾脏虚弱往往引起其他脏腑生病，所以古人称肾为"先天之本""性命之根"就是这个道理。

综上所述，治疗骨伤应从养肝、脾、肾三脏着手。

甘　草

性味与归经：甘，平（炙后微温）。入十二经。

功能及主治：清热解毒，调和诸药，通利血脉，强筋壮骨。主治肌肉无力，韧带松弛。

临床配伍：甘草在治疗疾病的过程中起到重要作用，这里不再阐述。

龟　板

性味与归经：咸、寒，平。入肝、脾、肾经。

功能及主治：补阴益血，止血，续筋。主治伤后筋骨虚弱，四肢劳倦，骨蒸劳热。

临床配伍：与牡蛎、白及、生地黄、知母、黄柏（炒）、牡丹皮、地骨皮配伍，粉碎加蜜做丸剂，用于治疗骨蒸劳热，骨折不愈而局部发烧的患者。

千年健

性味与归经：苦、辛、微甘，温。入肝、肾经。

功能及主治：强筋壮骨，通经络，祛风湿。主治陈旧性损伤，关节酸痛等症。

临床配伍：与细辛、川芎、木瓜、海桐皮、官桂配伍，打粉外敷，用于治疗各关节寒湿性疼痛；与五加皮、松节、石楠叶、羌活、独活、秦艽、当归配伍，用于治疗各关节风湿酸痛，软弱无力等症。

补骨脂

性味与归经：辛，温。入肾、脾、心包经。

功能及主治：补肾助阳。

临床配伍：与胡桃肉、巴戟、龙骨、龟板、狗肾、海马、安息香（壮阳丸）

配伍，用于治疗劳损，腰膝酸痛症。

远　志

性味与归经：苦、辛，温。入心、肾经。

功能及主治：补心肾，强筋骨。主治神志不安，失眠多梦，筋痿骨软症。

临床配伍：与续断、甘草、土鳖虫、牛膝、松节配伍，用于治疗关节韧带松弛。

鳖　甲

性味与归经；咸，寒。入肝、脾、肾经。

功能及主治：滋阴潜阳，软坚散结。

主治：损伤瘀血，肿痛，骨蒸劳热。

临床配伍：与龟板、阿胶、合欢皮、白芍、制首乌配伍，煎服，用于治疗损伤后失眠，筋骨软痛。

狗　脊

性味与归经：苦、甘，温。入肝、肾经。

功能及主治：逐风除湿，强筋壮骨。主治脊柱骨折，腰背疼痛。

临床配伍：与续断、骨碎补、龙骨、牛膝、乳香、红花、白术配伍，用于治疗腰椎损伤，屈伸不利等症。

山茱萸

性味与归经：酸、涩，微温。入肝、肾经。

功能及主治：补肝肾，强筋健骨。用于陈旧性损伤，腰膝酸痛。本品入于肝肾，甘可补虚，润而不燥，补而不峻，微温不热。其补益肝肾，长于益阴精，又能温肾阳，不论肾阴虚、肾阳虚或肝肾不足之证，均为要药。

临床配伍：常与温里助阳药肉桂、附子等配伍，治疗肾阳不足，腰酸畏冷，气怯神疲者，如《景岳全书》右归饮；治真阴虚，肾水不足，眩晕耳鸣，口燥盗汗等，其与滋阴降火之龟甲配伍，或再加入地骨皮、女贞子等药，如《景岳全书》左归饮；治肾阴不足之遗精，常配伍滋阴固肾之品，如熟地黄、枸杞子、山药等；治肾阳不足，阳痿、遗精、滑精者，常与温肾固涩之补骨脂等同用，如《扶寿精方》草还丹；治肾虚膀胱失约之遗尿、尿频，多与补肾收敛之覆盆子、金樱子、桑螵蛸等同用。

巴戟天

性味与归经：辛、甘，微温。入肾经。

功能及主治：祛风湿，强筋骨。主治腰膝酸软疼痛。

锁　阳

性味与归经：甘，温。入肾经。

功能及主治：补肾壮阳，润燥养筋。主治腰肌劳损，膝软乏力。

牡　蛎

性味与归经：咸，平、微寒。入肝、胆、肾经。

功能及主治：潜阳固精，清热化痰。主治腰膝痿软，骨蒸虚损。

6.补气血药

凡能补益人体气血之不足，以治疗各种气血虚弱的药物为补气血药，又称补益药。

阴虚与阳虚，气虚与血虚，有着互相依存的关系，因而补养药的使用，补气、补血、滋阴、助阳都应配合应用。

临床应用此类药，应注意整体疗法与局部疗法相结合。如局部损伤久难愈合，常因局部血液供应不足，用药时除局部外敷治疗外，又应注意全身疗法。其由于全身气血虚弱，造成损伤不愈合者，除局部治疗外，辅以内服补益剂。如因气血虚弱而引起的筋肉关节疼痛，应内服补气血药以治本。同时局部亦给以药物治疗，标本兼治。

人　参

性味与归经：甘、微苦，微温。入肝、脾经。

功能及主治：大补元气，益智安神。主治补气，健脾胃，促进新陈代谢。

临床配伍：人参附子汤（《世医得效方》）治气血暴脱，创伤失血性休克。

黄　芪

性味与归经：甘，温。入肺、脾二经。

功能及主治：补气固表，助气壮筋骨，提脓生肌。主治表虚自汗，脾虚泄泻，阳虚血脱，水肿，血痹等。

临床配伍：补中益气汤（李东垣方）黄芪、人参、甘草、当归、橘皮、升麻、柴胡、白术、生姜、红枣，治气虚血弱。伤科常用此药研末外敷，有生气活血的效能，对陈旧性损伤，局部因气虚而久烧不退，皮肤干燥无光泽者，用之每奏良效。

白 术

性味与归经：苦、甘，温。入脾、胃经。

功能及主治：补脾益气，燥湿利水，和中补阳。主治风湿痹痛，陈旧性腰膝关节损伤，脾虚泄泻。

临床配伍：与威灵仙、防己、桑枝配伍，用于治疗关节疼痛。

当 归

性味与归经：甘、辛，温。入心、脾、肝经。

功能及主治：补血，活血，生肌，润燥滑肠。主治气血虚弱，跌打损伤，风湿关节痛，月经不调等症。传统认为当归尾的活血化瘀作用强于当归。

临床配伍：与黄芪配伍，用于补气生血；与牵牛子、大黄，行血破瘀。

丹 参

性味与归经：苦、微寒。入心、肝经。

功能及主治：活血通经，破瘀生新，排脓生肌。主治损伤瘀积，月经不调。

临床配伍；与当归、乳香、没药配伍，用药泡酒服，治气血阻滞，疼痛。此药入血分，可散瘀血和消肿，破癥瘕，外利关节。

紫河车

性味与归经：咸，寒。入肝、肾经。

功能及主治：益气，补血，补精。主治骨蒸盗汗，软骨损伤，劳伤虚损，久伤不愈。

临床配伍；与白及、合欢皮、骨碎补、续断、千年健配伍，外敷，能生肌，增加胶质。此药大补气血，能促使损伤愈合，尤其对软骨损伤。

鸡血藤

性味与归经：甘，平、微温。入肝、肾经。

功能及主治：补血，活血，散瘀滞，通经活络。主治损伤性瘀血，风湿痹痛。

何首乌

性味与归经：苦、甘、涩，温。入肝、肾经。

功能及主治：补肝肾，壮筋骨，养阴，益气血，乌须发。主治腰膝酸痛，阴虚血枯，遗精带下。

附：夜交藤

夜交藤系何首乌之藤茎。养经络，宁心神，治血虚失眠。

淫羊藿

性味与归经：辛，温。归肝、肾经。

功能及主治：补肾壮阳，强筋健骨，祛风除湿。主治肾阳不足和风湿痹痛。

临床应用：常与巴戟天、肉苁蓉等配伍，内服，根治骨伤患者因肾阳不足所致阳痿、遗精、尿频、腰膝冷痛等症；常与威灵仙、川芎、杜仲、巴戟天、桑寄生等配伍，用于治疗风湿痹痛，四肢麻木，拘挛，筋骨酸软等症。

7. 祛寒药

凡药性温热、辛散，能温里及祛除寒邪一类的药物，称之祛寒药。

《内经》云："寒者热之……"说明逐寒药属温热药。

骨科祛寒治疗方法有：①祛肌肉、经络之寒：在临床上常见于久伤患者局部很难愈合，畏寒怕冷，气温下降时损伤疼痛加重，久睡不暖，即是伤后多寒湿侵入所致；②除关节筋骨寒瘀：由于经常露天作业，而交寒引起关节冷痛，酸胀剧烈，筋肉不活，血流不畅，关节不灵，筋骨冷痛，每遇天冷阴寒，则症状显著加重；③除胃寒疼痛：由于饮食生冷或受寒湿所致，其他脏腑虚寒或及寒邪侵入，也可用温里药物温之，而温里药物往往兼有温脾胃之功效。

肉 桂

性味与归经：辛、甘，大热，有小毒。入肝、肾经。

功能及主治：补命门之火，祛痼冷沉寒。主治肾阳不足，关节冷痛。

临床配伍：与松节、灵仙配伍，能疏通经络之寒凝；与细辛、丁香配伍，能解肌表，祛骨间之寒，暖筋骨。

丁香（公丁香）

性味与归经：辛，温，有特异芳香峻烈味。入肺、脾、胃、肾经。

功能及主治：温中降逆，散寒止痛。主治腰膝冷痛，胃脘寒痛。

临床配伍：与檀香、木香、牛膝、白芷配伍，治疗肌肉酸胀，腰膝冷痛。

麻 黄

性味与归经：辛、苦，温。入心、肺、膀胱、大肠经。

功能及主治：温经散寒，平喘利水，破寒凝坚聚。主治肌肉不仁，关节冷积，屈伸不利。

临床配伍：与防风、白术、川乌、草乌、附子、苏叶，用于治疗风湿性关节痛。

细　辛

性味与归经：辛，温，芳香。入心、肝、肺、肾经。

功能及主治：祛风散寒，温经络，行水气。主治损伤引起水肿，风湿痹痛，关节不利症。

临床配伍：与陈艾、松节、川芎、羌活、五灵脂、威灵仙、官桂配伍，外敷，用于治疗关节冷痛，可暖筋骨、祛寒湿、舒经活络，是发散风寒、散寒止痛的要药。

陈　艾

性味与归经：苦、微温。入肝、脾、肾经。

功能及主治：行气血，祛寒湿，暖筋骨。主治胃脘寒痛，筋骨冷痛症。

临床配伍：与陈皮、牛膝、紫苏、甘松、松节、山奈、续断，煎水熏洗，用于治疗长期关节冷痛症。

白豆蔻

性味与归经：辛温、芳香。入大肠、脾、胃经。

功能及主治：行气暖胃，祛寒燥湿。主治胃脘寒湿气痛，冷痛。

砂　仁

性味与归经：辛，温。入脾、胃、肾经。

功能及主治：和中行气，散寒。主治胃、腹冷痛。

花　椒

性味与归经：辛，热，有小毒。归脾、胃、肾经。

功能及主治：温中，散寒，止痛，杀虫。主治跌打损伤中后期，外感风寒湿痹，麻木疼痛，关节冷痛等症。

临床配伍：常与干姜、人参、饴糖等配伍，用治疗跌打损伤患者因脾胃虚寒所致中腹冷痛、呕吐、泄泻等症；与苍术、厚朴、陈皮等配伍内服，可治寒湿泄泻；与羌活、威灵仙、川乌等配伍外用，治疗跌打损伤中后期，外感风寒湿痹，麻木疼痛，关节冷痛等症。

8. 祛风湿药

凡具有逐风胜湿作用，治疗风寒湿痹之药物均为祛风湿药。

风寒湿痹经常发于各肌肉、经络、关节、筋骨或整个肢体。此病顽固复杂，因而治疗也应从多方面着手，着重固肝肾、强筋骨，同时兼顾祛风、除湿、散寒及活络、行痹、解痉、止痛等。此类药适宜于风寒湿痹、肢体疼痛、麻木不仁、经络拘急、筋骨沉重、步履困难、风寒畏冷等症。

在临床应用时，应根据病情做适宜配伍。若病邪在肌表，宜配合解表药；若病邪深入经络，宜与活血通经药同用；入筋骨者，宜与固肝肾药配合；气血虚者，应与补气血药配合；若风湿入膝者，可做酒剂或丸剂常服。

白 芷

性味与归经：辛，温。入肺、胃、大肠经。

功能及主治：祛风，燥湿，止痛，排脓。主治伤后烧痛，头面伤痛。

临床配伍：与祛风止痛药同用，如《和剂局方》川芎茶调散以之与防风、细辛、川芎等配伍。若风寒湿痹，关节疼痛，屈伸不利者，可与祛风散寒、除湿止痛的苍术、草乌、川芎等药同用。

防 风

性味与归经：辛、甘，温。入肺、肝、膀胱、脾、胃经。

功能及主治：祛风胜湿。主治风湿疼痛，背痛项强，四肢挛急。

临床配伍：治疗风寒湿痹，肢节疼痛、筋脉挛急者，常配伍祛风湿、止痹痛之品，如《医学心悟》蠲痹汤以之与羌活、独活、桂枝、姜黄等药同用。若风寒湿邪郁而化热，关节红肿热痛之湿热痹者，可与清热除湿、通经活络的薏苡仁、地龙等药同用。

羌 活

性味与归经：辛、苦，温。入膀胱、肝、肾经。

功能及主治：暖筋骨，透肌表之风。主治全身关节风湿痹痛。

临床配伍：与防风、独活、川芎、威灵仙、海桐皮配伍，用于治疗肩关节周围炎。此药以祛风为主，常用于上肢。

独　活

性味与归经：辛、苦，温。入肝、肾经。

功能及主治：祛风除湿，舒经活络，散寒止痛。主治风湿头痛，腰膝酸楚。

临床配伍：与羌活、松节配伍，用酒送服，用于治疗风湿关节痛。羌活力猛，善攻，透肌表风邪，能通达全身；独活力缓善行，是除风燥湿的要药，还有强筋健骨之功。羌活、独活常配合便用，逐风除湿散寒力强，是治疗痹证的要药。

五加皮

性味与归经：辛、苦，温。入肝、肾经。

功能及主治：祛风化湿，通经活络，强筋壮骨。主治风湿性腰背痛，四肢酸胀痛，皮间水肿胀满。

临床配伍：与独活、牛膝配伍，能祛风湿、补肝肾、强筋骨；常与熟地黄、龟甲、川牛膝等补肝肾、益精血之品同用，能温养肝肾，强健筋骨，用于肝肾不足，筋骨痿软，行走无力及小儿行迟等。

苍　术

性味与归经：辛、苦，温，芳香。入脾、胃经。

功能及主治：健脾，燥湿，祛风。主治风寒湿痹，足膝痿弱，湿阻泄泻。此药外用可解风寒之邪，内服能化湿浊之郁。

临床配伍：多与祛风湿药配伍，如与薏苡仁、独活等同用，治风湿痹痛；以本品与黄柏同用，治湿热下注之痿证。

威灵仙

性味与归经；苦，温。入膀胱经。

功能及主治：通经活络，祛风除湿。主治顽固痹痛风，关节屈伸不利，筋骨酸痛。

临床配伍：与秦艽、松节、当归、川芎、白芍、南星配伍，泡酒，外敷，用于治疗关节痛。

川　乌

性味与归经：辛，大热，有毒。入膀胱、三焦、肾、肝经。

功能及主治：祛风散寒，除湿镇痛，破寒积，止痛。主治风湿关节痛，寒疝腹痛，实邪积聚。

临床配伍：与川乌，草乌、官桂、麻黄、当归、甘草配伍，用于治疗风湿性关节肿痛；与制川乌、制草乌、秦艽、防风、细辛、附子、当归、白芍、川芎、桂心、茯苓、桑寄生、木瓜、紫荆皮配伍，泡酒，用于治疗风湿痹证，关节肌肉胀痛，手足麻木。

草 乌

性味与归经：辛，温，有毒。入膀胱、肝、肾经。

功能及主治：搜风胜湿，化顽痰，通经络，利关节。主治游走性关节痛，手足冷痛。川乌、草乌辛、大热。搜风胜湿，通行十二经。

临床配伍：本品能驱逐经络风寒，止痛作用甚强，性猛气锐，专行于内，祛骨内经络之疾。由于生品剧毒，内服使用川乌、草乌必须炮制。外敷刺激性强，易引起皮疹。内服多与补气、补血药同用，不能单独偏行。

附 子

性味与归经：辛、甘，大热，有毒。入脾、胃、三焦、肾经。

功能及主治：祛风寒湿邪，温肾壮阳，回阳救逆。主治四肢厥冷，关节拘挛酸痛。

临床配伍：本品气雄性悍，走而不守，能温经通络，逐经络中风寒湿邪，故有较强的散寒止痛作用。其与桂枝、白术、甘草同用，凡风寒湿痹周身骨节疼痛者均可用之，尤善治寒痹痛剧者。常与散寒止痛药物配伍，如与高良姜同用，治虚寒头痛；与行气止痛药物配伍，如与延胡索、木香等药同用，治疗寒凝气滞腹痛。

萆 薢

性味与归经：苦，平。入肝、肾经。

功能及主治：利水祛湿，强壮筋骨。主治腰膝痹痛，伤后关节肿痛，肌肉痉挛。

临床配伍：与地龙、乳香、土鳖虫、骨碎补、苍术、黄柏配伍，打粉外敷，用于治疗骨膜炎早期，局部烧痛症。

南 星

性味与归经：辛、苦，温。有大毒。入脾、肺、肝经。

功能及主治：搜风祛痰，燥湿通络，伤后瘀结肿痛。

临床配伍：与川乌、草乌、穿山甲、海桐皮、延胡索、白术配伍，打粉外敷，用于治疗陈旧性关节损伤功能障碍；与川乌、草乌配伍，用酒调敷，用于治疗跟腱损伤后发硬；用醋调敷，用于治疗跟骨硬伤。

海桐皮

性味与归经：苦，平。入肝、肾经。

功能及主治：祛风湿，通经络。主治腰膝疼痛，关节肿胀，筋骨痉挛。海桐皮能引药达病灶。

临床配伍：与萆薢合用，用于治疗风湿酸胀效果尤佳。

木瓜（皱皮木瓜）

性味与归经：酸、涩，温。入脾、胃、肝、肾经。

功能及主治：祛湿热，利筋骨，消水肿。主治腰膝酸重，筋软足痿，关节伸屈不利，肌肉痉挛。

临床配伍：与南星、陈艾、茴香配伍，煎水熏洗，治双足转筋。

藁　本

性味与归经：辛，温。入膀胱经。

功能及主治：散风寒湿邪。主治头痛，颈部强直，关节寒湿肿痛。

临床配伍：与羌活、独活、防风、千年健、细辛、川芎、萆薢、当归尾配伍，熏洗或打粉外敷，善于治疗游走性关节疼痛。

秦　艽

性味与归经：苦、辛，平。入肝，胆、胃、大肠经。

功能及主治：祛风寒湿，舒筋活血，消肿止痛。主治风湿痹痛，肢节冷痛，腰部寒湿疼痛。

临床配伍：与五加皮、续断、五味子、山茱萸、茯神、千年健、当归，煎煮内服，用于治疗体弱无力筋骨疼痛。

天　麻

性味与归经：辛，温。入肝经。

功能及主治：息风镇痉。主治头晕目眩，头脑损伤后遗症。

鹿衔草

性味与归经：甘、苦，温。归肝、肾经。

功能及主治：祛风湿，补肾，止血。主治风湿关节痛，筋骨酸软和肾虚腰痛和骨质增生而引起的疼痛等症。

临床配伍：可与羌活、老鹳草、虎杖等配伍，内服，用于治疗风湿关节痛，筋骨酸软等症，有祛风湿强筋骨的作用；可与熟地黄、破故纸、菟丝子、鸡血藤、淫羊藿、续断等配伍，用于治疗肾虚腰痛和骨质增生而引起的疼痛、关节痛等。

香 通

性味与归经：辛，温。肝、脾经。

功能及主治：温中止痛，辟秽和中，祛风除湿。主治胃脘疼痛，风湿痹痛，皮肤瘙痒等症。

临床配伍：单用，或与川芎、大血藤、藁本配伍，用于治疗风湿，跌打损伤，筋骨疼痛。

9. 利水渗湿药

利湿药即是渗湿利水药。水与湿在其性质上无甚区别，都是由于水分蓄积于体内所致。骨科临床常用于以下几个方面：

①利湿健脾：脾主湿，受湿则不健，而脾又主运化水谷，脾不健则使体内水分积滞，水谷不化。故治疗水湿之偏虚者，常以健脾药为主。骨科使用此类药是内、外联合运用。排除运动组织损伤后之渗出物。与活血散瘀药配伍，可以促进机体组织的吸收水湿作用。

②除湿排毒：湿滞水积，生热化毒，此类药即可除湿清热，每与清热解毒药配伍，其效更快。

茯 苓

性味与归经：甘、淡，平。入心、肺、肾、脾、胃经。

功能及主治：益脾利窍，除湿利水。主治脾虚泄泻，关节水肿，强筋壮骨。

临床配伍：与木通、苍术、土茯苓、黄柏配伍，用于治疗创伤性关节肿胀。

防 己

性味与归经：辛、苦，大寒。入膀胱经。

功能及主治：祛风利水，清热消肿。主治水肿。

临床配伍：与茯苓、萆薢、川芎、木通、独活配伍，水煎熏洗，主治伤后水肿；与半夏、泽兰、羌活、川芎、黄芪、木香配伍，打粉外敷，用于治疗关节伤后水肿症；与茯苓、白及、骨碎补，治关节囊水肿。

泽 泻

性味与归经：甘，寒。入肾、膀胱经。

功能及主治：利水渗湿，泻热。主治湿热水肿，肢体关节烧痛，腹胀，小便短黄。

临床配伍：与木通、桑枝、茯苓、防己、牡丹皮、川红花、五灵脂配伍，打粉外敷，用于治疗伤后患肢肿胀；与防己、茯苓、五灵脂、牡丹皮，打粉外敷，用于治疗损伤后关节肿胀。

木 通

性味与归经：苦，寒。入心、肺、小肠、膀胱经。

功能及主治：通经利窍，清热利水。主治损伤瘀积，关节湿滞，排脓止痛。

临床配伍：与苍术、黄柏、白芷、防己配伍，打粉外敷，可祛湿热肿胀。

地肤子

性味与归经：甘、苦，寒。入肾、膀胱经。

功能及主治：除湿热，利水，止痒。主治皮肤湿热，过敏性皮炎。

临床配伍：与防己、木通、茯苓配伍，煎水熏洗，治疗下肢肿胀；与黄柏、牡丹皮、苍术配伍，用于治疗关节无名肿毒，红肿发痒。在外敷药中，加地肤子，可以预防皮肤过敏，这是郑氏常用方法。

10. 芳香开窍药

凡气味芳香，具有开窍清神避秽、走窜、解毒功能，用以治疗神志昏迷、通经活络、镇痛的药物称为"芳香开窍药"。

主要用于卒然的神志昏厥，或由于火热急闭、重伤惊吓、风痰壅塞或气滞郁结、口噤等，借其香窜之力，以开窍急救，待其苏醒后，再随症加减；也可用于局部，以达通经活络、开窍和镇痛之目的。

麝 香

性味与归经：辛，温。入十二经。

功能及主治：开窍镇痉，活血消肿。主治跌仆损伤，祛风定痛，风寒湿痹。

临床配伍：与檀香、丁香、木香配伍，打粉加于膏药内或外敷药内，主散寒止痛；单用，对疮疡痊愈有奇效。

樟 脑

性味与归经：辛，热。入心、肝、肺、胃经。

功能及主治：通关窍，利滞气，杀虫，避秽。主治风热痛，湿毒疮疡，肌肤损伤烧痛。此药有刺激作用，可行血，具消肿止痛之功效。

冰 片

性味与归经：辛、苦，微寒。入心、肺、肝经。

功能及主治：通窍散火，明目止痛。主治湿热积聚，热病昏迷，痈疮疡毒，中风口噤。此药苦寒，能散火郁，辛香走窜，通诸窍。

薄 荷

性味与归经：辛，温，有特异芳香味。入心、肝、肺经。

功能及主治：散风通热，解郁疏气，通经镇痛。主治损伤疼痛，痈疮热毒。

11. 软筋化坚药

凡能使硬化的筋肉或软组织软化所用的药物，称为"软筋药"；凡能破散癥痕结块的药物称为"化坚药"。

软筋化坚是正骨治疗中常用的疗法，两者在病理上，有着密切的联系，凡软组织伤后都会伴有出血，瘀血痰湿积聚不散，不及时治疗，局部就会发硬，这是由于瘀块硬化的缘故。时间越长，瘀块就愈坚硬，使局部筋肉弹力消失；若硬化发生在关节周围，可引起关节功能丧失而强直。

昆 布

性味与归经：咸，寒。入肝、胃、肾经。

功能及主治：软坚散结。

临床配伍：与海桐皮、木香、穿山甲、白蔹配伍，用于治疗膝关节半月板囊肿有一定疗效。

海 藻

性味与归经：咸，寒。入肝、胃、肾经。

功能及主治：泻热，软坚散结。主治伤后组织发硬，腱鞘炎。

临床配伍：海藻与昆布咸、寒，两者相须配伍，软坚化结，祛瘀化痰；与橘核、荔枝核配伍，其软坚力更强；与白蔹、穿山甲配伍，其化瘀作用显著。

穿山甲

性味与归经：咸，微寒，有毒。入肝、胃二经。

功能及主治：散瘀，祛风，通经络，消肿。主治风湿痹痛，筋骨拘挛。

临床配伍：透经解挛汤（《疡疮机要》方）中与穿山甲、羌活、防风、当归、荆芥、甘草、红花、苏木、蝉蜕、天麻、白芷、连翘、川芎配伍，用于治疗骨节疼痛。穿山甲性善走窜，穿透力强，引药达深部。

生半夏

性味与归经：辛，温，有毒。入脾、胃经，

功能及主治：燥湿化痰，软坚散结。主治伤后组织肿胀，发硬，瘀血凝聚。

临床配伍：与生南星，生川乌、生草乌、穿山甲配伍，用于治疗跟骨骨质增生。生半夏具有燥湿化痰的作用，故伤科外用能治疗关节伤合并关节囊或滑囊炎肿胀，疗效甚佳。

12. 泻下通便药

凡能引起腹泻或润滑大肠，促使排便的药物称"泻下药"。伤科用之通常有三个目的：一为清除肠内宿食干结的大便及其他有害物质，使从大便排出；二为清热泻火，使实热壅滞缓解；三与行血破瘀药配伍，治疗跌打损伤，瘀血蓄结，可使瘀血化散与排除。

泻下药分缓下和峻下两种，缓下药多系植物种子或果仁，富有油脂能润燥滑肠以排便，最宜年老津枯或亡血患者，久病无力型的习惯性便秘者；攻下药力猛，攻逐力大，可以泻火清热，宜于因大肠火结而致大便燥结坚实者。其所用药物多具有苦寒性味；另外一类峻下药力更猛烈，能使邪毒异物从大便急剧排除，达到消除实结、胀满目的，其药物具有毒性，如巴豆等。

番泻叶

性味与归经：甘、苦，寒。入大肠经。

功能及主治：消积滞，通大便。主治伤后胸腹胀满，大便不通之症。本品临床上常用于急性损伤后因各种因素引起的大便秘结。

蜂　蜜

性味与归经：甘，平。入脾、胃、大肠经。

功能及主治：补中，润燥，润肠，止咳，解毒。主治肠结便秘，疮疡，烫火伤。蜂蜜为极好的润肠剂。在骨伤科外敷药的应用中，拌入少量蜂蜜，可润皮肤，调和诸药；也炼制，配制蜜丸，起到滋补和缓和药性的作用。

巴　豆

性味与归经：辛，热。有大毒。入胃、大肠经。

功能及主治：泻下，破积。主治寒积，便秘；外用治恶疮、疥、癣。此药有大毒，用时宜慎。内服时，必须炮制将油除尽，炮制成巴豆霜，方可入药。

二、郑氏伤科用药原则

在中医药理论指导下，郑氏针对骨伤患者的受伤原因、类别、受伤程度，并根据患者的性别、年龄、体质及受伤季节各异，选择出供患者使用的中药处方，并将中药用适宜的制药技术制成中药制剂，受到广大患者和运动员的好评。郑氏在长期的临床实践过程中，总结出了伤科药物应用必须遵从的一系列原则。

1. 用药必须根据中医理论辨证论治原则

在伤病已判断清楚之后，方可根据病情辨证下药。由于患者不同，伤情不同，伤势变化多端，节气不同，地区不同，辨证下药，灵活掌握。具体说，可根据患者体强或体弱，根据局部和整体的关系，根据单纯损伤、复合损伤，主症与合并症的变化等情况，在临床实践做相应地加减药味，临时配方，灵活配制。这样辨证处方，体现了中医药的特色，治疗效果显著。

2. 骨科用药先治肌肉红肿、后治骨伤原则

（1）在骨折复位后，应先应用活血散瘀的药以消肿、止痛，待肿痛减退，再施以接骨之类药物治疗，否则将直接影响治疗的效果。

（2）在治疗骨折伴有严重的筋肉损伤（软组织伤），或者骨折后未能及时整复，以至引起严重红肿时，对于这类骨折暂时采取简单固定。此期要着重治疗软组织伤，待肿胀减轻后，再尽快治疗骨伤。否则，会因软组织广泛破坏，渗出物大量瘀滞而给骨伤的整复固定带来难度，使关节发生功能障碍机率加大，增加患者康复难度。

3. 骨伤后期遵循先治外邪原则

骨折愈合的后期，多有酸胀的感觉，肿胀难消，实为外患者受邪（风、寒、

湿）所侵，若外邪不除，则主病难愈。若胀痛甚者，乃是寒湿所致，宜予去寒湿法治疗；若上下关节胀麻和酸，多为风湿所阻，宜予宣散风湿法治疗。

4. 关节周围骨折慎用接骨药原则

如果在骨折后，误用接骨药类药物后，将会出现肌肉硬化，关节僵直现象；在脱位时，不宜使用接骨类药物，否则在骨折愈后出现功能障碍。

5. 特殊与一般相结合原则

在治疗伤病的过程中，应遵循伤病需要，采用特殊与常规治疗相结合，以辨证加减药味为原则。

例如：在足跖侧及足跟底，因角质层粗厚，吸收药物差，使用一般药物疗效缓慢，所以除用一般治疗软组织的药物以外，还应加强药力，如南星、二乌等，必要时可加穿山甲引药入深部。

又如：在肌肤敏感性强的部位，如腋窝、腹股沟等部位，则药性不宜过强，宜加刺激性小的药，如地龙、海藻、儿茶等，既不起硬化作用，又能达到治疗目的。因此，在使用药物时，要掌握药物的辨证配伍原则。

6. 个性差别原则

治疗骨伤药中，应遵循个性（如患者的年龄、性别及体质）的差别原则。因为在治疗过程中，常多用破积、散瘀的药物，因此使用时应经常要谨慎用药。

7. 对症下药应遵循的原则

（1）凡新伤患者，不论严重与否，在局部必有程度不同的红肿、疼痛、灼热等现象。此时，临床应使用散瘀、退热、行气的药，如一号新伤药加大黄、黄芩，促使热退肿消，痛随之自然减轻。如局部红肿和灼热现象已退去，则不用加药，使用一号新伤药即可。

（2）凡骨折患者，为促使骨痂早日形成，可根据患者酌量增加钙质或胶质的药，如螃蟹、脆蛇、龙骨、白及、土鳖虫、鳔胶、儿茶等，必须在局部瘀散肿消之后使用。

（3）凡韧带伤者，宜先散瘀消肿，而后若有僵硬现象，再加海藻、地龙、儿茶、昆布、南星、白蔹、山豆根等软坚药；若有关节积液，则加木通、茯苓、蓖麻叶等利水药；若韧带松弛和软弱无力，可加远志、甘草、杜仲、续断、白及、五加皮、鱼鳔胶粉、紫河车等强筋药。

（4）凡软组织（肌肉、肌腱、筋膜）伤者，宜加通经活血、续筋药，如续断、木通、木香、土鳖虫、川芎、黄芪等，不宜用含有钙质的药物；凡陈旧性损伤，易为风湿所侵，宜加萆薢、羌活、海桐皮、千年健、防风、老鹳草等。

8. 其他应用原则

（1）内服制剂须严格遵守其禁忌事项。

（2）一般情况下，可同时给以局部治疗的外敷药和整体治疗的内服药，以加强其疗效，前提患者无伤科内服药禁忌症。

（3）开放性损伤或有皮疹水疱者，暂不宜用外敷药。

（4）孕妇、妇女月经期或某些慢性病者，要慎用伤科内服药。

（5）骨折后，患者常出现便秘，应采用内服通导丸、导益散等通便治疗。

（6）在伤病显著好转之后，可用膏药代替夹板，膏药在起到治疗作用的同时，还起着固定的作用。

（7）所有外敷药，常常要每日打开观察 1 次，更换敷药或重新加水和蜜水调制（或重新加醋调制）再敷。敷药前，根据伤情可适当用舒活酒做按摩。

三、郑氏伤科的常用制剂类型

中医方药可以制备成多种的剂型。为便于中医临床治疗，应根据药物的有效成分和病情而制成相应的制剂，同时也必须熟悉各种制剂的性能、制作方法、使用方法及适应范围。在当时的历史背景下，我们认同郑氏在中药制药方面有很高的造诣，有关药物制备将在后面专章中阐述。为了学习郑氏伤科中药体系，有必要先介绍郑氏常用的传统中药剂型。现分述于下：

1. 散剂

散剂系指饮片或提取物经粉碎、均匀混合制成的粉末状制剂，分为内服散剂和外用散剂。其优点是制备容易，使用方便，吸收快，奏效速，常用于新伤病或急性的病，也可用作局部外敷。内服可用茶汤、米饮、开水、黄酒送服。

2. 丸剂

丸剂系指饮片细粉或提取物加适宜的黏合剂或其他辅料制成的球形或类球形制剂，分为蜜丸、水蜜丸、水丸、糊丸、蜡丸和浓缩丸等。一般适宜慢性病、毒性大或芳香药物，其优点是易于贮藏，便于使用。郑氏伤科药物有蜜丸、水丸、糊丸、蜡丸四种。

（1）蜜丸：系指饮片细粉以蜂蜜为黏合剂制成的丸剂。其中每丸重量在 0.5g（含 0.5g）以上的称大蜜丸，每丸重量在 0.5g 以下的称小蜜丸。瓶装避潮，可长期备用，多用作补剂。

（2）水丸：系指饮片细粉以水（或根据制法用黄酒、醋、稀药汁、糖液等）为黏合剂制成的丸剂。制法：将配好的药末拌匀，用打簸箕筛摇，时而洒入适量的水，便逐渐形成大小不等的颗粒。反复数次就成为所需要大小的丸药，干燥即得。

（3）糊丸：系指饮片细粉以米粉、米糊或面糊等为黏合剂制成的丸剂。丸粒不宜过大，因干燥后质硬，不易吞服，且药消化极慢，溶散慢，不易刺激胃肠。制成后要充分晒干，贮藏于干燥密闭处，以免发霉。

（4）蜡丸：系指饮片细粉以蜂蜡为黏合剂制成的丸剂。其目的：具体一定防湿防蛀作用；有矫味作用，且剂型美观。

3. 酒剂

酒剂系指饮片颗粒用蒸馏酒提取制成的澄清液体制剂。适用于活血祛风、通经络、除痹止痛等方面。它能长久保存，易于服用。但素不饮酒者慎用。

4. 煎膏剂

煎膏剂系指饮片用水煎煮，取煎煮液浓缩，加炼蜜或糖（或转化糖）制成的半流体制剂。适宜于补剂及慢性病药剂。

5. 膏药

膏药系指饮片、食用植物油与红丹（铅丹）或宫粉（铅粉）炼制成膏料，摊涂于裱背材料上制成的供皮肤贴敷的外用制剂。前者称为"黑膏药"，后者称为"白膏药"。

外用膏剂分膏药与药膏，多用于局部的施治，其具体制法将在方剂膏药类详述。

6. 汤剂（煎剂）

汤剂是将药物与水或醋或酒煎汤，去渣取汁，共服为汤剂。煎剂与汤剂一样，只是煎煮时间要长点。它们的优点是内服后吸收快，疗效速，用途广。

7. 熏洗剂

熏洗剂系散剂另外的一种形式，指饮片经粉碎、均匀混合制成的粗颗粒状制剂，它是先将药物熬制成药液，利用热气对患部进行熏蒸后，在将患部浸入药液中温浸一定时间的制剂。它在郑氏伤科临床骨伤治疗中广泛使用，体现了郑氏中药外治特色，在临床中疗效突出。

8. 丹剂

丹剂没有一定剂型，分内服、外用两种。一般称限制服小剂量的丸散药剂为丹，外用多为矿物加工提炼而成。

9. 胶剂

胶剂系指动物皮、骨、甲或角用水煎取胶质，浓缩成稠胶状，经干燥后制成的固体块状内服制剂。多作补养药物。

郑氏临床使用的伤科药物中最常用的是前七种，其中外敷散剂最为普遍，使用时可灵活按病情需要加减药味，膏药一张一般可用 20 天，中途也可视病情、体质强弱进行辨证使用。内服药一般一次量在 3g 左右，日服 2～3 次。具体内容将在本书相关章节中叙述。

郑怀贤的学术继承人在总结前人经验的基础上，大力发扬郑氏伤科药物的用药体系，利用现代的制药技术，研制出片剂、合剂、硬胶囊剂、软膏剂、酊剂和橡胶膏剂的系列伤科药物，并成为伤科疾病临床的主要治疗药物，体现郑氏伤科特色。

四、郑氏伤科药物的使用方法

1. 郑氏中药外治法

郑氏伤科药物外治法有三种，即外敷法（如药粉调敷法，贴敷膏药）、搽药法（用药酒涂于局部便于做按摩）、熏洗法（将药物加水煮沸后，先用热气熏蒸患部，待药水温降至不烫伤皮肤时再浸洗伤部的一种方法）。

2. 郑氏中药内治法

郑氏中药内治法是以中医治疗八纲为理论基础，对症进行理、法、方、药。从任何损伤的表面上看，像是以血证为主，其实血与气是密不可分的。气为血帅，血随气行，气结则血凝，气迫则血走。在治疗上，必须将治血与理气，调阴与和阳兼顾起来。

川派中医药名家系列丛书

郑氏伤科常用处方

郑怀贤

广泛采用外敷药、内服药或熏洗药等治疗，是郑氏医伤科的一大特点。它是以中医理论为基础，通过治外兼治内，局部和整体兼顾原则，并经过大量的临床经验总结出来的伤科疗法，深受广大运动员和患者的好评。在骨伤临床用药前，郑氏都要考虑以下因素的影响，对药物进行随证加减的特色，体现了中医特色。

①由于患者不同，伤情不同，伤势变化情况，节气不同，地区不同，所以用药也应辨证下药，灵活掌握。具体说，可根据患者体强或体弱，根据局部和整体的关系，根据单纯损伤和合并症的变化等情况，在临床上相应地加减药味，临时配方，灵活配制。

②本书所用外敷药，除注明应特殊炮制者外，全部是原生药材饮片，经过烘、晒，使之水分散失，在药材烘干后，经过碾细即可备用。因此，以下各方剂中的药量，均是生药粉的重量（郑氏认为药材的干燥温度不宜过高，即大约70℃以下。他认为凉性药材经过高温烘制，药材的性质会发生改变，改变了中药的性质，比如新伤药在高温干燥的条件下，制成的散剂易起疹子，归结于制剂在加热干燥过程中，温度太高改变了中药性质。他认为此制备法与传统制备法存在区别）。

③凡外敷药制成粉末后，可分别装在瓶内，使用时可根据伤势变化，随证加减药物后，再行调配，体现了随证加减的原则。

④关于使用外敷出现的过敏处理。在外敷各种伤科药物时，有少数患者因皮肤过敏，引起局部皮疹、发痒；严重者，有红、肿、烧痛的现象，可外敷黄柏、甘草、地肤子，用凉开水调敷；若有水疱，用以上药粉涂搽，使之收水，待水尽，可用紫草油纱布包。

外敷药一般都将中药研成细末，用开水和蜂蜜，或根据病情用醋调制。一般可连敷两天，两天后再换药；两天内，敷药干燥，也可重新加水和蜜，或者加醋调制后，再敷。

凡用蟹粉（河蟹），可用生蟹代替。一般15g蟹粉可用一二个中等大小的活蟹代替，去大爪，捣碎，与药粉混合均匀外敷，疗效相同。

⑤方剂中的药量均为成人用量，儿童酌减，一般减到二分之一到三分之一，或四分之一。

一、外用药

（一）外敷新伤药

1. 一号新伤药

组成：黄柏、延胡索、大血藤、白芷、羌活、独活、木香、血竭。

作用：退烧，消肿，止痛。

主治：新伤局部疼痛，微肿，微烧，活动不能着力。

敷法：共研细末，用蜂蜜和开水调敷。根据患处大小适量调合，摊于油纸或纱布上，贴患处。药干燥后可重新再加蜜和水，再敷。一次药可敷 2 天。

2. 二号新伤药

组成：黄柏、大黄、羌活、独活、木香、木通、白芷、延胡索、红花、血竭（若无血竭可用苏木替代）、川芎、檀香、海桐皮、牛膝。（但郑氏在治疗新伤中常使用芙蓉花，没花时，可使用芙蓉叶，以使用新鲜品为佳。）

作用：消肿胀，散瘀，通经活血。

主治：受伤后一周左右局部发胀、发痛、微烧、微热或上肢受伤后下肢发冷（胀）。

敷法：同"一号新伤药"。

方解和应用：伤后局部炎性症状较为严重，经络不通，瘀血肿痛，胀痛，微烧。治法以活血、行气、通经络、消炎为主。该时期可用二号新伤药。在二号新伤药中大黄、红花、牛膝、川芎、芙蓉叶等可活血祛瘀，增强消除炎肿作用；海桐皮等可通经络，增强药效。

3. 三号新伤药

组成：官桂、丁香、檀香、木香、川芎、白芷、乳香、没药、血竭、续断、海桐皮、合欢皮、牛膝、大血藤、骨碎补、地肤子。

作用：通经络，止痛，有促进新陈代谢的功用。

敷法：同"一号新伤药"。

方解和应用：骨伤或者软组织伤在急性炎症期以后，局部若感受寒邪，或血流不畅，引起局部发硬、胀痛、肢端发冷。治法以活血、散瘀、行气、祛寒湿为主，可用三号新伤药。其中官桂、丁香和檀香，散寒，止痛；木香、川芎和白芷祛风理气；乳香、没药、牛膝和大血藤，通经络，散瘀血；续断、海桐皮、合欢皮、骨碎补促进组织修补。另外，地肤子可燥肌肤间湿气，防止皮肤过敏。

4. 四号新伤药

组成：黄柏、延胡索、红花、木香、大血藤、羌活、独活、没药、紫荆皮、骨碎补、千年健、当归、地肤子、儿茶。

作用：清热，止痛，通经活血。

主治：骨伤和软组织伤后局部烧痛，肿痛。

敷法：同"一号新伤药"。

方解和应用：伤后因局部出血及渗出物过多而壅塞急闭，瘀血积成热，致使局部烧痛，肿胀时，治法以通气、行血、消炎肿、止痛为主，可用四号新伤药。其中黄柏、元胡、红花、没药、当归、儿茶，主活血破瘀，清热，止痛。与二号新伤药所治的伤症相似，但受伤时间较久，烧的程度稍轻，还须兼顾正气。与三号新伤药比较，本药可治热证，而三号药则偏重治寒湿。

5. 五号新伤提骨药

组成：大黄、苏木、广木香、大葱白（适量，捣碎）。

作用：散瘀，提骨。

主治：小儿头骨和肋骨凹陷时常用。

敷法：同"一号新伤药"。

方解和应用：小儿头骨、肋骨跌损凹陷，且系新伤，瘀血肿胀时，可用五号新伤提骨药。

按：对新伤的患者，综观诸药性，新损伤都通过以散瘀、活血、消肿为主，而达到烧退、肿消痛止之目的。而所谓的提骨功能，是指具有一定帮助凹陷的头骨和肋骨回复作用，因为小儿本身就处在生长期，骨头恢复较快。

（二）外敷旧伤药

比较严重的关节韧带损伤，虽然经过及时治疗，局部的肿胀疼痛能很快消退，但韧带的修复是一个漫长的过程。在临床上，常见很多关节（如腰、膝、踝、肘、肩或颈等）韧带损伤十数日后，还有疼痛及功能障碍的现象。治这类病就要以逐寒湿、活血、强筋的药物来外治。

下面六个方剂，多用于较严重关节韧带损伤的恢复期，这段时期关节处瘀血聚结及风寒湿邪停滞，或因关节过早进行不适当的活动，引起韧带损伤修复缓慢并影响功能活动。

1. 一号旧伤药

组成：续断、土鳖虫、儿茶、檀香、木香、羌活、独活、大血藤、松节、乳香、白及、紫荆皮、官桂。

作用：逐寒，止痛，舒筋。

主治：各关节伤后经常酸痛，不能着力负重。

敷法：同"一号新伤药"。

方解和应用：受伤后一月以上，因风寒湿邪留于关节而致血气不通，筋肉拘挛，经常酸痛，不能着力者，可用一号旧伤药。其中檀香、官桂、羌活、独活、松节主逐风寒湿，舒筋；木香、大血藤、乳香主行气血，舒通经络；续断、土鳖虫、儿茶、紫荆皮、白及主要补助筋肉恢复能力，主要促使续筋、强筋。

2. 二号旧伤药

组成：黄芪、杜仲、海藻、续断、土鳖虫、血竭、红花、羌活、合欢皮、萆薢、儿茶、牛膝、松节、紫荆皮、官桂。

作用：散寒湿，止痛，强筋。

主治：各关节伤后怕冷，发硬，酸痛，软弱无力，负重更痛的患者。

敷法：同"一号新伤药"。

方解和应用：若因寒湿凝滞而引起痿软畏冷，或瘀血聚身、发硬，治法应以温散寒湿、软结化坚、强筋为主，可用二号旧伤药。其中官桂、萆薢、羌活、松节祛寒湿；血竭、红花、牛膝、儿茶散瘀活血；杜仲、海藻软坚散结；黄芪补气助阳；续断、土鳖虫、合欢皮、紫荆皮续筋、强筋。从病情程度上，二号药主治的临床症状重于一号药。

3. 三号旧伤药

组成：续断、龙骨、牛角炭、紫荆皮、萆薢、血竭、羌活、合欢皮、儿茶、白及、远志、自然铜、土鳖虫、骨碎补。

作用：强筋。

主治：各关节伤后的韧带松弛，不能支撑，发软，酸痛等症。

敷法：同"一号新伤药"。

方解和应用：伤后早期过多活动，致使韧带不坚强，松弛无力，缺乏弹性，酸痛。治法以强筋为主，可用三号旧伤药。其中以强筋的续断、龙骨、牛角炭、远志、骨碎补为主，配伍祛瘀、活血、强筋的土鳖虫、儿茶、血竭、自然铜，以及强筋、除风湿的紫荆皮、羌活、萆薢、合欢皮。牛角炭制法参见"五号接骨药"。

4. 四号旧伤药

组成：羌活、独活、白及、骨碎补、官桂、木香、牛膝、萆薢、海桐皮、自然铜、川芎、合欢皮、当归。

作用：散寒湿，止痛，活血，增强骨质。

主治：骨折后数月常感局部疼痛，天气变化时尤为酸胀，步行支持过久肿胀疼痛。

敷法：同"一号新伤药"。

方解和应用：骨折后期因寒湿未尽，数月局部疼痛，因天气变化时酸胀，劳累肿胀等。治法以散寒湿、祛风止痛、活血行瘀为主，用四号旧伤药。其中羌活、独活、官桂、萆薢、海桐皮祛风寒湿、除酸胀；白芷、牛膝、木香、川芎、当归调和气血；骨碎补、自然铜、合欢皮去瘀生新，增强骨质。

5. 五号旧伤药

组成：当归、川芎、土鳖虫、海桐皮、萆薢、黄芪、松节。

作用：补气血，通利关节，加强韧带。

主治：关节伤后因过度疲劳，关节长期软弱或肿胀。

敷法：同"一号新伤药"。

方解和应用：适用于年老体弱气血虚弱者，关节韧带损伤后恢复极其缓慢，呈现软弱、虚肿。治法以补气、活血、利关节为主，可用五号旧伤药。其中当归、黄芪、川芎活血生血补气；海桐皮、萆薢、松节祛风除湿，通经络；土鳖虫续筋、强筋。

6. 六号旧伤药

组成：羌活、独活、木通、木香、土鳖虫、续断、骨碎补、萆薢、千年健、血竭、白及、海桐皮、龙骨。

作用：强筋，活血，止痛。

主治：肌腱韧带伤，伤后无红肿时可用。

敷法：同"一号新伤药"。

方解和应用：旧伤无红肿，或新伤较轻数日后无红肿时，均可用六号旧伤药。此药性平和，肌肉损伤也可施用。在治疗后，新伤的红、肿、热的症状已消，关节韧带和肌肉损伤后恢复还需要一定的时间，此时，久伤后生湿、瘀血尚未散尽，通过强筋药物治疗，加速伤病的痊愈，治疗应以强筋、活血、止痛为主。选用土鳖虫、骨碎补、千年健、续断、白及、海桐皮、龙骨强筋健骨，羌活、独活、木通、木香行气、祛风湿，以血竭散未尽的瘀血。

（三）外敷接骨药

骨折必有筋肉及其他组织严重损伤、严重充血、疼痛剧烈等合并症，若体质虚弱，或因风湿阻滞，筋骨就难修复，这时可用接骨药。但须在骨折复位后骨位对线良好时，方能应用此药。

1. 一号接骨药

组成：黄柏、大黄、红花、延胡索、大血藤、续断、龙骨、牛膝。

主治：凡骨折后伤处疼痛、肿、皮下充血或引起连结部肿痛等症。

作用：消肿，止痛，行气血，散瘀。

敷法：用蜂蜜和开水调敷。

方解和应用：骨折新伤整复后充血、肿胀严重者，可用一号接骨药。治法以活血散瘀、消肿为主。其中强筋骨仅用龙骨、续断，而不用其他接骨药。这是因为当局部还存有大量淤积物未散尽时，不能过早应用接骨强筋类药物。

2. 二号接骨药

组成：续断、延胡索、骨碎补、羌活、独活、木香、黄柏、白芷、大血藤、自然铜（或蟹粉）。

主治：凡骨折后三四周肿痛减退，皮下瘀血散尽时，才可用此。

作用：行气活血，解肌肉痉挛，续骨。

敷法：同"一号新伤药"。

方解和应用：当瘀血散尽、肿痛减轻时，治法以行气、活血、接骨为主，可用二号接骨药。方中用续断、骨碎补、自然铜续筋接骨；黄柏、延胡索、木香、大血藤、白芷行气活血通经；配伍独活，疏解肌表风湿，以除其痉挛。

3.三号接骨药

组成：自然铜、蟹粉、骨碎补、血竭（如无血竭，可用苏木代替）、儿茶、白及、木香、白芷、羌活、当归、血余炭、乳香。

主治：骨折后两周左右，瘀血肿痛消失，骨折后骨痂形成少，时痛，运动无力症。

作用：止痛，接骨，强骨。

敷法：同"一号新伤药"。

方解和应用：瘀血肿胀全部消失后，骨折后骨痂形成缓慢时，需进一步促进接骨治疗，增强骨质，宜用三号接骨药。其中自然铜、蟹粉、骨碎补、儿茶、白及、乳香为主药，血竭、当归、血余炭即有活血兼助骨质生长，木香、白芷、羌活发散肌肤邪气、祛风通络、畅通气机的功效。

4.四号接骨药

组成：苏木、自然铜、蟹粉、骨碎补、当归、赤芍、儿茶、血余炭、丁香、木香、没药、羌活、独活、白及、川芎。

主治：骨折后两周左右瘀血已退，肿已消，可以轻微着力，但有痛感的患者。

作用：促进骨折愈合，增加钙质。

敷法：同"一号新伤药"。

方解和应用：骨折后两周，一切现象良好，瘀肿已消并能轻微着力，骨痂生长好，为促进其骨折愈合而强骨用四号接骨药。其中以自然铜、螃蟹为其主药；辅以苏木、骨碎补、儿茶、白及、没药，亦是接骨、续筋类药物；以当归、赤芍、血余炭、川芎活血、生血、补血，促进组织修复；丁香、木香、羌活、独活祛湿止痛、疏畅气机，促进骨愈合。

5.五号接骨药（软骨膏）

组成：牛角炭、血余炭、火麻炭等分。

主治：骨折后 1～2 月产生后遗不良，重叠畸形。

作用：软化新生骨痂。

制法：将上面三种药，每一两用醋二两放于砂锅内熬，沸腾后改用小火，一直边熬边搅，防止锅底结焦；当熬成糊状后，把锅提离炉火，至滴水成珠时，即倒入瓷罐内贮藏，密闭，备用。

用法：将此药敷在骨折局部上。患者不可活动，待皮肤发痒时取下，皮肤不痒可敷 3～4 小时后再取。药取后，用棉花蘸水擦干净（用温水洗），然后，做手术整复，再固定。第 2 日即可外敷四号接骨药，连续 3～4 次。如果骨折时间过长，不显软，第 2 天可继续敷用，但次数不宜过多，需进一步观察。

敷法：根据不同伤情，分为以下敷法。

（1）伤后软组织硬结和骨折后时间不长，骨位重叠畸形连结敷法

根据骨伤面积，将药调好后摊在油纸或纱布上，贴在骨折部位上，贴上后，患者不可活动；如果皮肤不痒，可连贴两天；如果皮痒，可暂取下，停一天，再贴，贴约两天时间；两天之内药干燥后，可重新加醋调制；贴两天以后取下，用棉花蘸水把患处洗干净（勿用热水洗），施用正骨手法摇开，再重新整复固定。如果骨折时间过长，敷药后骨折处不显软，可不用再敷。

（2）胸腰椎骨质增生的敷法

敷药后，伤处四周用厚纱布垫上，然后用红外线每日照射患处 15～25 分钟（敷法、用法同上），然后取下。如无红外线照射设备，每日可敷 1 小时，然后取下；每日按照上法敷 1 次，连敷 7 天是一个疗程；如果症状减轻，可停一二天，再开始第二个疗程，再如法敷 7 天，直至症状缓解。

（3）骨化性肌炎的敷法

可用此药熏洗，也可外敷，敷药后，皮肤发痒，起皮疹，即停，外搽炉甘石合剂；皮疹消失，不痒之后，再敷。

注：牛角炭、血余发、火麻炭制法：把碎牛角或牛角屑放入沙罐内，罐口用厚皮纸（四甲皮）封闭，放在炭火上烧，约一小时后，封闭纸变为褐黑色，将罐提到干燥石板上或砖上，待冷后开封口，取出即成。

血余炭制法：把乱发装入罐内，制法同牛角炭。火麻炭制法同上法。

6. 六号接骨药

组成：五加皮、防风、细辛、白芷、海桐皮、秦艽、川芎、骨碎补、川草乌、续断、苍术、自然铜、威灵仙根。

主治：未骨折前，有风湿疼痛的患者，或伤后三至四周，伤处酸胀麻木，或天气变化时，伤处症状加重的患者。

作用：逐风、除湿、止痛、续筋骨。

敷法：同"一号新伤药"。

方解和应用：伤者原有风寒湿疼痛之疾，伤后在受伤处酸胀麻木，变天时加剧者，可在骨折第二阶段（即红、肿、热已消失）用六号接骨药，以祛风寒湿为主，兼续骨强筋，其中除骨碎补、续断、自然铜主续筋骨外，其他诸药均系除风寒湿痹药。

7. 七号接骨药

组成：白及、苏木、自然铜、骨碎补、蟹粉、当归、白芍、紫河车、首乌、红毛五加皮、桑枝。

主治：骨折五六周，骨痂不生，折口疼痛，患肢泡肿。最宜体虚、阴亏者或老年人

作用：生血补气，促进骨痂形成。

敷法；同"一号新伤药"。

方解和应用：年老体虚骨折患者，5～6周骨痂不生、瘀血不多、气血不旺、患肢泡肿、折口疼痛、气血双亏者，用七号接骨药。以当归、白芍、紫河车、首乌、鳔胶为主药，生血补气；红毛五加皮、苏木、桑枝通经脉，白及、自然铜、骨碎补、蟹粉续筋接骨。

（四）运动创伤药

运动创伤属于骨伤的范畴，骨伤科药物当然也能应用于运动创伤疾病的治疗。在郑氏伤科学术体系中，首先对运动性创伤进行分析，辨证使用伤科药物，并根据伤科临床经验总结出一些专治运动创伤的药物。

1. 一号半月板伤外敷药

组成：白芷、白芍、甜瓜子、合欢皮、续断、千年健、远志、萆薢、白及、

甘草（中年人半月板伤者，可加檀香、黄芪、广木香）。

用法：共研细末，先用水调匀，然后加蛋清（或蜂蜜）调敷。

功用：逐寒散瘀，消肿止痛续筋。

方解：白及、白芍、甜瓜子、合欢皮能活血生新续筋；羌活、千年健、草薢、续断利关节，逐寒湿，止痛。

2. 二号半月板伤外敷药

组成：白及、合欢皮、骨碎补、续断、大象皮、千年健、紫河车（若无此药，可将白及、千年健剂量加大一倍）、黄柏、茯苓、木通、羌活、苏木。

用法：同"一号半月板伤外敷药"。

功用：逐水消胀，止痛消肿，续骨生新。

方解：大象皮、苏木、紫河车能促进新生、生肌；续断、千年健、羌活、黄柏能清热血，利关节；合欢皮、骨碎补、白及能促进愈合。

3. 三号半月板伤外敷药

组成：白及、紫河车、土鳖虫、儿茶、血竭、乳香、没药、丹参、骨碎补、大象皮、茯苓。

用法：同"一号半月板伤外敷药"。

功用：生血活血，生新续筋。

方解：紫河车、牡丹皮、血竭、牛膝生血活血；土鳖虫、骨碎补、大象皮、白及续筋；乳香、没药、儿茶、茯苓通经络，止痛生肌。

4. 初期膝关节肿胀较剧烈时的外敷药

组成：大黄、黄柏、青木香、木通、白芷、血竭、羌活、防己、牛膝。

用法：共研细末，混合均匀，用蜂蜜和开水调敷。

5. 半月板损伤后伴有关节囊水肿时的外敷药

组成：防己、泽泻、茯苓、龙首、木通、骨碎补（若走路多导致膝关节肿时，就可以在组方中减去泽泻，加黄柏）。

用法：共研细末，混合均匀，用蜂蜜和开水调敷。

6. 膝关节酸胀、软弱无力、疼痛时的外敷药

组成：羌活、独活、秦艽、细辛、五加皮、草薢、川芎、松节、威灵仙、官桂、防己、苍术。

用法：共研细末，混合均匀，用蜂蜜和开水调敷。

7. 膝关节损伤伴有韧带伤的外敷药

组成：海桐皮、紫荆皮、土鳖虫、木香、牛膝、羌活、独活、续断、儿茶。

用法：共研细末，混合均匀，用蜂蜜和开水调敷。

附：青白散

组成：白术、白芍、白芷、当归、三七。

作用：活血散瘀，镇痛。

主治：重度关节韧带损伤、久而不愈、瘀积不散、痛甚者服之有效。

用法：每日 1 ~ 2 次，每次 0.6 ~ 3g，开水送服。

禁忌：孕妇、月经期、儿童禁用。

（五）外敷丹散

郑氏重视骨病治疗经验的总结，研制出了一些治疗骨病的专科处方、专药。

1. 一号箍积散

组成：黄柏、大黄、芙蓉叶。

主治：一般热积起红硬疱，对周围软组织无影响者。

敷法：同"新伤药"。

2. 二号箍积散

组成：黄柏、大黄、芙蓉叶、黄芩。

主治：热毒聚积，形成红肿烧痛，全身高热。

敷法：将以上药粉混合均匀，用温开水调匀，摊于油纸或纱布上贴于患处。若是溃烂性毒疮，宜先敷毒疮的周围，中间留孔，使疮头外露。

3. 一号提脓散

组成：黄柏、大黄、金银花、白蔹、芙蓉叶、黄芪。

主治：热毒聚积成痛，数月不溃，全身高热。

敷法：同"一号新伤药"。

4. 二号提脓散

组成：黄芪、牡丹皮、黄柏、白蔹、芙蓉叶。

主治：痈疮破头、无脓、剧痛、发胀。

敷法：同"一号新伤药"。

5. 软筋散

组成：海藻、穿山甲、木香、磁石。

主治：筋瘤、气瘤、肌腱硬及无名肿硬。

敷法：同"一号新伤药"。

6. 消积散

组成：灯笼花、金银花、白芷、甘草、黄连。

主治：头额及颜面之热毒疮、头毒疮。

敷法：同"一号新伤药"。

7. 拨水丹

组成：地肤子、轻粉、黄柏、甘草、乌贼骨。

主治：疥疮恶痒抓后流黄水。

敷法：①黄水少者用开水调敷局部；②黄水多者，用干粉末撒于患处。

8. 平骨散

组成：穿山甲、狗骨灰、苍术、赤芍、软龟板、皂角刺、地骨皮。

主治：骨膜增生，热痛。

敷法：同"一号新伤药"。

9. 生肌散

组成：儿茶、乳香、没药、冰片、麝香、血竭、三七、龙骨、大象皮。

主治：一切痈疽、疮痒破烂不收敛症。

敷法：将以上各药末，搽疮面。

10. 化疽丹

组成：黄柏、甘草、青黛、僵蚕、黄连。

主治：一般初生热结、坚硬者（立即敷之）。

敷法：同"一号新伤药"。

11. 二妙散

组成：黄柏、苍术。

主治：一切湿热所致的红、肿、热、痛。

敷法：同"一号新伤药"或用温开水调制放凉后，外敷患处。

12. 三妙散

组成：黄柏、苍术、川牛膝。

主治：常用于一切湿热所致的痛风病。

敷法：同"一号新伤药"或用温开水调制放凉后，外敷患处。

13. 灌骨散

组成：煅狗头骨、煅龙骨、油菜籽（炒）、密陀僧、珍珠、乌贼骨、麝香、冰片。

制法：共研成细粉。

作用：提毒生肌。

主治：骨髓炎穿孔，或开放性伤口溃烂，久而不愈。

敷法：用甘草或用黄柏熬水，澄清后倒出冲洗伤口，搽干。若系穿孔再上此药做成的药捻；若系溃烂伤口则撒敷药散，上盖消毒纱布。临床应用经验证明，此方疗效较好。

14. 紫草油

组成：紫草、麻油（或菜油）。

制法：紫草泡在油内一周左右，每隔一二日用竹棍搅动一次，一直泡到油色变红（现在提取的制作方法为温浸法）。

作用：清热解毒，祛湿热。

主治：药毒皮疹，湿热皮红，尤其是婴儿腹股沟下大面积湿热，皮色红，涂搽此药，效果更好。

敷法：涂搽在患面上。

15. 珍珠散

组成：珍珠、辰砂、铅粉、轻粉、冰片。

功用：解毒提脓，去腐生新。

用法：将药捻搅入脓管。

附：紫雪丹

组成：石膏、滑石、玄参、犀牛角、木香、沉香、玄参、升麻、甘草。

功用：散热清热解毒。

用法：口服。

（六）外敷膏药

膏药系指饮片、食用植物油与红丹（铅丹）或官粉（铅粉）炼制成膏料，摊涂于裱背材料上制成的供皮肤贴敷的外用制剂，前者称为黑膏药，后者称为白膏药。膏药在生产与贮藏期间应符合下列有关规定：

①饮片应适当碎断，按各品种项下规定的方法加食用植物油炸枯；质地轻泡不耐油炸的饮片，宜待其他饮片炸至枯黄后再加入。含挥发性成分的饮片、矿物药以及贵重药应研成细粉，于摊涂前加入，温度应不超过70℃。

②制备用红丹、官粉均应干燥、无吸潮结块。

③炸过药的油炼至"滴水成珠"，加入红丹或官粉，搅拌使充分混合，喷淋清水，膏药成坨，置清水中浸渍。

④膏药的膏体应油润细腻、光亮、老嫩适度、摊涂均匀、无飞边缺口，加温后能粘贴于皮肤上且不移动。黑膏药应乌黑、无红斑；白膏药应无白点。

⑤除另有规定外，膏药应密闭，置阴凉处贮存。

1. 膏药熬法

先将桐油（麻油、菜籽油）和红丹倒入锅内，混合拌匀，成为土红色。置于火上，边熬边搅，直到油已满锅起滚泥，则停止搅拌，这时红色开始变为紫红色，出现灰色泡沫。熬时应防止火力过大，以免造成油泡外溢。熬好后，待灰白泡沫逐渐消失，则用棒蘸几点油膏于水盆或水碗中，以观察其滴下油膏的变化。若油膏滴于水中成珠或凝固片，则已成熟；若成散片又有油分散则未成熟。已成珠的，将锅取离炉火上，提于他处，迅速加快搅拌，同时向锅内喷冷水3～4口，使烟子分散，这时锅内立即充现黑黝黝的油膏。油膏又有老嫩之别，过老粘不上皮肤，过嫩易在皮肤上流淌。因此，注意试验油膏老嫩非常重要，可乘热将滴入水中的油膏搓成条。若粘手则为嫩，可再到火上熬制；若不粘手，以手之弹膏硬脆则为老，再可熬一锅嫩的油膏混合来调整老嫩，制成膏药。

由于天气的原因，熬膏药冬、夏天老嫩有别，夏老冬嫩。郑氏在膏药的炼制方法方面有较高的造诣，可以通过调整丹油比例、炼制时间加以调整。

在熬成的药膏冷却温度至90℃时，呈稀稠状，可慢慢地撒下已配好的药粉。一斤膏药加药粉适量，药粉混合于油膏中搅拌均匀，然后摊于纸上或其他裱背材料上即成。油丹化合制成的膏药如直接应用，会对皮肤局部产生刺激，轻者出现红斑、瘙痒，重者导致发疱、溃疡，产生这种刺激的因素俗称"火毒"，亦可视为高温熬炼后膏药的"燥性"。为了避免这种现象，传统大多采用水中浸泡、长期阴凉等方法处理。郑氏的去火毒方法是：在下丹后刚好化合成膏药时，锅离火放于平稳处，试一下化合膏体老嫩适宜后，立即喷撒冷水滴于锅内，这时会出现"嘶嘶"的爆裂声，并有青烟冒出，如此反复多次，直至不再出现青烟后，再用冷水反复冲洗锅之表面，使锅温降至约90℃，再加入已粉碎的中药药粉，混合均匀后，摊膏。笔者认为，郑氏的这种方法只适合膏体中加药粉的膏药制作。

2. 膏药处方

（1）第一种活络膏

组成：麝香、官桂、丁香、红花、檀香、排草、白芷、羌活、独活、没药、川芎、木香、山柰、当归、血竭、续断。

作用：活血、散瘀、逐风散寒、镇痛。

主治：损伤合并风湿症，损伤后遗症，各肌肉关节痛以及麻木等。

方解：本方宜于一切无红、肿、热症状的陈旧损伤者。其中麝香、川芎、白芷、羌活、独活行气走窜，能逐陈旧之筋骨风湿；当归、红花、血竭、续断、木香、没药能通筋、行气活血、散瘀；官桂、丁香、檀香、山柰、排草、独活能散积冷，暖筋骨，散寒止痛。

禁忌：孕妇、皮肤病患者慎用。

（2）第二种活络膏

组成：麝香、川红花、官桂、山柰、檀香、丁香。

作用：散寒、活血、镇痛。

主治：各关节肌肉冷痛。

禁忌：皮肤病患者慎用。

（3）熊油虎骨膏

组成：千年健、合欢皮、红花、檀香、血竭、羌活、独活、黄芪、官桂、虎骨、狗脊、广木香、丁香、当归、麝香、乳香、没药、党参、人参须（不用亦可）。

作用：散寒、逐风、生血、补气。

主治：陈年风湿及阳亏血虚，各关节肌肉酸软无力、麻木疼痛等症。

方解：由于气血虚亏，外邪留滞，正邪相争而导致关节酸软无力，麻木疼痛。本方固正除邪，表里兼治，无论是陈久损伤兼风湿，还是陈年风湿均可运用。

丁香、檀香、官桂、独活、羌活、麝香、广木香、虎骨能散积冷、行气而暖经络，逐筋骨之风湿；川红花、血竭、合欢皮、狗脊、黄芪、当归、党参能生血补气。扶正之中兼有除邪，既治本又治标。

（4）狗皮膏

组成：羌活、独活、白芷、虎骨、萆薢、当归、大血藤、广木香、松节、防风、麻黄、细辛、王不留行。

作用：去陈旧风寒湿，逐筋骨之风，强筋健骨。

主治：陈旧性风湿疼痛，麻木、畏寒、肌肉痉挛。

禁忌：孕妇及产妇慎用。

（5）乳香膏

组成：松香、香油、乳香。

作用：散结、消积块。

主治：乳癌、瘰疬。

熬法：将松香及香油一起放在耐火瓦罐中熬，直到滴水成珠后，立即加入乳香（火力变小）边搅边熬，使之均匀，变成银灰色即可取出，等稍凉后倒入水中，在水中捏成团取出，来回拉扯（如扯麻糖一样），直扯到变为白色，再放入罐内，用温水煨化，摊于绵布上，即成白色膏药。

（6）三香散（这是郑怀贤随身带的秘方药物）

组成：广木香、檀香、麝香。

制法：共研细末，瓶装密闭。

作用：散寒，通经络，止痛。

用法：每次用 0.5g，膏药烤热后，将药粉撒在膏药上贴于伤处。膏药加此药粉，对陈旧性损伤和风湿痹痛，效果更佳，体现郑氏临床调剂的特色。

（七）外用酒药

酒剂系指饮片用蒸馏酒提取制成的澄清液体制剂。

酒剂的生产与贮藏规定：①生产酒剂所用的饮片，一般应适当粉碎。②生产内服酒剂应以谷类酒为原料，可加入适量的糖或蜂蜜调味。③可用浸渍法、渗漉法或其他适宜方法制备。蒸馏酒的浓度、用量，以及浸渍温度、时间和渗漉速度，均应符合各品种制法项下的要求。④配制后的酒剂须静置澄清，滤过后分装于洁净的容器中。在贮存期间允许有少量摇之易散的沉淀。⑤除另有规定外，酒剂应密封，置阴凉处贮存。

1. 舒活酒

组成：三七、生地黄、薄荷、红花、血竭、冰片、樟脑、麝香。

作用：活血化瘀，舒筋活络，消肿止痛。

主治：用于各种闭合性新、旧软组织损伤，筋肉骨节疼痛，肌肉酸痛麻木。

用法：搽在皮肤上作按摩介质。

禁忌：不能内服；皮肤破损及发疹者不宜使用；寒湿病者不宜用。

方解：此方生地黄凉血，樟脑、薄荷、冰片、麝香主散窜而通经络止痛，三七、红花、血竭活血散瘀止痛。

附加味舒活：舒活酒加二妙散制成的药酒，用以治疗湿热证。

2. 百汇酒

组成：羌活、独活、灵仙、细辛、麻黄、红花、当归、大黄、苍术、白术、五灵脂、续断、骨碎补、血竭、白芍、生川乌、生草乌、天南星、五加皮、防风、鸡血藤、牛膝、茯苓、萆薢、海桐皮等配伍，用白酒浸泡，即成。

作用：祛风湿、散寒、止痛、消肿。

主治：陈旧性损伤，瘀滞不散，关节肿痛；损伤后寒凝气滞，常作冷痛、胀痛等症。

用法：外搽，对消除局部症状力量较强。

禁忌：严禁内服。

（八）外用熏洗药

熏洗剂系散剂的另外一种形式，是指饮片经粉碎、均匀混合制成粗颗粒状，并熬制成药液，用其进行熏洗的制剂。它在郑氏伤科临床治疗中被广泛使用，在伤科用药中占有重要地位。临床经验表明，它和外敷药、内服药、按摩、针灸、火罐等疗法一样，对治疗骨折、脱位、软组织伤的后遗症和恢复功能有显著的效果，特别是对风寒湿痹证，疗效尤为显著。熏洗药可扩张肌肉血脉，加速血液循环，使患处筋络舒通，起到活血、散瘀、逐寒、止痛等作用。

熏洗方法是将各种药粉碎为粗颗粒，用纱布包装，放在盆里或罐内，加水（水要超过药面10cm）熬开即止（不宜过熬），倒在盆内，放在伤部下面熏蒸，伤部上面要用毛巾盖严，以免热气消散；当水蒸气减弱，水温降至50℃左右时，即可用药包，或者另用毛巾蘸药水洗熨伤部及其周围，直到水凉为止，局部保温。每剂熏洗药可用2天，每付熏洗2次。

1. 活血散瘀类

（1）桃仁散瘀熏洗药

组成：桃仁、川红花、川芎、赤芍、黄芩、苏木、桑枝、木通、地骨皮。

主治：伤后二三周，患肢（局部）瘀斑难散，有热肿痛感症。

（2）归七海桐皮熏洗药

组成：当归尾、川红花、川芎、鲜土三七（见肿消根）、海桐皮、香通、土茯苓。

主治：伤后二三周，患肢胀痛，肿不易消症。

（3）归尾泽兰熏洗药

组成：当归尾、川红花、川芎、莪术、大血藤、红泽兰、松节、木香、王不留行。

主治：伤后患肢时肿时胀，关节肿，功能受限症。

（4）桂枝黄芪熏洗药

组成：当归尾、川红花、赤芍、苏木、大血藤、竹七、桂枝、黄芪。

主治：损伤后期，患肢或局部肿胀，并有无力、畏冷等症。

2. 损伤后遗症类

（1）一号方剂

组成：当归、赤芍、红花、竹七、生香附、丝瓜络、松节、桂枝、威灵仙、生天南星。

主治：骨折、脱位、软组织损伤后期，局部或下肢肿胀，麻木、发凉等症。

（2）二号方剂

组成：生天南星、生草乌、生川乌、血余炭、赤芍、甲珠、海桐皮、白蔹、白硼砂。

　　主治：关节僵硬、骨膜增生、骨化性肌炎等症。

　　注意：此药在熬时加上水量二分之一或三分之一的麸醋同煎，可增强药物的软坚作用。

　　（3）三号方剂

　　组成：海藻、昆布、甲珠、黄芪、当归尾、赤芍、生草乌、生川乌。

　　主治：关节韧带损伤后，韧带发硬，坠性肿胀，活动时关节疼痛，功能障碍。

　　（4）四号方剂

　　组成：陈艾、千年健、羌活、海桐皮、生香附、威灵仙、官桂、细辛、苍术、木瓜、甘松、丁香。

　　主治：伤后骨肉冷痛、酸胀、麻木。

　　（5）归芪红花熏洗药

　　组成：当归尾、黄芪、红花、赤芍、牛膝、骨碎补、透骨消、灵仙根、川芎。

　　主治：伤后一二月，患肢软弱无力，折端或伤部肌肉萎缩。

　　（6）夜合二香熏洗药

　　组成：合欢皮、夜交藤、当归、巴戟、骨碎补、海桐皮、香通、大血藤、牛膝、甘松。

　　主治：骨折后期，夜晚患肢不适，走路过多，自感骨折端时而疼痛，患肢无力、肿胀。

3. 风寒湿痹类

　　（1）行痹熏洗药

　　①一号方剂

　　组成：羌活、独活、防风、川芎、威灵仙、桑枝、牛膝、甘松、香通。

　　主治：风湿关节痛，功能受限，肢节时酸时胀。

　　②二号方剂

　　组成：羌活、防风、桑枝、川芎、威灵仙、白芷、甘松、海风藤。

　　主治：上肢和关节呈游走性疼痛，局部畏风。

　　③三号方剂

　　组成：八角枫鲜叶、香樟树鲜叶、鲜、水芹菜、薄荷叶、紫苏。

主治：上肢和关节呈游走性疼痛，局部畏风。

（2）湿痹熏洗药

①一号方剂

组成：苍术、藁本、独活、秦艽、防己、木通、海桐皮、细辛、桑枝、松节、冬瓜皮。

主治：湿注下肢肿胀。

②二号方剂

组成：豨莶草、刺五加、石菖蒲、皂角、石楠藤。

主治：湿注下肢关节酸胀、微肿。

（3）痛痹熏洗药

①一号方剂

组成：陈艾、小茴香、千年健、麻黄、藁本、川芎、官桂、松节、丁香。

主治：寒积肢节，筋骨冷痛。

②二号方剂

组成：陈艾、桂枝、五加皮、透骨消、当归尾、松节、陈皮、大葱须。

主治：同痛痹熏洗药一号方剂。

二、内服药

（一）丸剂

丸剂系指饮片细粉或提取物加适宜的黏合剂或其他辅料制成的球形或类球形制剂，分为蜜丸、水蜜丸、水丸、糊丸、蜡丸和浓缩丸等。该剂型是郑氏伤科内服药的主要剂型。

1. 正骨紫金丹（《医宗金鉴》方）

组成：当归、白芍、茯苓、莲米、血竭、川红花、儿茶、丁香、广木香、熟大黄、牡丹皮、甘草。

制法：共研末，制蜜丸或水丸。

作用：健脾生血，活血止痛，生肌强骨。

主治：各种类型骨折、关节脱位、肌肉韧带损伤、半月板损伤。

用法：每日 2 ~ 3 次，每次 3 ~ 6g。用温开水吞服。

禁忌：孕妇、月经期、风湿病、胃溃疡患者禁用。

注意：一般新伤，无论骨伤或软组织伤，待瘀血消散后始能服用，老年人在受伤 2 ~ 3 日后服用。

2. 接骨丸（郑怀贤加减方）

组成：正骨紫金丹加煅自然铜、土鳖虫。

制法：制蜜丸。

作用：生血，活血，续骨，增加钙质。

主治：一般骨折、久不生骨痂、脱钙等。

用法：每日 2 ~ 3 次，每次 3 ~ 6g，温开水送服。

禁忌：孕妇、月经期、风湿病、胃溃疡者禁用。

方解：凡骨折或软组织损伤等瘀肿散后或年老体弱者，用正骨紫金丹最宜。其中当归、血竭、红花能破瘀生血、活血，广木香、白芍能益肝、疏肝，莲米、茯苓、丁香温健脾胃而固精，熟大黄、儿茶、牡丹皮、甘草凉血通经脉，治肝又治脾，乃跌仆损伤之初期常用之法也。加自然铜、土鳖虫以除旧生新，增强骨质，尤宜于骨折久不生骨痂患者。

注意：由于煅自然铜（郑氏对自然铜有特殊炮制法，见炮制章节）、土鳖虫对脾胃虚弱的患者有不良反应，建议该类患者慎用。

3. 一号接骨丸

组成：当归、莲米、白芍、丁香、川红花、血竭、茯苓、续断、自然铜、土鳖虫、广木香、儿茶、熟大黄、甘草。

制法：制蜜丸，每丸重 6g。

作用：去瘀生血活血，增强骨质。

主治：各种骨折。

用法：每日服 3 次，每次 3 ~ 6g，用酒或温开水送服。

禁忌：禁食生冷；孕妇及月经期忌服。

注意：由于煅自然铜对脾胃虚弱的患者有不良反应，建议该类患者慎用。

4. 二号接骨丸

组成：当归、首乌、鸡血藤、合欢皮、土鳖虫、广木香、骨碎补、白及。

制法：制蜜丸，每丸重 6g。

作用：活血行气，补骨续筋。

主治：新旧韧带伤和关节脱位、骨折久不长骨痂、脱钙等。

用法：每日 2~3 次，每次 1 丸，温开水送服。

方解：当归、鸡血藤活血补血；首乌、合欢皮补益肝肾、养阴、收敛精气；土鳖虫、骨碎补、白及补肝肾，强筋坚骨；木香调气止痛。

5. 双龙接骨丸

组成：脆蛇、土鳖虫、当归、血竭、地龙、续断、煅自然铜、苏木、茯苓、白芍、牛膝、乳香、没药、熟大黄、广木香、朱砂、龙骨。

制法：制蜜丸，每丸重 6g。

作用：生血活血，通经络，安神镇痛，增强骨质。

主治：新旧骨折、久伤骨痂不易形成、软骨病、半月板破裂。

用法：每日 3 次，每次 3~6g，用酒或温开水送服。

禁忌：孕妇及月经期忌服。

方解：本方治一切骨折，力量最强，内外双治。其中脆蛇、土鳖虫、自然铜、续断、苏木、龙骨为主药，以接骨而增强骨质；当归、血竭、茯苓、熟大黄、白芍、牛膝、乳香、没药、木香调气和血，生血以助修复；地龙通经活络，凉血平肝，与朱砂配合安神镇静作用甚大。

6. 铁弹丸（原名五灵二香丸，现名五灵二乌丸）

组成：五灵脂、制二乌、乳香、没药、麝香、薄荷冰。

制法：制蜜丸或水丸，每丸重 5g。

作用：镇痛，通经络。

主治：神经痛、麻木不仁、坐骨神经痛、陈旧性伤痛。

用法：每日 2~3 次，每次 5g，温开水或酒吞服。

方解：本方以五灵脂、二乌逐风胜湿、散结止痛为主；乳香、没药、麝香通经活络镇痛，佐以薄荷冰行气开窍。综合各药，对痛痹、神经性疼痛效果显著。

7. 强筋丸

组成：四制香附、乳香、没药、牛膝、续断、甘草、远志。

制法：制蜜丸，每丸重 5.5g。

作用：通经络，恢复肌腱及韧带损伤所致的后遗症。

主治：新旧关节筋肉伤。

用法：每日 2~3 次，每次 1 丸，温开水或酒服均可。

方解：四制香附通经络、活血，续断、甘草、远志主强筋，乳香、没药、牛膝既行气血，又增强韧带柔韧性，因此本方适合于筋肉损伤之后期。

8. 虎骨龟龙丸

组成：虎骨（炙）、龟板、自然铜（淬）、安息香、四制香附、甜瓜子、当归、血竭、肉桂（去皮）、乳香、没药、碎补、地龙、木香。

制法：制蜜丸或水丸，每丸重 6g。

作用：逐风疗骨蒸，强筋健骨。

主治：陈旧性骨伤经常痛、四肢麻木。骨烧、软弱无力，两腿痉挛。

用法：每日 2~3 次，每次 3~6g。用酒或温开水送服。

禁忌：服药时忌吃生冷之物，禁用凉水洗手。

方解：虎骨、龟板、肉桂能滋阴、潜阳、疗骨蒸，四制香附、当归、血竭生血补血，乳香、没药、安息香通经行气，自然铜、骨碎补、甜瓜子、地龙强筋壮骨。本方以滋阴、潜阳、补血生血为主，以行气通络为引导，以强壮筋骨为辅助，既适用于骨伤，又适用于骨病。

9. 小活络丸

组成：胆南星、制川乌、制草乌、乳香、没药、地龙、麝香。

制法：共研细末，用白酒及白面调成浆糊，再与药粉一起调成稠膏，做小丸约桐子大。待干燥后，黄蜡为衣。

作用：逐经络之风、瘀血，镇痛凉血。

主治：四肢麻痹、关节障碍、坐骨神经痛、血热胀痛。

用法：每日 2~3 次，每次 10~20 粒，温开水送服。

禁忌：孕妇、月经期、六岁以下儿童禁服。

方解：胆南星、制二乌、地龙能逐经络之风、凉血息风，乳香、没药行药入经络以止痛，佐以麝香窜透筋骨、搜逐风湿。此方对风湿痛痹特别有效。

10. 大活络丸

组成：白花蛇、乌梢蛇、威灵仙、香附（黄酒浸）、草乌、天麻（煨）、全蝎（去毒）、首乌（黑豆水浸）、龟板（炙）、麻黄、贯众、甘草（炙）、羌活、官桂、藿香、乌药、黄连、熟地黄、熟大黄、木香、沉香（用心）、细辛、赤芍、没药（去油）、乳香（去油）、丁香、僵蚕、天南星（姜制）、青皮、骨碎补、白豆蔻仁、安息香（酒蒸）、黑附子（制）、黄芩（蒸）、香附（酒浸，焙）、玄参、白术、防风、葛根、虎胫骨（炙）、当归、血竭、地龙（炙）、犀角、麝香、松脂、牛黄、冰片、人参。

制法：将以上各药共研末，制蜜丸如桂圆核大，金箔为衣，白蜡为匮。

作用：祛经络之风。

主治：一切中风、瘫痪、痿痹、痰厥、拘挛、疼痛、痈疽、流注、跌打损伤、小孩惊痫、妇女停经。

用量：每服一丸，陈酒送服。

禁忌：月经期及孕妇禁用。

11. 五加皮丸

组成：五加皮、远志、甘草。

制法：制蜜丸，每丸重3g。

作用：强筋，祛湿，健胃。

主治：韧带松弛，关节软弱无力。

用法：每日2~3次（空腹服下），每次1粒，温开水吞服。

禁忌：孕妇及严重风湿痛患者禁用。

方解：五加皮、远志能散郁，兼逐风湿、强筋；佐以甘草通行十二经络和强筋作用，解筋肉拘挛。

12. 冷膝丹（又名真火汤，《医宗金鉴》方）

组成：白术、巴戟、茯苓、防风、制香附、牛膝、石斛、萆薢。

制法：制蜜丸或水丸。

作用：祛风湿，强筋骨。

主治：风湿关节痛、坐骨神经痛、鹤膝风和四肢冷厥用之最佳。其他风湿关节痛亦可用。

用法：每日 2～3 次，每次 1～6g，开水或酒送服。

禁忌：禁生冷。

13. 萆薢丸

组成：萆薢、狗脊、杜仲、茯苓、首乌、乌头、附子、泽泻、乳香、没药。

制法：制水丸，每丸重 0.2g。

作用：追风胜湿，强筋骨止痛。

主治：风邪侵及肾经，多汗恶风，面庞浮肿，脊骨疼痛，坐卧胀痛，不能行走，肌肤变色。

用法：每次 10 粒（约 2g 重），每次 2～3 次，温开水送服。

禁忌：纯粹损伤、无风湿者忌用。

14. 独活寄生丸（《证治准绳》方）

组成：独活、桑寄生、秦艽、细辛、当归、生地黄、白芍、川芎、肉桂、茯苓、杜仲、牛膝、人参、甘草。

制法：以上各药等分研末，水泛为丸。

作用：补肝肾，利关节。

主治：治风寒湿痹痛、偏枯、麻木不仁。

用法：每日 2～3 次，每次 2～3g，白酒或温开水送服。

15. 铁霜丸

组成：长瓜仁、丁香、黄芪、续断、川芎、广木香、五加皮、厚朴、血竭、乳香、没药、杜仲、海桐皮、木通、三七、当归、麝香、延胡索、川草乌、脆蛇、朱砂、自然铜、骨碎补、炙甘草、白芷。

制法：制蜜丸或水丸。

作用：舒筋活络，活血消肿，散瘀镇痛，强筋骨。

主治：外伤引起的全身肌肉痉挛，功能障碍，局部肌肉挛缩，关节疼痛。

用法：每日 1～3 次，每次 1 丸，温开水送服。

禁忌：孕妇、皮肤病者禁用，禁生冷。

16. 三黄宝蜡丸（《医宗金鉴》方）

组成：天竹黄、雄黄、红芽大戟（去骨）、刘寄奴、血竭、儿茶、朱砂、铅粉（或轻粉）、水银（同轻粉研至不见珠为主）、乳香、麝香、琥珀。

制法：研成极细粉末和匀，将水银及铅粉放锅内加热研成粉，然后放入上列药内共研匀；再用黄蜡放于瓷器或铜器内的滚开水中化开，将药粉倒入，不住手搅匀；待干凉后捏做小丸，装瓷罐内密封备用。

作用：舒筋活络，祛痰生津。

主治：各种损伤及破伤风、拘挛、麻痹，蛇伤、毒虫咬伤、跌伤。

用法：病轻者每次服 0.6 ~ 1.2g，病重者每次服 3 ~ 6g，每日 2 ~ 3 次，黄酒送服。

禁忌：忌食冷水、生冷水果，孕妇、月经期禁服。

17. 人参紫金丹（《医宗金鉴》方）

组成：人参、丁香、五加皮、甘草、茯苓、当归、血竭、没药、骨碎补、五味子。

制法：制蜜丸或水丸。

作用：大补元气，舒筋活血健骨。

主治：伤前伤后体弱者，食欲不振，精神不爽。

用法：每日 2 ~ 3 次，每次 3 ~ 6g，温开水送服。

方解：人参、茯苓、当归、血竭、甘草、丁香益气和中补血；五味子收敛肺气；五加皮、骨碎补、没药舒筋壮骨。本方以补为主，辅以舒筋活血，标本兼治之法也。

18. 北芪丸

组成：北黄芪、白术、杜仲、怀牛膝、乳香、没药、狗脊、甘草。

制法：制蜜丸，每丸重 3g。

作用：补气健脾，通络止痛。

主治：体虚气弱、虚证的风湿水肿，肾虚腰痛。凡腰膝痛者，效果更佳。

用法：每日 2 ~ 3 次，每次 1.5 ~ 3g，饭后温开水送服。

禁忌：孕妇禁用。

方解：北黄芪、白术、甘草补气健脾；杜仲、怀牛膝、狗脊强筋，益肝肾，强筋骨，壮腰膝；辅以乳香、没药通十二经气血。本方最宜体虚气弱之腰膝疼痛软弱者。

19. 大力丸

组成：龟板、紫河车、黄柏（盐酒炒）、杜仲、牛膝、天冬、麦冬、五味子、生地黄、牡蛎、人参（可用两倍潞党参代替人参）。

制法：先以茯苓、砂仁用布包好与生地黄共煮至生地黄熟烂，取出再捣如泥，再将生地黄汤加酒及米（或面粉酌量）煮成糊，与各药粉混合为丸，如梧桐子大。

作用：补气血，强心肾，提神。

主治：神经衰弱、食欲不振、骨劳骨瘘、气血虚弱、遗精。

用法：每日 2～3 次，每次 3g，温开水送服。

禁忌：风湿麻木患者慎用。

方解：人参、五味子、茯苓补气益脾，龟板、紫河车滋阴潜阳，杜仲、怀牛膝、牡蛎固精壮骨，生地黄、黄柏、龟板、熟地黄、二冬补阴滋肾水，肺肾同治。本方气血两补，虚弱无力者宜之。

20. 虎潜丸（朱丹溪方）

组成：龟板（油酥）、黄柏（盐炒）、知母（盐酒炒）、熟地黄、锁阳（酒润）、陈皮（盐水润）、当归（酒洗）、虎骨（油酥）、牛膝（酒蒸）、杭芍（酒炒）。冬季加干姜。

制法：制蜜丸或水丸，每丸重 3g。

作用：滋养强壮，活血祛风。

主治：肾阴不足所致筋骨瘘弱、陈旧性腰膝痛、不能行走。

用法：每日 2～3 次，每次 3～6g，温开水或黄酒送服。

禁忌：孕妇。

方解：龟板、虎骨有强筋补骨之功，配黄柏、知母疗骨蒸劳热，杭白芍、怀牛膝、当归能活血补血，熟地黄、锁阳能壮阳健肾，陈皮、干姜能健脾胃。本方对陈旧性腰膝疼痛、双足瘘弱者最宜。

21. 健肾丸

组成：山茱萸、山药、芡实、牡丹皮、茯苓、莲须、龙骨、鱼鳔（蛤粉炒）、熟地黄。

制法：制蜜丸，每丸重 6g。

作用：滋阴潜阳，固肾。

主治：男子滑精、梦遗，损伤性或肾虚滑精、盗汗。

用法：每日 2 ～ 3 次，每次 1 ～ 2 丸，温开水送服。

禁忌：新伤滑精者忌服。

22. 壮阳丸

组成：茯苓、当归、木通、远志、黄芪、枸杞、菟丝子、牛膝、苍术、白术、五加皮、补骨脂、首乌、荜茇。

制法：制蜜丸，每丸重 3g。

作用：养心安神，调气健脾。

主治：惊悸失眠，神恍盗汗，腰酸腿痛软。

用法：每日 2 ～ 3 次，每次 1 ～ 2 丸，温开水送服。

23. 玉带丸

组成：杜仲、续断、补骨脂、香附（四制）、延胡索、木通、白术、生地黄（制）、狗脊、当归、黄芪、川芎、骨碎补、凤仙花、甘草（炙）、胡桃仁。

制法：将前 15 味药研细末后，再将胡桃仁捣烂如泥加入，制蜜丸，每丸重 6g。

作用：补气血，温肾，行气镇痛。

主治：陈旧性腰胀痛及腰软无力似冷，两下肢步行困难。

用法：每日 2 ～ 3 次，每次 1 ～ 2 粒，温开水送服。

禁忌：风湿腰痛及新伤后 1 ～ 2 周的腰胀痛患者禁用。

24. 六味地黄丸（钱乙方）

组成：熟地黄、怀山药、山茱萸肉、茯苓、泽泻、牡丹皮。

制法：制蜜丸，每丸重 3g。

作用：补脾胃，凉血，生津，健骨。

主治：肾精不足、腰膝痿软、骨蒸身痛、遗精梦泄、自汗盗汗。

用量及用法：每日 2 ～ 3 次，每次 1 ～ 2 丸，食前空腹淡盐汤送下。

25. 通导丸

组成：巴豆霜、大黄、滑石、川芎、血竭、麝香。

制法：制蜜丸，每丸重 1.5g。

作用：解结热，散瘀，通利大便。

主治：伤后腹胀、热痛、便秘，或伤后大便结燥或成乌黑结子（如羊粪）。

用法：需要时每次 1 ~ 2 粒，温开水吞服，服至便解时为止。

禁忌：孕妇、老年体弱、幼童及有腹泻消化不良者忌服。

方解：巴豆霜、大黄、滑石能破瘀导滞，下结燥，泻实热，通二便；川芎、血竭、麝香能治血，通调经络而止痛。

26. 三妙丸

组成：苍术、黄柏、牛膝。

制法：研细末，制蜜丸，每丸重 6g。黄柏、苍术剂量增加一倍时，称为"加量三妙丸"。

主治：湿热脚痿，肌肉、关节湿热性痛风。

用法：每日 2 ~ 3 次，每次 1 丸，温开水送服。

（二）散剂

散剂系指饮片或提取物经粉碎、均匀混合制成的粉末状制剂。

1. 四制香附散

郑氏伤科药物的独特之处，在于药物炮制方法不同于传统炮制法。

组成：将生香附先放于麻袋内（约占麻袋容量的二分之一）用手搓揉，使香附的毛脱落，然后将香附分为四份：一份用食盐水泡（一斤水加食盐一两）；一份用酒泡；一份用醋泡；一份用当归水泡（当归一两加水一斤，充分煎熬，滤去渣）。泡法：各浸剂不能淹过香附，也不能太少。每日翻搅一次，一周后取出晒干碾细末备用。

作用：活血行气止痛，通络消积。

主治：肌肉疼痛，伤后肌肉麻痹，胸膈胀满。

用量：每日 2 次，每次 3g，温开水送服。

2. 三七散（制香片的处方）

组成：四制香附、甘草、三七。

作用：行气祛瘀止痛，通经活络。

主治：肌肉韧带伤、全身肌肉痛，尤以肋间肌肉和腰肌疼痛效果更佳。胸背肋伤可与七厘散交替服，效果良好，对鹤膝风亦有疗效。

用法：每日 2 ~ 3 次，每次 3g。重伤用酒服（能用酒者），水服亦可。

方解：四制香附通经络，理气活血消积；广三七、甘草能化瘀行经，定痛补血，对胸胁部肌肉损伤最宜。

3. 七厘散 (《良方集腋》)

组成：血竭、儿茶、红花、乳香、没药、朱砂、麝香、冰片。

作用：散瘀开窍，活血镇痛。

主治：胸肋间神经伤痛，陈旧性胸肋痛。对深层肌肉伤疗效更好。如痛点集中，可配合安神丹（晚服 3g，效果尤著）。

用法：每日 2 ~ 3 次，每次 3g，酒或温开水送服。

禁忌：孕妇、月经期、10 岁以下小孩不宜服用。

方解：血竭、红花、儿茶散瘀，生血，定痛；乳香、没药、朱砂行气血；麝香、冰片能安窍，行经络，解热消肿。本方散瘀止痛力强，最宜新伤服用。

4. 八厘散 (《医宗金鉴》)

组成：苏木、番木鳖子（去毛）、自然铜（醋淬）、乳香、没药、血竭、麝香、红花、丁香。

作用：散瘀活血，接骨镇痛。

主治：一切新伤瘀肿。

用法：每日 2 ~ 3 次，每次 2.4g，温酒或童便送下。

禁忌：孕妇、月经期、儿童及无瘀血者禁用。

5. 筋导散

组成：犀角、白芷、白术、白芍、当归、大黄、麝香。

作用：凉血活血，定神镇痛。

主治：肌肉、关节损伤，伴有局部灼热红肿疼痛者，以血热者为宜。

用量：每日 1 ~ 2 次，每次 1.5 ~ 3g，温开水送服。

禁忌：孕妇、月经期、非血热之虚寒者禁用。

6. 玉珍散 (《普济本事方》)

组成：白附子、防风、胆南星、天麻、法半夏、白芷、羌活。

作用：镇痉，镇痛，息风。

主治：肌肉轻重度撕裂伤、擦伤，预防破伤风。

用法：每日 2~3 次，每次 3g，温开水送服。体弱者量酌减，外用可撒于伤口处。

7. 羚玉散

组成：玉珍散加羚羊角。

作用：除同玉珍散外，还能凉血，去颜面及头部风热。

主治：除同玉珍散外，还能治头昏眩、发热。

方解：玉珍散以白附子为主，与其他祛风化痰药配伍有镇痛作用，可治疗和预防破伤风，尤其是治头部损伤、头热、头昏、痉挛的效果尤佳。内服、外用均可，并兼有镇痛作用。加羚羊角入心经，凉血、息肝风作用大，又能祛颜面部风热。

用法：同"玉珍散"。

8. 术桂散（特色处方）

组成：当归、白术、肉桂、白芷、乳香、甘草。

作用：消肿、活血、镇痛。

主治：肌肉损伤及腰部寒湿疼痛，尤其对腰肌损伤伴有肿痛及新伤疗效最良。

用法：每日 2~3 次，每次 3g，温开水送服。

禁忌：孕妇、慢性肠胃病患者禁用。

方解：官桂、白芷散寒燥湿；乳香、白术、甘草通络止痛热；当归活血、补血、祛风。本方治腰部肌肉陈旧性损伤尤佳。

9. 穿阳散

组成：马蹄（制）、三七、虎骨（用代用品）、牛膝、乳香、没药、草薢、四制香附。

作用：追风止痛，通经络。

主治：陈旧性损伤兼风湿肌肉胀痛，发冷或萎缩。

用法：每日 1~2 次，每次 0.6~1.2g，温开水送服。

禁忌：月经期、孕妇、神经衰弱、小儿禁用。

方解：马蹄、虎骨能追风、逐湿，治筋骨之风；四制香附、三七、草薢通经散瘀行气；乳香、没药、牛膝能引药入经络止痛。本方治顽固性风湿痹证尤佳。

10. 保胃散

组成：香橼、佛手、吴茱萸、砂仁、广木香、白豆蔻、厚朴、黄连、川芎、丁香、肉桂、小茴香、香附、法罗海。

作用：制酸消胀满，健胃止痛。

主治：慢性胃炎、胃酸过多之外伤患者，胃冷痛。

用法：一日 2~3 次，每次 0.9~1.5g，饭后温开水送服。

方解：肉桂、白豆蔻、砂仁、小茴香、丁香、吴茱萸能祛散胃寒，解郁开胃，止呕吐；香橼、佛手、香附、厚朴、广木香、川芎能行气解郁，配黄连于芳香、健脾行气药中，相辅相成，调中之妙法；法罗海有止痛之功效。

11. 导益散

组成：大黄、当归、麝香。

作用：活血散瘀，缓泻。

主治：伤后大便不通，去大肠之燥火。

用量：需要时服 3g，温开水送服。

禁忌：大便通畅、孕妇、身体衰弱者禁用。

12. 白药

组成：白术、白芍、白芷、当归、三七。

作用：活血化瘀镇痛。

主治：重度关节、韧带损伤，久而不愈，瘀积不散的疼痛患者。

用量：每日 3 次，每次 3g，温开水送服。

禁忌：孕妇、儿童及经期妇女禁用。首次使用的患者，注意观察药物不良反应。

13. 安神丹

组成：朱砂、龙骨、三七、没药、麝香、乳香。

作用：安神定痛。

主治：受重伤后失眠，或胸肋受伤后疼痛范围不大者，可与七厘散交替服（早晨和中午服七厘散，晚服安神丹）。

用法：睡前服一钱，小儿酌减。

禁忌：孕妇、月经期、重伤患者禁用。

方解：朱砂、龙骨养心气，镇惊定魂；麝香、三七、没药、乳香通经活血开窍。本方只宜重伤心神不安者内服。

14. 回生丹

组成：土鳖虫、乳香、自然铜、血竭、巴豆霜、麝香、朱砂。

作用：回苏止痛，祛瘀，通便。

主治：外伤性休克，重伤后大便未解，昏迷不醒。

用法：成人 0.5g，小儿 0.2g，最多只能服 1~2 次。服后有肠鸣现象。

禁忌：孕妇、月经期，以及伤不重、大便正常者忌用。

15. 夺命丹

组成：当归尾、桃仁、土鳖虫、骨碎补、自然铜、乳香、没药、血竭、儿茶、红花、砂仁、麝香。

作用：回苏。

主治：昏迷不醒之休克或重伤患者。

用法：成人 2.4g，小儿少服。

禁忌：孕妇。

（三）酒剂

酒剂系指饮片用蒸馏酒提取制成的澄清液体制剂。郑氏伤科的内服酒剂是以谷类酒为原料，多采用浸渍法制备。蒸馏酒的常用浓度 60%，浸渍时间短则 4 周，长则 1 年以上；泡好后，加入适量的糖或蜂蜜调味。

1. 活络酒

组成：当归、天麻、何首乌、防风、独活、牛膝、牡蛎、石斛、银花、川芎、秦艽、千年健、续断、杜仲、泽泻、桑寄生、川厚朴、松节、狗脊、桂枝、钻地风、甘草。与白酒同泡。

作用：祛经络之风，健胃止痛，强筋（祛筋经之风）。

主治：风湿痛、坐骨神经痛，其他神经痛、肌肉伤亦可内服用。以风湿关节痛轻重不同的患者和身体较差的患者为宜。

用量：每日 1~2 次，每次最多 30mL（可根据饮酒量酌量增减）。

禁忌：孕妇禁用。

方解：天麻、防风、独活、川芎、秦艽、千年健、泽泻、桑寄生、桂枝、钻地风追风除湿，祛经络之风；牛膝、牡蛎、何首乌、续断、杜仲、狗脊补肾，壮骨暖腰膝；石斛、川厚朴、甘草调中气而固本。此方宜远年风湿虚弱患者，以补益祛风湿为主。

2. 风湿酒

组成：红毛五加皮、茵陈、杜仲、续断、香橼、羌活、独活、广木香、虎骨、木瓜、甘草、白花蛇、牛膝、天麻、当归、防风、海桐皮、生地黄酒浸 4 天即可。

作用：祛经络之风，强壮筋骨。

主治：慢性风湿关节痛，腿风湿胀痛，全身胀痛。

用量：每日 1 ~ 2 次，每次最多服 30mL。亦可外搽，用以治疗风湿疾病。

3. 虎骨木瓜酒（通行方）

组成：虎骨（用替代品）、当归、川芎、续断、玉竹、五加皮、川红花、牛膝、天麻、香橼、白茄根、秦艽、桑寄生、佛手、防风、细辛、木瓜。用高粱酒浸泡 40 天，亦可加冰糖适量（注：未加糖的酒剂，在冬季可以代替舒活酒作为按摩药物）。

作用：祛风湿，活血镇痛，强筋壮骨。

主治：关节痛、四肢麻木、半身不遂。

用法：每日 1 ~ 2 次，根据酒量大小酌情增减。冬天较宜，夏天少用。

禁忌：孕妇、月经期，以及其他病患者慎用。

方解：虎骨、天麻、白茄根、秦艽、桑枝、松节、玉竹、桑寄生、防风、细辛、木瓜祛筋骨之风湿，镇痛止痉；川芎、当归、川红花、牛膝活血调经；香橼、佛手调理气机。本方主治风湿入筋骨而致四肢麻木拘挛等症。

4. 关节炎内服酒

组成：羌活、五加皮、萆薢、川续断、木瓜、天麻、防风、胆南星、白芍、牡丹皮、桂枝、虎骨（用代替品）。用白酒泡。

作用：祛风湿，强筋骨，活血止痛。

主治：风湿性关节炎及关节痛。

5. 五加皮酒

组成：红毛五加皮、远志、甘草、续断、木通、广木香、香橼、羌活、独活、官桂、巴戟天、茯苓、苍术、狗脊、天麻、木瓜、茵陈、威灵仙、怀牛膝。用白酒浸泡。

作用：祛经络之风湿。

主治：风湿关节胀痛、麻木，伸屈困难者。

用量：每日 1～3 次，每次最多服 30mL。

禁忌：孕妇、月经期和其他病患者慎用。

6. 鹿衔酒

组成：鹿衔草，用白酒浸泡。

作用：祛风，逐水，补虚。

主治：一切阴虚、滑精、盗汗、肾虚腰痛。

用量：每次 15～30mL，即最多服 30mL，每日 2 次。

7. 参归寄生酒

组成：人参、当归、桑寄生、甘草、茯苓、五味子、没药、五加皮、怀牛膝、秦艽，用白酒浸泡。

作用：强筋壮骨，生血补气，祛经络之风湿。

主治：陈旧性腰膝损伤，风寒湿痹痛，气虚体弱者。

用量：每日 15mL，宜晚上服用。

禁忌：血热、高血压、孕妇及月经期患者禁用。

8. 保胃酒

组成：保胃散，用白酒浸泡制成。

作用与主治：同保胃散。

用法：非胃痛时不用，痛时饭后服 30mL。

禁忌：胃炎、胃溃疡、中气虚的患者禁用。

9. 生血补气酒

组成：党参、白芍、生地黄、茯苓、甘草、白术、秦艽、川芎、香附、木通，用白酒浸泡制成。

作用：生血补气，活血散恶血，通筋活络，强筋壮骨。

主治：一切体虚者的贫血、血虚、筋骨痛。

10. 人参三七酒

组成：人参、三七、当归、黄芪、五加皮、茯苓、甘草、白术、五味子、川芎，用白酒浸泡制成。

作用：补气血，养心安神，壮筋骨。

主治：主身体虚弱、失眠、不思饮食。

用量：每日 1~2 次，每次最多 30mL。此药亦可做成丸剂内服。

禁忌：胃溃疡及肺病患者禁用。

郑氏伤科制药技术

川派中医药名家系列丛书

郑怀贤

郑氏在中药炮制学、药剂学方面有很高的造诣，特别是郑氏夫人刘纬俊女士是郑氏伤科药物制剂研究及制备的学术带头人，对郑氏伤科药物制备的建立功不可没。为此，我们设专章加以阐述。

一、郑氏伤科药物炮制

郑氏伤科药物属于中药范畴，大多数的药物都是以古法炮制。由于郑氏伤科运用的特殊性，郑氏伤科药物的炮制与众不同。现重点阐述郑氏伤科药物的特殊炮制方法。

1. 香附（四制香附）

将生香附炒后，放在麻袋内（约占麻袋容量的一半），用手搓揉（或脚踩），使香附的毛脱落；除去毛后，将香附分为四份：一份用食盐水泡；一份用酒泡（以全湿为度，用盖密闭，免酒气挥发）；一份用醋泡（泡法同"酒泡"）；一份用当归水泡。注意各浸剂不能淹过香附，也不能太少；每日翻搅一次，使之上下充分浸透，一周后取出晒干，碾细末备用。

2. 自然铜

将自然铜打碎为小胡豆大小均匀的颗粒，装于石墨干锅内，用烈火煅透，以红透为度。无蓝色火焰燃烧时，立即倒入食醋中淬之，滤过固体物，经反复七次后晒干，用火炒干，粉碎，备用。

注：郑氏对自然铜的炮制处理十分讲究，其要点为：食醋大量、煅透、火煅次数 7~9 次，炒干。通过此法炮制，该药用于内服接骨药的配方所做成的制剂，对胃肠道的刺激性甚微。笔者认为刺激性与炮制方法有密切的关系。

3. 马钱子

炮制前要将马钱子用清水（或童便）浸泡 3 天，取出，刮毛。其余相同于传统炮制法。

4. 乳香

将净选的乳香分成大小均匀的，用中火炒制显油亮光泽并有气味逸出时，加入乳香量 5% 的小通草段，炒至乳香光亮，无大量烟雾产生且通草焦黄时取出，分散成小块，凉透心后，立即粉碎成粉，装袋备用。笔者认为通过此法炮制的乳香，便于后期制剂，除油良好，是具有特色的炮制方法：

5. 没药

炮制方法同"乳香"。

6. 儿茶

将净选的方儿茶砸成大小均匀的碎粒，用中火炒制儿茶融化，颜色变为深棕色的流动膏状时，加入儿茶量 5% 的小通草段，炒至儿茶成团、光亮、无糖心且通草焦黄时，取出，分成小块，凉透心后，立即粉碎成粉，装袋备用。笔者认为这样炮制便于制剂。

二、郑氏伤科药物特点

郑氏伤科药物制剂研究及制备的学术带头人刘纬俊女士对中药的传统制剂技术十分精通，对郑氏伤科药物的研究和应用功不可没。她对中药的大蜜丸、水泛丸、散剂、酒剂、洗剂、油剂和黑膏药剂的生产工艺十分熟悉，20 世纪 50 年代末到 90 年代，所生产出的医院传统制剂为祖国的体育事业和伤病的防治做出了重要贡献。郑氏伤科药物制剂的特殊性体现以下几个方面：

1. 制剂配制特殊

舒活酒与其他酒的配制法不同，不能将药混合浸泡，而是分别炮制及临时配制而成，配制过程中的药物调配顺序十分讲究。

2. 制剂配制根据季节变化调整

如舒活酒的配制，可根据气候酌情加减。冬天冰片及薄荷冰用量可减少一半或三分之一，夏天或较热地区可将冰片及薄荷冰多加三分之一，而将血竭酒或血竭剂量减少。由于黑膏药易受外界温度的影响，故在熬制黑膏药时，夏天可使用老一点，在冬天使用可嫩一点，可通过调整红丹用量、高温反应时间、降温时间点和老嫩膏药基质比例等来调整控制。这是郑氏对黑膏药熬制技术的贡献。

3. 临床药物使用应随证加减

临床使用某种制剂时，常常备有特殊制剂，以酌情调配到该制剂中，如三香粉（麝香、檀香和木香制成的散剂）、麝香酒等。

4. 黑膏药去火毒

在熬制黑膏药的过程中，当黑膏药基质成型后，撤去炉火，加快搅拌，同时向锅内喷冷水 3~4 口，进行数次后，锅内立即出现黑黝黝的油膏。临床实践表明这样制成的黑膏药，没有火毒。

三、郑氏伤科新制剂

由于时代的局限，郑氏伤科药物制剂主要停留在传统膏、丹、丸、散剂型上，随着制药技术的不断发展和郑氏伤科药物传人的持续努力，他们在郑氏伤科理论的指导下，丰富了郑氏伤科药物的品种，研制出了一批新的药物制剂。同时将临床使用的传统制剂进行技术改进，在保障临床疗效的前提下，研制出疗效更好、使用方便、毒性小和便于携带的经过食品药品监督管理局注册批准的现代制剂。现将这些新制剂按剂型分别阐述。

（一）丸剂

1. 祛风活络丸

组成：秦艽、川芎、千年健、续断、天麻、杜仲（制）、泽泻、桑寄生、松节、当归、防风、何首乌（制）、独活、川牛膝、石斛、牡蛎（煅）、金银花、厚朴、狗脊（制）、桂枝、甘草，辅料为蜂蜜。

功能主治：祛风湿，通经络，活血止痛。用于跌打损伤后肢体麻木、拘挛、关节屈伸不利、患处痿软胀痛，以及风湿痹痛。

用法用量：口服。一次 3g，一日 3 次，温开水或酒送服。

禁忌：孕妇、月经期患者禁服。

2. 牛杞地黄丸

组成：熟地黄、延胡索（醋制）、牡丹皮、山茱萸、山药、枸杞子、牛膝、泽泻、茯苓，辅料为蜂蜜。

功能主治：滋阴补肾，降虚火，健筋骨。用于肾阴亏损，头晕耳鸣，腰膝酸软，骨蒸潮热，盗汗遗精等症。

用法用量：口服。一次 6g，一日 2～3 次。

3. 壮骨腰痛丸

组成：女贞子、五味子、熟地黄、黄精（制）、狗脊、续断、制何首乌、海桐皮、白术、牛膝、茯苓、山药、延胡索（醋制），辅料为蜂蜜。

功能主治：补肾益精，壮骨健腰。用于肾虚精亏所致的腰膝酸软疼痛，或伴有头晕耳鸣、心悸、阳痿、滑精等症。

用法用量：口服。一次 1 袋，一日 3 次；或遵医嘱。

注意事项：孕妇及月经期、风湿病、胃溃疡等患者慎用。

4. 消增强骨丸

组成：熟地黄、鹿衔草、肉苁蓉、骨碎补、鸡血藤、狗脊、独活、海桐皮、山楂（焦）、建曲（焦）、麦芽（焦），辅料为蜂蜜。

功能主治：补肝肾，祛风湿。用于老年性退变性骨质增生，属肝肾亏虚证者。

用法用量：口服。一次 1 丸，一日 2～3 次。

注意事项：外感胸腹胀满痛者忌服；糖尿病患者慎用。

（二）片剂

1. 玄胡伤痛片

组成：延胡索（醋制）、赤芍、当归、白芷，辅料为淀粉、糊精、氢氧化铝、硬脂酸镁。

功能主治：活血，祛瘀，止痛。用于跌打损伤，血瘀作痛。

用法用量：口服。一次 3～5 片，一日 2～3 次。

注意事项：孕妇及月经期患者慎用。

2. 制香片（三七散）

组成：香附（制）、三七、当归、甘草，辅料为硬脂酸镁、氢氧化铝、淀粉、糊精。

功能主治：活血通络，行气止痛。用于肌肉韧带损伤所致的疼痛，尤以肋间肌、腰背肌损伤为宜。

用法用量：口服。一次 4～5 片，每日 2～3 次。

注意事项：孕妇、月经期患者慎用。

3. 创伤消肿片

组成：三七、竹节参，辅料为硬脂酸镁、氢氧化铝。

功能主治：散瘀止血，消肿止痛。用于跌打损伤所致的出血、肿痛等症。

用法用量：口服。一次 2～3 片，每日 2～3 次。

注意事项：孕妇、月经期患者慎用。

4. 消增强骨片

组成：熟地黄、鹿衔草、肉苁蓉、鸡血藤、骨碎补、狗脊（炒）、独活、海桐皮、山楂（焦）、建曲（焦）、麦芽（焦），辅料为淀粉、糊精。

功能主治：补肝肾，祛风湿。用于老年退变性骨质增生，属肝肾亏虚证者。

用法用量：口服。一次 4 片，每日 2～3 次。

禁忌：外感、胸腹胀满者禁用。

5. 强筋片（强筋丸）

组成：香附（醋制）、当归、土鳖虫、远志、续断、甘草、没药（制）、牛膝、乳香（制），辅料为硬脂酸镁。

功能主治：行气活血，续筋强筋，通络止痛。用于陈旧性关节韧带、肌肉损伤，症见慢性疼痛、关节活动不利等。

用法用量：口服。一次 3～5 片，每日 2～3 次，温开水送服。

注意事项：孕妇、慢性胃肠病患者慎用。

（三）合剂

1. 七味三七口服液

组成：三七、赤芍、香附（制）、川芎、红花、延胡索（醋制）、甘草，辅料为蔗糖、枸橼酸钠。

功能主治：行气活血，化瘀止痛。用于软组织损伤初期血瘀气滞，肿胀疼痛等。

用法用量：口服。一次 10mL，一日 3 次，摇匀后服用；儿童减半。

禁忌：孕妇禁用。月经期及糖尿病患者慎用。

2. 益尔力口服液

组成：黄芪、人参、三七、当归、丹参、淫羊藿、红毛五加皮、佛手、枸杞子、甘草，辅料为甜菊素、苯甲酸钠。

功能主治：补气血，通血脉，益肝肾，强筋骨。用于跌打损伤后期筋骨酸软乏力，关节屈伸不利，骨折愈合迟缓，或伴有神疲倦怠。

用法用量：口服。一次 10mL，一日 3 次，摇匀后服用；或遵医嘱。

禁忌：忌与五灵脂同用。

3. 冷膝口服液

组成：白术、巴戟天（制）、茯苓、防风、香附（制）、牛膝、石斛、粉萆薢，辅料为苯甲酸钠。

功能主治：祛风湿，强筋骨。用于风湿关节痛，骨关节炎，坐骨神经痛。

用法用量：口服。一次 10mL，一日 3 次。

（四）胶囊剂

1. 抗骨质疏松胶囊

组成：龟板（醋制）、黄柏（制）、知母（制）、熟地黄、锁阳、陈皮、当归、淫羊藿、牛膝、白芍，辅料为淀粉。

功能主治：滋阴潜阳，补肾壮骨。用于肾阴不足所致的筋骨痿弱，骨质疏松症，以及陈旧性腰膝伤痛，活动受限。

用法用量：口服。一次 4~5 粒，一日 2~3 次，温开水送服。

注意事项：孕妇慎用。

2. 补气益肾胶囊

组成：熟地黄、淫羊藿、黄柏（制）、龟甲、麦冬、牛膝、杜仲（盐制）、砂仁、茯苓、人参、牡蛎（煅）、五味子，辅料为碳酸钙。

功能主治：补气血，强心肾，强筋壮骨。用于气血虚弱所致的筋骨痿软、食欲不振、遗精等症。

用法用量：口服。一次 4~5 粒，一日 2~3 次，温开水送服。

3. 羚玉胶囊

组成：羚羊角、天麻、胆南星、白附子（制）、白芷、法半夏、防风、羌活。

功能主治：祛风，镇痉，止痛。用于颅脑损伤后遗症的头痛、昏眩、偏瘫；肌肉轻、中、重度撕裂伤，擦伤。

用法用量：口服。一次 4 粒，一日 2～3 次。

4. 术桂胶囊（术桂散加川芎）

组成：白术、肉桂、白芷、甘草、当归、白芍、川芎，辅料为淀粉。

功能主治：活血消肿，散寒祛湿，通络止痛。用于腰肌损伤、寒湿性疼痛等肌肉损伤中后期。

用法用量：口服。一次 4～5 粒，一日 2～3 次，温开水送服。

注意事项：孕妇、慢性肠胃病患者慎用。

（五）软膏剂

1. 二黄新伤止痛软膏

组成：黄柏、大黄、延胡索、赤芍、白芷、大血藤、羌活、独活、川木香、芙蓉叶、血竭、薄荷脑、樟脑、冰片，辅料为海藻酸钠、甘油。

功能主治：活血化瘀，消肿止痛。用于闭合性软组织损伤所致的红肿热痛。

用法用量：外用。涂敷患处，12～24 小时换药 1 次；或遵医嘱。

不良反应：个别患者用药后会出现皮疹等过敏现象。

禁忌：皮肤破损者禁用。

注意事项：①敷药处出现皮疹，应立即停用，并洗净药膏。②对海产品过敏者慎用。

2. 旧伤活络软膏

组成：萆薢、羌活、独活、白及、肉桂、续断、川木香、合欢皮、当归、川芎、土鳖虫、延胡索、川牛膝、骨碎补、海桐皮、生川乌、生草乌、鸡血藤、樟脑、冰片，辅料为海藻酸钠、甘油。

功能主治：舒筋活血，温经止痛。用于损伤后期，肿胀基本消除，但伤处软弱乏力，负重疼痛，压痛等症。

用法用量：涂敷患处。

不良反应：偶见皮疹、瘙痒等过敏反应。

禁忌：皮肤破损者禁用。

注意事项：敷药处出现皮疹，应立即停止使用。

3. 骨折软膏

组成：骨碎补、血竭、儿茶（制）、血余炭、白及、木香、羌活、当归、乳香（制）、白芷、樟脑、冰片，辅料为海藻酸钠、甘油、乙醇。

功能主治：活血止痛，续筋接骨。用于跌打损伤引起的瘀肿疼痛已消减，但骨痂形成不明显者。

用法用量：涂敷折伤处。

不良反应：偶见皮疹、瘙痒等过敏反应。

禁忌：皮肤破损者禁用。

注意事项：敷药处出现皮疹，应立即停止使用。

4. 芪藤软坚软膏

组成：黄芪、鸡血藤、海藻、三棱、莪术、山豆根、川芎、生川乌、生草乌、天南星、白蔹、赤芍、苍术、樟脑、冰片，辅料为海藻酸钠、甘油、乙醇。

功能主治：活血散瘀，软坚散结。用于损伤后期局部组织肿硬、关节功能受限、骨化性肌炎、骨质增生等症。

用法用量：涂敷患处。

不良反应：个别患者用药后会出现皮疹等过敏现象。

禁忌：皮肤破损者禁用。

注意事项：敷药处出现皮疹，应立即停止使用。

（六）橡胶膏剂

1. 丁桂活络膏

组成：延胡索、羌活、独活、当归、没药、木香、丁香、肉桂、山奈、花椒、红花、川芎、白芷、续断、细辛、薄荷脑、冰片、樟脑，辅料为橡胶、黄凡士林、氧化锌、液体石蜡、水杨酸甲酯、松香、椰子油。

功能主治：通经活络，逐风散寒。用于跌打损伤、运动创伤中后期，症见关节疼痛、肌肉酸楚或麻木等。

用法用量：将患处洗净后，外贴，每张贴12小时或遵医嘱。

不良反应：部分患者可出现皮肤瘙痒、皮疹等过敏反应。

禁忌：皮肤破损处禁用。

注意事项：用药后有皮肤过敏现象者，暂停使用或遵医嘱。

2. 芷香新伤膏

组成：黄柏、大黄、赤芍、白芷、延胡索、羌活、独活、大血藤、芙蓉叶、川木香、血竭、薄荷脑、冰片、樟脑，辅料为水杨酸甲酯、橡胶、黄凡士林、氧化锌、液体石蜡、松香、椰子油。

功能主治：活血散瘀，清热止痛。用于跌打损伤引起的红肿、疼痛。

用法用量：将患处洗净后，外贴，每张贴 12 小时或遵医嘱。

不良反应：个别患者可出现皮肤瘙痒、局部红肿、皮疹等过敏反应。

禁忌：开放性损伤忌用。

注意事项：贴后起皮疹者，暂停使用。

郑氏伤科临床经验

川派中医药名家系列丛书

郑怀贤

一、骨折治疗

（一）概述

1. 指导思想

郑氏伤科治疗骨折，要根据中医辨证施治，始终把全身与局部、骨折与筋伤、固定与练功、主动与被动、患者与医生等矛盾辩证地统一起来。如果带着形而上学的观点，机械施治，顾此失彼，则效果不佳，甚至造成恶果。

需要强调指出，治疗骨折必须从全身出发，在照顾全身的前提下，重视局部治疗。人体是一个有机的整体，一脉不和，周身不遂，某部骨折必然损伤筋脉，累及气血，影响全身。例如，骨折早期有体温增高、食欲不佳、睡觉不好、便秘尿黄等全身症状，化验检查发现内分泌和代谢有变化。炎症期以后，又会出现骨疏筋痿，关节伸屈不利；下肢骨折可因久卧而伤气，体质下降而出现继发症。如果这些病症及时治愈，体质强壮，对骨折愈合和功能恢复极为有利。因此，采用每一疗法时，必须从这个总的原则出发。至于严重骨折（如开放性骨折出血较多者，合并内脏损伤者）和体弱患者，更应从全身着手，先救生命，后治骨折。

2. 早期整复

尽早一次整复成功对骨折愈合和功能恢复极为有利，但如肿胀重、骨折重叠较多者，宜先内服、外敷活血化瘀中药，将伤肢松扎固定在托板上并予抬高，待肿胀减轻后再整复。

整复前必须做好物质、人力、技术等方面的准备，以免临阵忙乱。要解除患者的思想顾虑和紧张情绪，使其与医生主动配合。参加整复的人员要有高度的责任感，集体研究病情，拟定整复法则，决定人员分工，备妥药物用具。有条件者，在麻醉下整复更易成功。

复位时，术者要仔细摸诊，结合 X 线检查结果，摸准移位的骨折端，做到心中有数。施法时要胆大心细，手准法巧，达到"机触于外，巧生于内；手随心转，法从手出"。若助手得力，配合巧妙，常能一次整复成功。至于具体手法请参阅本书正骨手法及各种骨折整复的章节。

治疗损伤，包括骨折在内的目的，在于恢复其功能。因此，骨折复位标准能达到解剖学复位最为理想。但实际上，多数病例难以达到这个要求。如果为了追求解剖学复位，三番五次地施以暴力整复，反而影响疗效，甚至造成后遗症。功能恢复的快慢和好坏，既是检查骨折治疗效果的标准，也是骨折整复的重要标准。

骨折复位达到什么程度就可不影响功能呢？根据临床观察，只要旋转、分离移位得到彻底纠正，长骨干（尺桡骨除外）骨折成角在15°以内，斜面、螺旋、粉碎骨折短缩1.5cm，或者侧方移位对合四分之一，可不影响功能或影响极小。儿童患者对骨折短缩、成角畸形的修复力更强。

3. 夹缚固定

在骨折已复位的前提下，夹缚固定可谓手法的继续或替代。夹缚固定正确，既可保持已整复的骨位，又可矫正残余移位，弥补手法之不足。夹缚固定不正确，可使整复成果丧尽，甚至造成伤肢残废。因此，要反复实践，不断加深体验，才能保证夹缚固定使用正确。

夹缚固定的方法依部位不同而异，但四肢长骨的固定方法基本相同，其包扎的先后顺序可分为六步：内绷带→棉垫（或棉垫加压板）→夹板→绑带→托板（或支架）→外绷带。

骨折无移位或属稳定型者的包扎顺序：外敷药→内绷带→夹板→绑带→托板→外绷带。

内绷带要松紧适宜；棉垫可不用胶布粘贴；纸垫易滑动，必须用胶布将它粘贴在内绷带上；绑带三条，分别绑在夹板两端及中段，接近骨折端的一条稍紧点，其余两条稍松点。外绷带包扎的范围可大可小，超关节固定时宜大，不超关节固定时宜小。如股骨上段骨折，固定超膝不超踝，外绷带包至踝关节上部；股骨下段骨折，要超膝超踝固定，外绷带包至足部，防止踝关节伸屈导致骨折远端向后移位。

最后，将伤肢固定在治疗位。所谓治疗位，就是将伤肢固定在与受伤机制相反的姿位。如肱骨颈骨折内收型的治疗位是外展位、外展型的治疗位是内收位，踝部骨折外旋型的治疗位是轻度内翻内旋位等。

上述固定维持到断端有纤维性骨痂或有少量原始骨痂时为止。以后随着骨折的逐渐愈合，固定也逐步简化，先解除超关节固定的那部分外绷带，然后去托板，到临床愈合时解除固定。

4. 观察与护理

（1）整复后，抬高伤肢以利消肿，保持伤肢的治疗位，防止断端再移位。

（2）整复后1~3天内注意观察伤肢的血液循环情况，如观察肢体远端有无发凉、发绀、麻木、剧痛及动脉搏动是否变弱或消失，若血运不良，应及时放松绷带或重新包扎，以免发生缺血性挛缩等并发症。

需要特别指出，凡新伤肿胀尚未出现而骨折整复较难、手法用力较大者，凡陈旧性骨折再复位者，经复位后，肿胀一定会增大。因此，对这类患者必须术后2天内经常观察，一旦发现包扎过紧，就需要重新包扎固定。若系门诊患者，要向患者或其家属交代清楚，发现问题及时复诊。

（3）外敷药时，夏季隔两天、冬季隔三天换一次药。如患者感到敷药处发痒发热，应停止敷药，并用冰黄散撒于敷药处。

（4）如果患者感到局部胀痛，且肢端肿胀，可能有血疱或水疱发生，应解开包扎，在无菌条件下抽出疱液，盖以消毒纱布，再妥善扎固。

（5）若患者反映棉垫处或骨位表浅处疼痛，多系该处发生压伤，应及时改变棉垫厚度或位置，或在骨骼隆起处的周围垫棉花，避免骨隆起处再受压，以防演变为压迫性溃疡。

（6）复位三四天以后，肿胀逐渐消退，包扎相应变松，棉垫、夹板可能滑动，应及时调整包扎的松紧度。

（7）定期检查骨位。有X线设备者，复位后半月内，每三四天透视1次；若骨位保持未变且伤部无不适之感时，只需调理绑带松紧度即可。无X线设备者，应解开包扎，以摸法检查骨位；若复发移位，应根据移位程度，立即决定是否再行整复。

（8）下肢骨折患者卧床较久，要预防发生褥疮；股骨骨折患者可因解便而影响骨位，护理应当小心。

（9）有计划地指导伤员进行练功活动。凡影响骨位的禁忌动作，应向患者强调说明。

（10）观察有无全身性并发症的征兆，以利早期发现和治疗。

5. 练功与按摩

骨折患者的练功和按摩，必须循序渐进，因人而异，因伤制宜。在骨折愈合过程的不同时期，应安排恰当有效的练功动作和按摩手法，有利于骨折愈合和功能恢复。如果粗心盲动，反而有害无益。

（1）早期：从整复到断端纤维性连接，需1～2周。局部肿胀、疼痛，血肿逐渐吸收并开始机化，断端不稳定，纤维连接脆弱易破，折端容易再错位。因而，本期应以固定为主，伤部肌肉做轻度收缩活动，伤部近侧关节暂不活动，远侧关节可以适当做伸屈活动，而伤肢以外的肢体应积极活动。例如，左侧股骨骨折，可做左腿股四头肌收缩活动，髋、膝关节固定不动，踝、趾关节做伸屈活动，右腿练习伸屈和举腿，上肢选择广播操的上肢活动，做深呼吸运动等。

在伤部上下关节部搽药酒，以抚摩、揉、捏等手法进行力量较轻的按摩，促进肿胀消退，防止关节发生粘连。

（2）中期：自纤维性连接至接近临床愈合，需3～6周。局部肿痛消失，有的出现肌肉萎缩，断端稳定。练功时，在早期动作的基础上强度逐渐加大，骨折肢体两端关节开始做伸屈活动。下肢骨折可扶拐行走，起初不宜承重，逐步过渡到轻微负重。在伤部及附近关节部搽药酒，做按摩，以搬法对伤部附近关节做适度的被动活动，以促进血液循环，舒筋解挛，松解粘连，通利关节。

早期和中期的按摩最好由医生亲自操作，或在医生指导下进行，必须根据骨折愈合程度来选择按摩手法，决定按摩强度。

（3）后期：这是临床愈合期，相当于复位后7～12周。这时，断端已很稳定，一般不易错位。鼓励患者加强各种功能锻炼，做一切力所能及的轻体力劳动，直到骨性愈合和功能恢复为止。

按摩重点是伤部上下关节，按摩幅度、强度宜大；除中期使用的手法外，再增加摇晃、搓法、提弹、指针刺激关节周围的有关穴位，以消散疤痕，松解粘连，活动关节，增强肌力。具体手法及操作，参见按摩和指针的相关内容。

6. 内外用药

（1）早期：治则以消肿止痛、活血化瘀为主，以行气通经、开胃健脾为辅。

内服三七散、铁弹丸或七厘散，消化不良服保胃散，大便不通服导益散。外敷一号新伤药加减，局部发热者加大黄、地骨皮，瘀血严重者加桃仁、赤芍，剧烈疼痛者加乳香、没药。

（2）中期：治则是活血生新，续筋接骨。一般内服一号接骨丸或二号接骨丸，骨痂生长缓慢时服双龙接骨丸。外敷接骨药加减，愈合较慢者加首乌、蟹粉。

（3）后期：治则是补气益血，强筋壮骨。一般内服正骨紫金丹、强筋丸或虎潜丸，体虚者改服人参紫金丹。外贴活络膏。伤肢有坠积性肿胀者，以归尾泽兰熏洗药煎水熏洗；关节僵硬、伸屈不利者，用桃仁散瘀熏洗药煎水熏洗。

（二）常见骨折治疗

1. 锁骨骨折

（1）症状诊断：患者常用健侧手托住伤肢，伤侧肩部向内、前、下方倾斜，头偏向伤侧，下颌转向健侧，以缓解因肌肉牵引而加重断端移位所产生的疼痛。局部肿胀可使锁骨上、下窝变浅或丰满，有移位者可摸到或凸或凹的骨折端。局部压痛明显，伤肢不能上举。

儿童柳枝骨折有时症状不显，易被误诊。因此，凡儿童有上述伤史，局部压痛，伤肢不能上举，即应考虑骨折。X线检查可明确诊断。

（2）治疗

①正骨手法：患者坐板凳上，两手叉腰。助手立于患者背后，用双手将患者两肩向后、外、上方搬，同时以一膝部顶住患者背部的第 3～5 胸椎处，即以搬顶法矫正重叠移位。术者面对患者，以两手拇、食二指分别摸准骨折两端，用提按法纠正前后移位，以推挤法整复上下错位。

②固定方法：在锁骨上、下窝分别放一大小相宜的裹缩棉条，上盖纸壳压板，以胶布将其贴固于皮肤上；两腋窝各放一棉纱团（患侧稍大），扎背"∞"字绷带，维持挺胸伸肩姿势；助手停止搬顶，再扎肩"∞"字绷带，加强棉条、压板的固定，以三角巾兜前臂于胸前。

无移位者，局郁外敷一号新伤药，包扎"∞"形绷带即可。

③观察与护理：整复固定后，要注意观察伤侧肢体的颜色和知觉，如手指麻木或发绀，应适当放松包扎。早期宜于 2～3 天检查 1 次。复发错位者，及时整

复；绷扎松动者，加固包扎。活动时，保持挺胸伸肩姿势；睡觉时，只宜仰卧，并在两肩胛骨之间置一厚度相宜的条状垫物，以免重叠错位。

④练功与按摩：早期主动伸屈肘、腕、指关节；中期开始肩关节功能锻炼，搽舒活酒做按摩；后期解除固定，练习负重活动。肩关节功能障碍者，以抚摸、揉捏、搓和摇晃等手法进行按摩。

⑤内外用药：参照"郑氏伤科处方"内容。

2. 肱骨外髁颈骨折

（1）症状诊断：肩部肿、痛，可见皮下血斑，压痛明显，伤侧肩、臂功能丧失。严重错位的外展型骨折，可出现假"方肩"，须与肩关节脱位相鉴别。X线检查，最好摄立体像和正、侧位片，这样才能详尽显示骨折移位情况。

（2）治疗

①正骨手法：患者仰卧位。助手甲用布带绕过腋窝向头顶方向牵拉，助手乙握肘或腕沿上臂纵轴顺势牵拉；重叠或嵌插纠正后，用推提手法整复侧方移位或成角。

以内收型为例，术者立于伤肩外侧，双手拇指推远折端外侧，其余八指抱提近折端内侧，同时用力，对向推提，并嘱助手乙将上臂向外侧牵拉，随后以推提法矫正前后移位。同时助手乙将上臂向前上方抬举（远折端前移时）或向后伸（远折端向后移位时）。外展型骨折亦可采用上述方法，但其着力点、施力方向和助手牵拉上臂的方向，恰与内收型者相反。纵插型可不整复。

②夹缚固定：在维持牵拉下，上臂裹一二层绷带，在原移位或成角的骨凸处置棉垫或纸压板，并用胶布贴固，用四块夹板和绷带束扎固定，束扎的松紧程度以不影响血液循环为宜。屈肘90°，前臂旋后。外展型骨折，在伤肢后侧放一直角铁丝托板，并兜于胸前；内收型骨折，用外展平手架将伤肢托固在外展位。若肱骨头外旋，则将伤肢托固在外展举手架上。纵插型骨折，只需用铁丝托板托护伤肢即可。

③观察与护理：一旦出现神经血管受压症状，立即调整包扎，术后十天内每隔二三天解开包扎（如有条件，可三五天透视一次），检查骨折是否移位，棉垫是否滑动，皮肤有无压伤。如发现问题，应及时处理。

④练功与按摩：早期伸屈指、腕关节。中期去托板，活动肩、肘关节；外展

型骨折不做外展动作，内收型骨折不做内收活动，各种骨折均应做下肢活动；按摩肩及上臂部。后期解除固定，逐步进行负重练习；按摩力量宜重；有功能障碍者，可用摇晃和搬法松解粘连。

⑤内外用药：参见"郑氏伤科处方"内容。

（3）预后：一般预后良好，但肱骨头粉碎性骨折者，可后遗肩关节功能障碍或继发创伤性关节炎。老年患者可继发冻结肩。

（4）治法举例：左肱骨外科颈骨折。

王某，女，50岁。

走路跌倒，左臂外展着地，当即不能抬起，手臂麻木，送某医院治疗，用石膏固定，但疼痛仍未减轻。伤后半月来我院时，精神不振，拆去石膏，左肩压痛，不能耸肩。X线照片结合透视，可见左肱骨外科颈骨折，远折端向前向上并与肱骨头重叠，对位对线均不良。

治疗经过：因患者精神不振，暂用托板固定。

二诊：助手牵引肱骨远端，术者双手捏按复位。敷一号新伤药加木通、黄柏、红花；以夹板、托板固定；活动手指和腕关节。

三诊：骨位正常，皮下瘀血严童。敷三黄散加黄芪、当归；服三七散，日服3次，每次3g，连治3次。

六诊：肩部肿消，压痛减轻，仍有骨擦声，活动不便。敷二号接骨药加白及、龙骨、当归、黄芪；服双龙接骨丸，日服3次，每次6g，连治5天。

十一诊：局部症状好转，无骨擦声，透视见有少量骨痂形成。按摩肩部。敷二号接骨药加白及、龙骨、蟹粉、白地龙、当归；内服接骨丸，日服3次，每次6g，连治3天。

十二诊：臂可抬举活动，有轻压痛。用舒活酒做深部、揉捏和搓；活动肩关节；去夹板、用三角巾将患肢吊在胸前。服正骨紫金丹，日服3次，每次6g。连治5天，93天痊愈。

3. 肱骨髁上骨折

（1）症状诊断：肱骨髁上骨折多为10岁以内的儿童，髁间骨折多为成年人。肘部肿痛严重，压痛明显，有移位者，可扪及移位之骨凸，或有骨擦音，肘关节多呈半屈位，伸屈功能完全丧失。伸展型骨折的外表近似肘关节后脱位，但肘后三个骨点关系无改变，可资鉴别。X线检查可助诊断。

（2）治疗

①正骨手法：患者仰卧或坐位，助手甲握上臂上部，助手乙握腕部，进行对抗牵拉，重叠纠正后，依次整复旋转、内外侧和前后方移位。以伸展型（远端伴有旋前并向内侧移位）为例，术者一手握近折端另一手握远折端，使之旋后，同时嘱助手乙将前臂旋后，以矫正旋前畸形。接着，术者一手推近端向内，另一手推远端向外，以矫正侧方错位；再用双拇指置于远端后侧，其余各指环抱近端前侧，对向提按，同时嘱助手乙将前臂屈曲到90°。屈曲型仍可采用这些手法，但其着力点和用力方向恰与伸展型者相反。髁间粉碎型骨折亦可采用上述大部分方法，因两髁分裂，需用两手掌分别置于两髁侧方，向中间推挤，使分裂之骨片合拢。

②夹缚固定：在维持牵拉情况下，局部包裹二层绷带，在移位的骨凸处放棉垫，以四块肱骨夹板束扎固定。伸展型骨折，肘后侧放直角铁丝托板（上自腋部下至腕部），肘屈90°，前臂旋后并外展，以绷带包扎固定；屈曲型骨折，肘关节固定在伸直位。

③观察与护理：观察手部是否发凉、发绀、麻木，桡动脉搏动是否减弱或消失，以便早期发现并防治缺血性挛缩。术后一周内每隔2天透视1次，或解开包扎，检查骨位有无移位，棉垫是否滑动，皮肤有无压伤和水疱。一旦发现问题，即应及时处理。

④练功与按摩：早期伤肢握拳和耸动肩关节，活动健肢。中期去托板，转动前臂，适当伸屈肘关节，局部搽药酒做轻度按摩。后期解除固定，加强肘关节功能锻炼，做深部按摩。

⑤内外用药：参见"郑氏伤科处方"内容。

（3）预后：一般预后良好。若发生缺血性挛缩等并发症，则预后不佳。若发生畸形连接，则会形成肘内翻或肘外翻。

（4）病例举例：右肱骨髁上碎裂骨折。

朱某，女，16岁，学生。

从单杠上失手跌下，右肘关节着地时发出咔嚓一声。伤后疼痛，昏厥。经校医急救醒后送来就诊。呻吟，面色发青，精神不振，右肘关节及上臂下段红肿、灼热、触痛，有骨擦音。透视见右肱骨髁上碎裂骨折，远端向外向后移位，重叠约 0.8cm，外侧有一小碎片分离。

治疗经过：用拉、捏、推法复位，用棉垫夹板固定后，再用托板托住伤臂。服安神丹 1.5g，开水送服。

二诊：局部剧痛，全臂发胀，骨位较好。检查包扎松紧，夹板固定。七厘散、三七散交叉服，日服 4 次，每次 3g。

三诊：睡眠很好，肿痛减轻，透视检查仍有少许移位。用拉、捏手法矫正，夹板固定。服接骨丸，日服 3 次，每次 6g。

四诊：精神振作，病情减轻，复位平正。搽舒活酒，做轻度按摩；服药同上，连治 2 次。

五诊：情况良好，患处微肿，敷一号接骨药去大黄，加赤芍，固定和内服药同上。做肩、腕关节练功活动。

七诊：折处肿消，但肘部稍肿，患部上下有瘀斑。敷二号接骨药，服药同上，连治 2 次。

九诊：透视见有骨痂形成，对位对线良好。肘关节做被动活动，敷三号接骨药，固定和服药同上。轻轻活动肘关节。

十诊：右肘内侧痛，搬摇关节时更痛。摇晃按摩，去夹板，嘱患者自行热敷，活动肘关节，连治 3 次。

十三诊：肘关节能屈到 90°，内侧痛，骨折处略粗大，用桃仁散瘀剂熏洗。又治 10 余日，基本痊愈。

4. 桡骨远端骨折

（1）症状诊断：无移位者，腕部肿胀、疼痛、压痛和功能障碍；有移位者，可扪及错位的骨凸，压痛锐利；伸展型骨折有特殊的"锅铲"状，或"枪刺"状畸形，一望便知。X 线检查可明确骨折类型和移位情况。

（2）治疗

①正骨手法：以伸展型骨折为例。患者坐凳上，前臂旋前；助手甲握上臂，助手乙握伤肢手指，对抗牵拉；待重叠矫正后，术者双手分别置于折端内、外侧的断端错位处，对向挤压，同时助手乙牵拉伤手向尺侧或桡侧偏斜，纠正侧向移位（图 134 甲）。术者再以双拇指置于远端背侧，其余四指提近折端掌侧，用力

按提，同时助手乙将手腕拉向掌侧偏斜。

屈曲型骨折，亦可用上述手法进行整复，但着力点、施力方向同伸展型骨折相反。

②夹缚固定：前臂和腕部包扎二层绷带，在原错移骨凸处放棉垫，用前臂夹板将手腕固定在轻度屈曲并尺偏（或桡偏）位，前臂取中立或旋前位，并悬吊于胸前。屈曲型骨折的前、后棉垫位置，恰与伸展型者相反，前臂固定在旋后位。

③观察与护理：术后 10 天以内，每 3 天透视检查一次，根据手的肿胀程度，适当调整包扎。伸展型禁做伸腕动作，屈曲型忌做屈腕活动。屈曲型很不稳定，复查时必须注意。

④练功与按摩：早期做肩和肘关节的各种活动，健肢应积极活动，伸屈患肢手指。中期去托板，按摩手部；伸展型练习屈腕动作，屈曲型练习伸腕动作。后期做腕关节各种活动，并做按摩舒筋解挛。

⑤内外用药：参照本章第一节和第五章，后期主要用熏洗药。

（3）预后：一般良好。但粉碎骨折、下尺桡关节错位严重者，可继发腕关节创伤性关节炎。

（4）病例举例：桡骨远端骨折。

张某，女，56 岁，干部。

昨日摔倒，左手着地，当时手麻木不感痛，手腕部变形，活动障碍，次日来诊。

检查：面色苍白，表情痛苦。手腕向背侧凸起、肿胀、压痛，手腕及手指不能活动。照片证实为桡骨远段骨折，有移位和嵌入。

治疗经过：局部麻醉，先牵拉，再用推捏法整复，夹缚固定，睡前服安神丹3g。

二诊：骨折移位被矫正。服七厘散，每日 3 次，每次 3g；敷一号新伤药。

三诊：局部肿胀已消，手指仍肿，对位良好。按摩。外敷三号接骨药；服人参紫金丹，每日 3 次，每次 3g，连治 8 次。

十一诊：肘腕关节活动正常，唯感无力。指针取穴：曲池，尺泽、合谷。内服药、固定均同上。

十二诊：透视见有骨痂形成。按摩活动腕关节，解除固定，贴活络膏，连治3次。基本痊愈。

5.腕舟骨骨折

（1）症状诊断：腕部肿胀，疼痛剧烈，且局限于桡侧，握拳时疼痛更剧，握力减弱。"鼻烟窝"处有明显压痛。嘱患者握拳，沿第一、二掌骨纵轴叩击掌骨头时，可引起舟骨部疼痛。腕关节背伸机能，部分发生障碍。

舟骨骨折的损伤机制和临床症状，颇似腕关节损伤，若不注意，容易误诊。X线检查常在骨折2周以后才能显示骨折线，因此不能单凭初期X线检查结果就轻易否定骨折存在。对临床症状足以怀疑为骨折者，即应按骨折处理。待2周后再做X线检查，以明确诊断。

（2）治疗：舟骨骨折多无移位，或者移位很轻，一般不需整复。

①固定：在腕关节背侧放一夹板，上自前臂中段，下至掌骨头，腕关节背侧置棉垫（敷药时不放棉垫），将腕关节固定在背伸10°的位置。

②练功与按摩：早期做肩、肘关节的功能锻炼和手指伸屈活动。在前臂、手部搽舒活酒做抚摩5分钟、揉捏（骨折部除外）5分钟；手指肿胀明显的，由指梢向近侧施以捏法，促进肿胀消退。

中期除去夹板，用绷带包扎腕部。开始腕关节轻度活动，按摩除用早期手法外，再施以揉法和被动活动腕关节。

后期加强腕关节功能锻炼，并开始做轻工作。按摩时增施摇晃手法，以恢复腕关节功能。

③内外用药：早期外敷通经活络、活血消肿药红花、血竭、合欢皮、木通、血通、白芷、海桐皮等；局部麻胀感甚重者，在以上药物中加乳香、独活、苍术；手指麻木者，加五加皮、紫荆皮；局部有短暂烧热感者，加黄柏。内服铁弹丸或三七散。

中期局部外敷当归、黄芪、红花、土鳖虫、续断、骨碎补、血通、乳香、没药、血竭、海桐皮、合欢皮等药；若关节僵硬、功能障碍显著时，缓用土鳖虫、续断，而改为海藻、紫荆皮；舟骨周围软组织发硬者，追加南星、白蔹。内服正骨紫金丹或强筋丸。

后期外敷黄芪、当归、血竭、血余炭、儿茶、白及、没药、土鳖虫、骨碎补、地龙；如骨质脱钙、愈合缓慢者，加用紫河车、黄芪、当归、合欢皮、骨碎补、首乌；如经久不愈者，再追加煅自然铜、田三七，但不宜久用，以三四次为限。内服二号接骨丸，连服半月左右。

（3）病例举例：右腕舟骨骨折。

许某，女，21 岁，运动员。

1959 年 9 月 12 日，练习排球时不慎扭伤右腕，当即不能屈伸，即来治疗。

检查：右腕鼻咽窝区，肿胀严重，有压痛，不能上下翻转。X 线透视检查，为舟状骨中段骨折。

治疗经过：用夹板固定。内服三七散。

二诊：舟骨有压痛，微肿，活动即痛。外敷一号新伤药加合欢皮、海桐皮，用上法固定。内服正骨紫金丹，一日 3 次，每次 3g，连治 3 次。

五诊：肿消，复位正常，局部起皮疹。停敷药，做深部、揉捏按摩。继续固定。

六诊：可轻微活动，外敷一号旧伤药去羌独活，加黄芪、红花。去夹板用绷带固定。以后每 2 天换药 1 次，连治 4 次。

十诊：可轻微活动，不能用力。做深部、揉捏按摩和被动活动。嘱患者渐行活动。外敷二号旧伤药加黄芪、当归。服正骨紫金丹。

十三诊：肘关节机能基本正常。处理同上。

十五诊：手腕活动度增大，能背伸，不能用力。做揉捏摇晃。外敷黄芪、当归、儿茶、没药、血竭、川芎、白及。服正骨紫金丹，连治 4 次。

廿诊：能练球，扣球不得力，尚痛。外敷内服药同上，连治 4 次。基本痊愈。

小结：用按摩加快血液循环，防止软组织僵硬。敷药生血补气，增加胶质，促进骨折愈合。

随访所悉，患者无任何后遗症，手腕活动自如，能做扣球、托球活动。

6. 股骨颈骨折

（1）症状诊断：局部疼痛，肿胀，压痛明显。内收型骨折有特殊畸形：伤腿外旋，足尖外偏，膝关节轻度屈曲，伤肢有不同程度的缩短。个别嵌插骨折患者，可勉强站立或忍痛行走二三步，但叩击大转子处会有明显疼痛感。X 线检查可明确诊断。

（2）治疗：因患者多系老年人，常有其他宿疾，如不予以注意和恰当处理，不仅对骨折治疗不利，还可危及生命。所以，应首先考虑患者的全身情况，针对原有疾病，进行必要治疗。在照顾全身的前提下，争取早期整复骨折。

①整复固定：只有内收型骨折需要整复。患者仰卧，助手甲握拉腋部，助手乙握拉踝部，逐渐将伤腿拉向外展位；重叠矫正后，术者以手掌由外向内侧推挤大转子，同时助手乙将伤腿略向内旋，即可复位。

在大转子处放一较大、较厚的棉垫和压板，外侧放一木板（上自腰侧，下至膝外侧），后侧放一铁丝托板，膝关节微屈，将伤腿固定在外展位。外展型骨折不需整复，用托板固定伤腿在中间位即可。

②观察与护理：由于患者年龄较大，心、肺或肾脏机能较低或有病变，加之骨折后长期卧床，体质更虚，很可能发生继发症，如坠积性肺炎、褥疮等，应当注意，早做防治。

③练功与按摩：早期活动上肢，做深呼吸运动，伸屈踝关节。中期去托板，嘱患者坐着，上肢做广播操的部分动作，每日 2～3 次；膝后垫物逐渐加厚，以增大屈膝角度，在髋部搽舒活酒做抚摩、揉捏按摩。后期解除固定，加强髋、膝关节伸屈活动，扶拐行走，逐渐开始承重。

上述练功和按摩方法，适用于内收型骨折。外展型骨折可适当提前下床活动。

④用药：对年迈体虚者，不可妄用破散之药。早期以行气活血为主，胃口不佳者，佐以开胃健脾药，宜服三七散或辅以保胃散；局部外敷一号新伤药加减。中期补气益血，续筋接骨，内服人参紫金丹和接骨丸；局部贴活络膏。后期宜投滋补肝肾、强筋壮骨之剂，如健肾丸、强筋丸或虎潜丸。

（3）预后：一般尚好。骨折线接近股骨头的病例，容易发生股骨头坏死。内收型患者负重步行过早，可能发生畸形愈合或不愈合。

（4）病例举例

宋某，男，50 岁。

骑自行车给对面开来的卡车让路时，失去重心，连车带人向右倒地，当即不能行走，患肢不能抬动。某医院 X 光检查，诊断为右股骨颈骨折。患者不愿意石膏固定，转来我院。

检查：气色不正，右足尖向外扣，患肢不能运动，右髋无红肿，有压痛；右腹股沟处淋巴肿大。诊断为右股骨颈骨折。

治疗经过：用拉法使患肢外展，再推大转子使之复位，夹板固定。服小活络丸，每次 3g，日服 3 次。

二诊：疼痛减轻，膝关节发酸，食欲增加，睡眠良好。敷羌活、独活、木通、木香、黄芪、当归、血竭、牛膝、土鳖虫、白及。仍用夹板固定。保持伤肢轻度外展位。做深呼吸运动。服接骨丸，每次 3g，日服 3 次，连治 4 次。

六诊：肿痛基本消失，腰部有酸胀感。搽舒活酒，在腰、臀部进行按摩，由轻到重；髋关节用揉捏，膝踝关节做摇晃。敷四号接骨药加当归；服接骨丸，每次 3g，日服 3 次，连治 3 次。

九诊：患肢可轻微活动。去夹板，用绷带固定。用药同上，连治 4 次。

十三诊：用手杖支撑可慢行几步。X 线透视复查，证明骨位较好，骨折线模糊。继续按摩。局部敷活络膏，仍用绷带固定。扶拐下床，暂不负重。服虎潜丸，每次 6g，每日 3 次，连治 8 次后可去拐行走。

7. 股骨干骨折

（1）症状诊断：大腿肿胀甚重，伤腿变短或有旋转和角度畸形；错位严重者可摸得或凸或凹的骨折端，功能完全丧失。X 线检查可助诊断。

（2）治疗

①急救：股骨干骨折，尤以直接暴力致伤者，疼痛十分剧烈，出血量多，患者容易休克。急救时，应首先给以止痛剂和预防休克。若已发生休克，应根据具休情况进行抢救，然后用长木板固定伤腿，再行输送。

②正骨手法：患者仰卧，助手二三人对抗牵拉；重叠矫正后，根据移位方向，术者以两手分别置干骨折部内、外侧的骨凸处，对向推挤，整复侧方移位；再以两手分别置于骨折部前后侧的骨凸处，对向提按，同时助手将远侧肢体或外展，或外旋，或屈曲，利用杆扛原理，配合术者施法，促使断端对合。如旋转错位，一手握近端，一手握远端，向错位的方向推转，即可复位。

③夹缚固定：在维持牵拉情况下，大腿包扎二层绷带，在原错位或成角的骨凸处放绵垫和压板，以股骨夹板束扎固定；伤腿后面置"～"形铁丝托板，膝后垫枕，将伤腿固定在屈髋、屈膝和外展位置。上段骨折时，屈髋和外展角度适当增大；下段骨折时，屈膝角度略为增大。

对不稳定性骨折或手法难以整复的病例，成人加用骨髂牵引，儿童加用皮肤牵引，效果更佳。

④观察与护理：最好住院治疗。要抬高伤腿，早期每2天检查一次骨位和固定情况，调整包扎的松紧度。注意观察足部有无发绀、发凉和麻木等症状，足背动脉搏动是否正常。一旦发现问题，应当立即处理。尤其下段骨折，更应提高警惕，以便早期发现和防治缺血性挛缩或坏死等并发症。

⑤练功与按摩：早期做踝关节伸屈和上肢各种活动，做深呼吸运动。中期去托板，膝后放枕垫，隔三四天枕垫增厚 1~2cm，使膝关节屈曲度逐渐加大；按摩大腿及膝部；可扶拐行走，暂不承重，下床时仍应把托板包起，借以保护伤腿。后期加强伤腿功能练习，逐渐过渡到负重步行；以抚摩、揉捏、搓等手法按摩大腿及膝部，力量宜重。

⑥内外用药：参见"郑氏伤科处方"内容。早期因瘀血较重，活血化瘀药物也要相应加重。下床后，若足和小腿部有严重的坠积性肿胀，宜内服行气活血、温经通脉之剂，并用挑仁散瘀剂熬水熏洗伤腿。

（3）病例举例：左股骨粉碎性骨折。

代某，女，24岁，杂技演员。

表演叠罗汉时，脱手跌坠，身体左侧着地，当时不能自动起立。被人扶抱起来后，将患肢搓摇了几下，仍不能站立，几分钟后疼痛肿胀加剧。抬到我院时，面色不正，恐惧不安，左股骨下 1/3 处红肿严重，有异常活动感和骨擦声。X 线检查见左股骨中下 1/3 之界处粉碎骨折，骨片分离。

治疗经过：在局部麻醉下进行手法整复。助手牵拉患肢，医者用推、捏手法使碎骨片合拢，使断端回复原位。压垫夹板固定，然后上托板，使患肢固定。服止痛片，仰卧休息，足尖向上，抬高伤肢。

二诊：食欲和睡眠不好，全身不适。伤后 3 日局部红肿微消，外侧骨片微突起。后、外侧骨凸处压垫增厚，内侧用长夹板，以托板固定全肢。服止痛片。

三诊：一般情况好转，局部红肿消失，伤处微有骨声，外侧高突仍在，小夹板矫正，托板固定患肢。

四诊：离突仍在，X 线透视见对位对线较好，唯骨碎片稍向外错位。敷一号接骨药；服接骨丸 3g，日服 3 次，连治 3 次。

七诊：患处情况良好，膝关节膨大。X线照片见有少量骨痂形成。做深部、揉捏按摩，活动关节，去托板，用短夹板固定。外敷三号接骨药，服药同上。

小结：共治40多天基本能下床行走

8. 髌骨骨折

（1）症状诊断：膝部瘀血肿胀极为显著，疼痛剧烈，功能丧失；两折块分裂时，在髌骨前面可摸得一条横沟。无移位者可用X线证实。

（2）治疗

①整复固定：患者仰卧，伤膝伸直。术者一手拇、食二指夹持固定下折块，另一手拇、食二指夹持上折块向远侧推去，使之与远折块对位合拢。再以按法矫正向前移位的骨折块。

整复后，用一与髌骨大小相宜的膝圈固定，膝圈的布带绑在膝后的铁丝托板上，将膝关节固定在伸直位。

肿胀严重、复位困难者，宜先外敷和内服化瘀消肿的中药，待肿退胀减时再行整复。如首次复位不甚满意，可在二三日后再行整复。

如髌骨后面对合，前面张口，能矫正当然好，不能矫正也无多大妨碍。骨折块分裂严重，手法整复无效者，应做开放复位内固定术。

②观察与护理：早期抬高伤肢，禁做屈膝动作。每2天检查一次骨位和固定情况。如患者反应膝部胀痛，多系包扎压力不均，产生了张力性水疱或血水疱，应予消毒，抽出疱液，再稳妥固定。

③练功与按摩

早期伸屈踝、趾关节，活动健肢，可在膝关节上下部搽舒活酒做轻微按摩，以行气活血，舒筋解挛。

中期去膝圈，后侧托板仍须保留，以防止大幅度的屈膝动作，扶拐行走。在膝部施行抚摩、揉捏等按摩，每日1次，力量宜重。

后期解除固定，加强屈膝活动，去拐行走。按摩时，除做上述手法外，加施搓法和搬法，但搬法以一周1次为宜。

④内外用药：参照"郑氏伤科处方"内容。后期重用熏洗药。

（3）病例举例：右髌骨横性骨折。

孟某，男，22岁，足球运动员。

比赛足球时，因猛烈争球向前仆倒，右膝触碰地面，当即不能站立，送我院急诊。右膝关节肿胀，压髌骨有刺痛感，摸髌骨下部有骨折裂缝。X 线检查诊断为右髌骨横性骨折，两折块分离。

治疗经过：用推、捏法复位，然后用膝圈固定。腘窝处放一纱团，后侧置铁丝托板，膝伸直。用绷带缠好。内服正骨紫金丹，每次 3g，一日 3 次。

二诊：右膝关节麻木、疼痛剧烈、肿胀范围扩大，局部灼热，按时刺痛，骨位良好。仍用膝圈固定，外敷一号接骨药加蒲黄、地肤子、芙蓉花叶。内服药同上。

三诊：肿痛伤减。捏住髌骨在其边缘做抚摩，稍稍活动膝踝关节；周围做揉捏按摩，外敷二号接骨药，仍固定。服药同上，连续治 3 次。

六诊：肿胀消失，局部皮肤干燥发硬。做按摩，搬晃膝关节，指针点揉阴阳泉和股骨两侧。去膝圈用绷带固定。内外用药均同上，连治 3 次。每次都配合按摩。

九诊：走路微摇摆跛行。骨折已连接。处理同前。共治 44 天基本痊愈，停诊。

9. 胫腓骨干骨折

（1）症状诊断：伤部肿痛，摸压时疼痛更剧，可能有骨擦感，在胫骨前面可摸得移位的骨折端。沿小腿纵轴方向叩击足跟底部，骨折端可出现痛感，伤腿不能站立行走。X 线检查可助诊断。

（2）治疗：全部治疗以恢复胫骨的载重功能为主旨。

①整复固定：患者仰卧，助手甲握大腿下部，助手乙握足踝部，对抗牵拉，矫正重叠和旋转。术者以双手拇指分别置于胫骨前嵴两侧的骨凸处，对向推挤，矫正左右移位；再以双手分别置于前、后侧的骨凸处，用提按法使高凸复平，陷凹升位；然后，用类似手法整复腓骨骨折的各方移位。

在维持牵拉情况下，小腿部包一二层绷带，在原移位的骨凸处放棉垫，用五块夹板和绑带扎固，后侧置"」"形铁丝托板，将足固定在中立位。下段骨折，托板不超过膝关节；上、中段骨折，应超膝固定。

②观察与护理：早期每 2 天检查 1 次，如骨位错移、压垫及夹板滑动、包扎不适，应予有效处理。观察足趾部颜色、知觉有无异常变化。胫骨前面和跟骨后

面骨位表浅，容易压伤，应早预防，以免发生压迫溃疡。

③练功与按摩：早期做趾、踝关节伸屈活动，健肢练功；除上段骨折外，做股四头肌收缩练习，做上肢各种活动和深呼吸运动。中期去托板，练习踝、膝关节伸屈活动，按摩小腿和踝部，扶拐行走，暂不负重。后期解除固定，加强踝、膝关节功能锻炼，负重行走。

④药物：参照"郑氏伤科处方"内容。年老体弱者下段骨折时，应在内服药中加重活血补血的药，如紫河车、熟地、当归、煅自然铜等，或服双龙接骨丸、人参紫金丹，以避免迟缓愈合。

（3）病例举例：左胫腓骨横性骨折。

赖某，男，54岁，成都工人。

推独轮车时，因路滑向左侧倾跌，左小腿疼痛，不能站立，抬来急诊。左小腿畸形，摸时胫骨下 1/3 处有较明显的移位，远折端向内成角高突，腓骨内陷，并有骨擦声，局部压痛明显，膝、踝关节无异常，患肢较健肢稍短。X 线视查所见与临床检查相符。诊断为左胫腓骨下 1/3 横形骨折。

治疗经过：先牵拉，以按压提手法使胫骨复位；再用提法使腓骨复起，并使患肢脚尖向前，避免内外翻畸形的发生；最后在胫骨腓骨之间放一 1cm×10cm 半圆形的压垫，以防止两骨交叉错位。再用二夹板分别放在小腿外侧及内侧，前面覆纸壳，后面置托板，绷带包扎。

二诊：局部疼痛，睡眠不好，多梦，左腿麻木，局部红肿，瘀血蔓延至脚趾。敷一号接骨药加黄柏、蒲黄、血竭、黄芪，固定同上。

三诊：便秘，食欲不佳，肿胀微消，仍有瘀血、压痛，摸知骨位良好。外敷药同二诊，仍固定。服导益散 1.5g。活动趾、踝关节。

四诊：服药后大便下，便后身心舒畅，疼痛减轻。脚趾肿胀严重，局部仍有压痛，胫骨移位约 0.5cm。再次进行复位，用夹板局部加压固定，绷带包扎。敷三号接骨药加白及、三七、白地龙。仍固定，服双龙接骨丸，一日 3 次，每次 3g。

五诊：食欲增加，起坐自如，脚趾仍肿胀，膝关节不灵活。按摩患肢，摇晃患足、趾、踝和膝关节。用药同上。以后每 3 天治疗 1 次，连治 4 次。

七诊：患肢自感有力，试行走路时不敢用力。局部症状消失、压痛不甚明显。X光检查骨痂已形成。用小夹板固定，去托板。内服双龙接骨丸。医嘱扶拐行走。

八诊：患者扶拐行走，但患肢无力，稍感胀痛。搽虎骨木瓜酒，抚摩、推捏、摇晃踝关节。贴活络膏加麝香。服药同上，连治4次。

十二诊：患者已能去拐走几步，但功能尚未恢复正常。局部处理同上。内服人参紫金丹，一日3次，每次3g，连治4次，基本愈合。嘱患者注意养护，并做适当活动。3月后随访，功能恢复正常，无后遗症。

10. 跖骨骨折

（1）症状诊断：足背肿胀，疼痛，压痛均很明显，不能用足前部着地行走。第五跖骨基底部撕脱骨折，易与踝关节扭伤相混淆，需以压痛部位和程度的不同来做鉴别。X线检查可明确诊断。

（2）治疗

①整复固定：患者仰卧屈膝；助手甲搬小腿，助手乙握趾部，对抗牵拉。术者双拇指置于足背骨折部的骨凸处，其余四指置于足底的折端突出处，对向提按，纠正向足底或背侧移位；再用两拇指置于足背的骨折骨两侧间隙处，以推挤法纠正侧方移位；如向跖侧成角，以双手置于足底的角顶处向足背方向提起，同时，助手乙将趾部向跖屈位牵拉。

整复后，足底置鞋底状木板，其中部放足心垫（棉垫厚度和形状以适应足的纵横二弓为宜）；在骨折端两侧的背侧骨间隙放棉条，再伏压板，用绷带包扎固定，以铁丝托板将足固定在中立位。

②练功与按摩：早期抬高伤肢，伸屈膝关节，练习举腿，活动健肢。中期去托板，扶拐行走，活动踝关节，足踝部搽药酒做按摩。后期加强功能锻炼，去拐行走。

③用药：肿胀严重者，先敷一号新伤药加减，待三五天肿胀减经时再复位。足部损伤，瘀血难散，应加重化瘀药物分量。中期即可进行熏洗，促使瘀肿早日消退，否则，瘀不去，新不能生，经络不通，经久作痛。

（3）病例举例：右足第五跖骨基底骨折。

谭某，女，22岁，成都学生。

做跳跃练习时不慎向前跌倒，右足受伤，当时疼痛较轻，还可走动；一小时后加剧，不能行走。

检查：右足用足跟走路。右足背红肿，第五跖骨基底部压痛。X 线检查证实为第五跖骨基底部骨折，无移位。

治疗经过：敷一号新伤药加大黄，连用 4 次。

五诊：红肿痛均减，但行走不便。做按摩。敷三号旧伤药；内服正骨紫金丹，一日 3 次，每次 6g（蜜丸），连治 3 次。

八诊：红肿消失，骨折处仍压痛。搽舒活酒做按摩。内服正骨紫金丹；外敷上药去自然铜。共治 4 次。

十二诊：局部压痛减轻，能慢跑，治疗同八诊，连治 3 次，痊愈。

11. 肋骨骨折

（1）症状诊断：有明显的受伤史，局部疼痛和触痛，偶有肿胀。患者多低头含胸，两手抱胸，语音低微。咳嗽、喷嚏、深呼吸等胸内压增大的动作，都可使疼痛加重。有时伴有咳血或痰中带血，胸腹闷胀．呼吸困难。有移位的骨折，可在折端摸到突起，从而可确定骨折位置；没有移位的骨折，用手指沿肋骨做移动性摸压，考查明显的压痛点，以便初步判断骨折位置。然后，再前后或左右对向挤压胸廓，进一步考查痛点位置。如痛点仍在压痛点或其邻近，则此处就是骨折处。

X 线检查有助于诊断是否骨折，是否并发了气胸、积液。但是，对于肋软骨骨折和脱位，除肋软骨已经钙化外，X 线是不能证实的，需要依据临床症状，特别是摸诊得到的材料来判断。

（2）治疗：有严重合并症者，应首先治疗合并症。如并发肺脏或心脏损伤、活塞性气胸、开放性气胸、创伤性窒息、间质性气肿、血胸、广泛性肺萎缩等，均属重危之症，必须进行急诊会诊，尽快予以有效处理，否则将会产生不良后果，甚至有生命危险。

多发性肋骨骨折或严重直接暴力致伤者，胸膜腔可能有少量积血或积液，若无肺脏受压症状，不需特殊处理，一般会自行吸收，若内服活血化瘀之剂，如回生丹、七厘散、三七散等，效果更佳；亦可在内服七厘散时，以童便（七岁以内健康儿童的尿）吞服，或服桃仁承气汤加减（桃仁、桂枝、大黄、甘草、芒硝）。还应指出，这类患者在伤后 1 周左右体温还升高时，可能有继发性损伤性肺炎，其治法与肺炎同。

单纯性肋骨骨折，治疗较易。先以提按手法复位，再用胶布或绷带固定 3 周左右，佐以中药，一般预后良好。具体治疗方法参见下列治法举例。

（3）病例举例

例 1. 左侧第四肋骨横性骨折

张某，女，43 岁，印刷工人。

重物打在左胸上，发生昏厥，几分钟后苏醒，胸痛，送来我院治疗。患者弯腰，左手抱胸，表情痛苦，面色苍白，气短，低微呻吟，左胸上部充血，触痛，第四肋稍显高突，并有骨擦声。查血压正常。

诊断：左胸第四肋骨骨折。

治疗经过：注射止痛药后，嘱患者深吸气，术者用推、压手法整复骨位。敷大黄、广木香、苏木、白及。绷带包扎胸部。服安神丹 3g。

二诊：睡眠不佳，口苦不思食。局部微充血、疼痛减轻；腋下略肿胀。敷一号新伤药加乳香。晚服安神丹 3g，连治 2 次。

四诊：局部肿胀、充血已消失，疼痛减轻；睡眠较好，食欲增进。搽舒活酒做表面抚摩；服香附散，每日 3 次，每次 1.5g，连治 4 次。

八诊：骨位正常，肿消失，但心烦躁，食欲欠佳。搽舒活酒按摩；敷四号接骨药；服接骨丸，日服 3 次，每次 3g，连治 3 次。

十一诊：全身情况好转，压痛续减。敷自然铜、白及、当归、骨碎补、合欢皮、甘草；服药同上，连治 3 次。

十四诊：一般情况良好。局部贴活络膏；停内服药。共治 14 次痊愈。

例 2. 左侧第九、十肋骨骨折

廖某，男，46 岁，成都干部。

从房顶上失足坠于木方上，当即昏迷，送某医院急诊。X 线透视，见左第九、十肋骨骨折，后来我院求治。腰向左前侧弯，气色不好，精神不佳，说话声微，胸痛。体温 38℃。左胸有红肿、热现象，摸压九、十肋疼痛厉害，

治疗经过：敷一号新伤药加黄柏、大黄。绷带包扎胸部。

二诊：体温下降到 37℃，气色好转，小便频数，睡眠不好。敷药同上，连治 2 次。

四诊：睡眠较好，稍可侧卧，便秘。检查局部红肿已消，仍痛。敷一号新伤药加白及、当归；服通导散1次。

五诊：精神好，食欲增加，走路、弯腰时疼痛减轻。服药后已经大便。敷白及、当归、川芎、骨碎补、蟹粉；服人参紫金丹，每日2次，每次3g。

六诊：症状消失，患处因敷药有过敏性反应，用冰黄散、地肤子涂搽患部。

七诊：经透视，见第十肋骨对位较差。续用上药，连治2次。

八诊：局部无压痛，胸壁稍肿。经照片检查见胸膜腔有积液。按摩后贴活络膏；服虎骨龟龙丸，一日3次，每次3g。

连治3次后病情明显好转。

例3：右侧第十一肋骨后枝骨折。

李某，男，43岁，成都公务员。

高空作业，架板折断跌下受伤，当即昏迷不醒，送某医院急救。透视查明第十一肋骨骨折。呼吸困难，局部组织红肿，第十一肋骨略显高突。诊断为右侧第十一肋骨骨折。

治疗经过：助手使患者躯干固定，医者用手掌轻轻推按折部，使之复位。敷一号新伤药在高凸处。七厘散、三七散交替服用，4小时1次，每次1.5g。

二诊：咳嗽、呼吸痛，压痛重，便秘，睡眠欠佳，坐立不安。敷药同上，压垫绷带固定；服导益散1.5g。

三诊：大便2次，全身轻松，睡眠较好，疼痛及肿胀减轻，对位良好。局部做表面抚摩。敷一号接骨药加红花、血竭、广木香；服接骨丸，一日3次，每次3g。

四诊：食欲增强，翻身困难，肩胛处压痛。敷三号接骨药加虎骨、蟹粉、地龙；服接骨丸，服法同上，连治4次。

五诊：骨痂生长良好，走路、转体、说话、咳嗽、呼吸均不痛。外贴活络膏。周围做按摩。服药同上。共治11次，基本痊愈。

12. 骨盆边缘骨折

（1）髂骨翼骨折：多因受外界暴力直接冲撞而引起，可误以为线形骨裂或粉碎骨折。线形骨裂多无移位。折端向前移位显著者，有时可并发盆腔内脏器的损伤（如大肠、小肠破裂或血管损伤）。

治疗：有内脏损伤者，应先处理内脏损伤，以后再治疗骨折。无移位或移位不显著者，不须复位，卧床休息 7～10 日即可下床活动，并进行按摩，避免粘连。

如有红肿，外敷一号新伤药至肿胀消退止，内吸七厘散。以后，内服正骨紫金丹；如仍有疼痛，外贴膏药。

移位较显著，先以推挤法复位，用绷带或胶布条固定。其余疗法同无移位者。

（2）髂前上下棘骨折：髂前上棘是缝匠肌附着处，髂前下棘是股直肌附着处。在体育运动或劳动中，当缝匠肌和股直肌正在用力收缩时，外力迫使髋、膝关节过度伸直，则可引起髂前上、下棘撕脱骨折。局部压痛，伸髋时疼痛加重。

治疗：折块有分离者用拇指推按复位，退后置铁丝托板，将膝关节和髋关节固定在屈曲位；外敷一号新伤药，内服七厘散；卧床休息 2 周；搽舒活酒做按摩，缓解肌肉痉挛；然后下床活动。在下床的最初 4 周内忌做伸髋及过度伸膝动作，同时局部改贴膏药，内服接骨丸或正骨紫金丹。

（3）病例举例

例 1. 右侧髂骨翼骨裂

张某，男，23 岁。

从两米高处取物不慎跌坠，身向右倾着地，伤后约 4 分钟不能站立、膝关节和上臂皮破血出。气色不正，叹息呻吟，弯腰，抱腹，跛步行走，右腿不能直抬。摸右侧髂骨有刺痛，X 线检查右髂翼有骨裂，膝关节和上臂皮肤被擦伤。

处理：皮肤破伤处消毒，搽红汞。敷一号接骨药；服玉珍散（早晨和中午）和接骨丸（晚上服），每次各 3g。卧床休息。

二诊：腰酸胀，腿不能伸屈，右上臂剧痛，发硬，盆骨右倾，沿右髂骨缘肿大，有压痛。敷一号接骨药加芙蓉花叶、蒲黄、血竭、黄芪，服回生丹 1.5g。

三诊：髋部坠痛，局部肿胀，腰部酸疼均减轻。敷二号接骨药，加白地龙、五加皮、甘草。服接骨丹 3g，日服 3 次，连治 3 次。

六诊：腿可屈伸，起坐时疼痛减轻，腰痛消失，可随意行走，局部有轻微压疼。搽舒活酒，腿部与背部做揉、捏、提弹等按摩。在髂骨缘处施捏法，臀大肌处做晃动按摩。用药同上，连治 3 次。

九诊：抬腿时微痛，行走多了则肿胀。贴活络膏；服双龙接骨丸 3g，日服 3 次。

十诊：疼痛消失，情况良好，自觉盆骨有沉重不适之感。做按摩，贴活络膏。共治 10 次痊愈。

例 2. 右髂前上棘撕脱骨折

杨某，女，19 岁。

打排球鱼跃救球时，身体扑向右侧，右髋骨着地受伤，走路、弯腰及右侧卧均痛；右髂前上棘有压痛，肌肉红肿。X 线照片结果为右髂前上棘骨折。

治疗经过：搽舒活酒做按摩。敷一号新伤药；服七厘散 1.5g，日服 3 次。

二诊：肿胀消失，有轻度触痛。敷三号接骨药加蟹粉、自然铜、白及。服正骨紫金丹 1.5g，日服 3 次，连治 3 次。

五诊：行走时尚痛，不能右侧睡。敷前药加龙骨、麝香，连治 3 次。

八诊：疼痛消失，功能恢复正常，稍有压痛。X 线视查见骨折线模糊。施按摩；贴活络膏；服接骨丸 3g，日服 2 次。共治 11 次，痊愈停诊。

13. 骶骨和尾骨骨折

（1）症状诊断：多由直接外力，如跌坠时骶尾部直接抵在硬物上所致。单纯骶骨骨折少见，多发生在骶骨第三节以下。尾骨骨折较多见，多发生在尾骨上部或自尾骶相接处分离或脱位。肛道摸诊可发现触痛点和异常活动。

（2）治疗：对有移位者，用食指（戴肛套）伸入肛道内，与外面的拇指相对捏着尾骨向后拉即可复位。在骨折近端后侧放压垫，于第一骶椎棘突到尾椎部贴胶布条。压垫的作用是增加胶布的拉力，防止远折端向前移位。症状轻、移位少的骨折，可不整复固定。卧床休息 1 ~ 2 周后，即可下床活动。用汽圈垫坐避免尾部受压。用活血止痛的中药煎水熏洗，内服接骨丸。

（3）病例举例：尾骨骨折。

裴某，男，31 岁，成都，教师。

练习跳远时，因跑道不平，松硬不均，足向前滑，臀部着地，尾骨部恰好撞在一块石上，即感疼痛难忍，起立困难，臀部如有重物坠压，不能仰卧、平坐和直立、挺胸、塌腰。胸腰骶椎及骨盆均正常，尾椎明显左偏，按则刺痛；有活动感，尾椎骨有裂缝，臀部表皮擦伤；髋半屈曲，不敢伸直。

治疗经过：患者弯腰站立，助手在右侧扶住患者；医者站在左侧，左手抱住患者腰部，以指捏住尾椎，轻提起，并向右推压。再将骨裂捏合，用膏药及胶布条固定。擦伤处涂红汞。服正骨紫金丹，每次 3g，日服 3 次。嘱卧床休息。

二诊：睡眠不好，只能侧卧，起坐极难，患处犹如重物下坠，摸时甚痛；腹部发胀，便秘；擦伤已愈，臀大肌瘀血肿胀，摸不到尾骨。贴活络膏加麝香、狗脊；服导益散 1.5g。

三诊：服药后大便 4 次，自觉病情减轻。按尾闾时仍有活动感和疼痛。贴活络膏加麝香、脆蛇、土鳖虫；服双龙接骨丸，每次 3g，日服 3 次。

四诊：病情好转，但上下楼、举腿时仍感疼痛。取下活络膏见其上面有黏液状分泌物，瘀血及肿胀消失，骨裂处无响声。换贴活络膏加麝香、白地龙；服前药，连治 2 次。

五诊：患者因工作需要，昨日骑自行车后伤处微痛，骨位正常，摸无活动感。用药同上，连治 2 次。

六诊：症状基本消失，唯正坐时尚痛。用药同上。

14. 稳定性胸腰段椎体压缩性骨折

（1）*症状诊断*：凡有典型外伤史，背部疼痛者，应首先考虑是否属于椎体压缩骨折。轻度压缩骨折，且无脊髓损伤者，只有局部肿胀、疼痛和运动不便；严重的压缩骨折患者，还有腰背部肌肉痉挛，骨折处的脊柱有明显的后突或成角畸形，棘突之间的距离可有增宽或变窄。如果有脊髓神经损伤，则有下肢瘫痪、尿潴留、大便秘结，或大小便失禁等。

X 线摄片检查可显示椎体压缩程度（前楔形成是侧楔形，单纯压缩或是椎体粉碎），并可明确椎体以外的结构是否完整，这些对治疗甚为重要。

单纯压缩性骨折要同少年脊椎骨软骨炎、慢性积累性椎体楔形压缩相鉴别。

（2）*治疗*

①第一种治疗法——背晃整复法：适用于稳定性单纯胸腰段椎体压缩骨折，还必须是无原发性疾患的青壮年患者（参见后面治疗注意事项）。

术者与患者背对背地手挽手，使患者的臀部略低，把患者背起摇晃。术者弯腰的角度，在患者能够耐受的情况下，可逐渐弯到 90°。术者膝关节做轻微伸屈活动，同时以臀部着力振动，以起到牵拉脊柱的作用。

然后，术者左膝微屈，右膝伸直，左肩背略前降，右肩背略后抬，借使患者的身体左右摇摆二三次，一般即可复位。

固定与仰卧硬板床：复位后，应仰卧硬板床，并在骨折部垫枕（位置必须准确），以保持脊柱的伸位。一般卧床 3～4 周，严重者可再延长 1～2 周。起床时，用钢背架固定。

用药：局部压痛明显，脊柱两侧微肿时，可外敷一号新伤药加赤芍、狗脊；每日内服七厘散与三七散各 2 次，交叉服。

肿胀消退，压痛减轻，但不能转身时，可外敷一号新伤药加狗脊、萆薢、海桐皮，内服正骨紫金丹。已能转身，局部尚有压痛时，外敷三号旧伤药，内服正骨紫金丹。症状如果继续减轻，可在三号旧伤药中加杜仲，加重续断。起床后，外贴膏药，内服虎潜丸或铁弹丸。

按摩与功能练习：新伤多有腰、背部肌肉痉挛与剧痛，在复位前可进行表面抚摩、揉与推压等按摩，使痉挛缓解，疼痛减轻，便于进行整复。在复位后做按摩时，可加做摩擦、振动等手法，以促进局部血液循环，逐渐矫正残余移位。

复位后，患者多感疼痛减轻。约二三周后逐步开始"俯卧体后起"练习；至腰背部疼痛进一步缓解，肌力改善时，在保持骨折部垫枕的情况下，开始逐步进行"仰卧拱桥"练习：

第一步仰卧，以头枕部、两肘与两脚五点为支撑点收缩腰背肌，使腰背离开床面；

第二步锻炼，仰卧，以头顶部、两脚三点为支撑点；

第三步"拱桥"式，以双手及双脚用力，将身体完全撑起，呈拱桥样，有如体操动作中的"桥"动作。一般锻炼二三周后，即可依靠钢背架的保护下床活动，并可开始做轻微工作。

开始下床活动后，除继续做"拱桥"练习外，还应做俯卧体后起练习。两种方式交替练习，使背肌得到锻炼。在练习时，如脊柱两侧的骶棘肌显现凸起，此为进步的良好现象。

②第二种治疗法——慢性复位法：适用于椎体粉碎性骨折，或椎体后部构造同时有损伤的病例，其方法是卧硬板床，骨折部的垫枕适当加高。

在按摩手法中着重于推压骨折部。积极进行功能锻炼，促使骨折逐渐复位。

但下床日期较第一种治疗法要迟些；下床后的固定同第一种治疗法。

③治疗注意事项：本疗法不适用于不稳定性骨折，也不适用于增生性脊椎关节突关节炎、骨质疏松或年老体弱的患者，尤其是有心血管疾病的患者，更不能使用背晃法复位。

用背晃法复位时，要严密观察患者情况。过度伸腰时，患者常感不适，如情况不允许，不必强求完全复位。根据临床经验，椎体虽有楔形改变，局部有明显畸形，如能积极锻炼背伸肌，进行机能活动，仍然可达到满意的效果。

治疗效果好坏，关键在于患者是否坚持功能锻炼。患者出院时，应嘱其继续锻炼，说明锻炼的重要性。

二、关节脱位治疗

（一）概述

由于创伤或病变，使关节正常的骨性关系（位置）部分或全部发生改变，引起功能障碍，叫做"脱位"。脱位可分为脱臼与错位。全身除肩、髋、下颌三个关节脱位称为"脱臼"外，其他均称为"错位（亦称移位）"。

1. 脱位原因

脱位原因，同骨折大致相似，可因直接或间接暴力、内力（肌肉强烈收缩）或病理因素而引起。如身体向侧方栽倒时，因肩部着地或因直接冲撞致使肩关节脱位，是直接暴力所引起的。踢足球时发生的髋关节或膝关节脱位，就是间接暴力所引起的。个别人一打哈欠，偶尔可发生下颌关节脱臼，是肌肉收缩的内力所引起的。关节及其周围组织发生病变而引起关节脱位，是病理性脱位。由于先天发育方面的缺陷，而引起的脱位，叫做"先天性脱位"，如儿童的先天性髋关节脱位。此外，创伤性脱位还与关节的结构特点、活动程度、使用情况及其所处位置等有一定关系。

2. 脱位分类

外力（直接的、间接的）或肢体肌肉的猛烈收缩，都可引起关节的损伤性脱位。由于这些内、外力作用的程度和方法不同，因而所引起的脱位类型也不尽相同。一般多按下述方法分类：①依脱位方向来分：前脱位、后脱位及侧脱位等。②依脱位程度来分：全脱位（关节面完全没有接触）和半脱位（关节面尚有部分接触）。③依脱位时间来分：新近脱位（脱位时间在二三周以内者）、陈旧性脱位（脱位时间超过二三周者）及习惯性脱位（屡次复发的脱位）等。④依脱位之骨是否与外界相通来分：开放性脱位与闭合性脱位。

3. 脱位症状

（1）疼痛与肿胀：局部疼痛，压痛明显。由于关节囊、韧带、肌肉及肌腱等损伤引起出血，短时间内在关节囊内外即可形成血肿。

（2）畸形：与健侧对比，受伤关节与伤肢的正常形态发生变异，如伤肢可能有增长、变短或旋转等。

（3）关节腔内空虚：因为原来位于关节腔内的骨脱出，使腔内空虚，在表浅关节容易查得这个体征。如肩关节脱位时，肩峰下空虚，摸不到肱骨头。

（4）失去功能：关节或肢体失去正常功能。

4. 脱位治疗

（1）手法复位：关节脱位后，应尽早施行手法复位，才有利于恢复活动功能。凡新鲜脱位，均应急诊复位，不可延误。如脱位时间拖长，则关节囊内外血肿机化，疤痕组织填充于关节腔内，关节邻近的组织粘连，关节周围的肌肉、肌腱、韧带等发生挛缩，造成复位困难，甚至使复位失败，也可由此引起关节僵硬等不良后果。

复位必须采用合理的方法。复位前必须详细考虑脱位的方向、程度及其并发症等，然后确定采用那类复位手法和操作程序。手法要轻柔、准确，切忌鲁莽猛烈用力，否则，会加重损伤。

在手法复位过程中，如遇困难，应考虑是否有障碍物存在。例如，髋关节新鲜脱位，股骨头偶有可能像纽扣穿过扣眼一样地被套在髂股韧带中，使复位困难。有此障碍时，要切开复位，但这是极少数。总之，在复位过程中遇到困难时，要深思熟虑，然后采取行动，切不可贸然行事，以免增加伤员痛苦。

（2）固定：关节复位后，合并发生的软组织损伤并未恢复。这时，关节的骨性关系虽已恢复正常，但维持这种骨性关系，使关节具有活动功能的那些肌肉、肌腱、韧带与关节囊等软组织尚待修复，还需要一定的时间。因此，复位后的关节必须给以正确的固定，以免重新脱位或日后发生习惯性脱位等不良后果。一般固定二三周。

（3）用药：根据辨证施治的原则，应用中药内外兼治，一般分为前期（肿胀期）与后期（肿胀消退后至恢复正常）。前期采用活血散瘀药，后期采用舒筋活络药；有关节僵硬者可加熏洗法。

（4）按摩：凡关节新近脱位，先宜做表面抚摩、轻微按摩，用以缓解疼痛，松弛肌肉，以便手法复位。在固定期，按摩也以散瘀手法为主，如捏、推压等手法。解除固定后，主要致力于恢复关节功能，应逐步加强抖动、摇晃等手法按摩。

（5）功能锻炼：经复位固定后，一切未固定的关节都应该即刻开始主动锻炼。受伤关节邻近的肌肉也要做主动的收缩（不去除固定），以增进局部血液循环，促进软组织修复，防止肌肉萎缩、骨质疏松、关节僵硬等并发症。解除固定后，受伤的关节应积极进行功能锻炼，逐步恢复其原有的活动功能。但锻炼时应避免粗暴的活动，以免引起再次损伤。

5. 脱位合并症

（1）关节囊、肌肉、韧带被撕裂（肌肉发达的人，其关节囊不易撕裂）。

（2）血管、神经受到损伤，多数由于受压，断裂者少见；前者易发生在膝关节、髋关节或肩关节等部位上。

（3）有时由于暴力过大，不仅发生脱位，而且伴有骨折。例如，肩关节脱位伴有肱骨大结节撕脱骨折，髋关节脱臼伴有髋臼边缘骨折等。

（4）严重的脊椎脱位，可能合并脊髓受压或损伤，造成神经麻痹或瘫痪，有时还可能伴有脑震荡等并发症。

（二）常见关节脱位

1. 肩关节脱位

（1）结构特点：肱骨头大，关节盂小而浅，关节囊松弛，关节囊的前下方又没有韧带及肌肉覆盖，是一薄弱环节，因此在肩关节遭受外来暴力时，往往易从此部向前脱位。

在全身关节中，肩关节的活动范围最广泛，它可以围绕上下、左右、前后三个轴线进行活动，也可在各种位置上做环形活动。

肩关节的活动范围很大，灵活性愈大则稳定性愈差，因此脱位机会也就多。按肱骨头脱出的位置，可分为前脱位及后脱位，前脱位多见，后脱位少见。

（2）脱位原因：多由间接暴力所致，常在下列情况下发生：①臂外展与后伸时跌倒，以手或肘关节着地；②臂上举时，上臂上段突受暴力；③跌倒肘肩部直接着地。

（3）诊断

①望诊：肩峰下有凹陷，形如"方肩膀"，与健侧对比，患侧上臂长度（从肩峰至外髁）盂下脱位时，伤肢略长；肱骨头脱至喙突下或锁骨下部时，伤肢缩短。患肩略低于健侧，头向患侧倾斜。上体微向前倾，臂不能靠近体侧，常用健肢手扶托伤肢上臂。

②问诊：询问受伤原因，了解受伤机制。如果外力直接作用于肩关节前方，则肱骨头可能向关节盂后方脱出。询问伤肢有无麻木、丧失知觉等神经损伤症状。

③摸诊：摸肩峰下方有凹陷，在腋下摸到肱骨头，则为盂下脱位；在喙突下方摸到肱骨头，则为喙突下脱位；在锁骨下方摸到肱骨头，则为锁骨下脱位，这些都是肱骨头向前下脱位。体胖者或肿胀严重时，可能摸不到肱骨头，但在原关节处必有空虚现象；摸到肩后部突起，而前部有凹陷，上臂不能内收或外展，此为后脱位。肩活动时，疼痛加剧，患侧手摸不到对侧肩峰。

④认诊：根据上述三诊的材料即可做出判断。如有条件，可用 X 线检查进一步确诊并证实有无骨折。

（4）治疗（肩关节前脱位）

①挂法：患者坐位，术者站在患侧，用上臂穿过患侧腋下，用手握伤肢前臂下端，使患肢屈肘（手心向下），另一手握住患肢上臂远端使之靠近医者的胸侧，先将患肢轻轻前后摆动；助手胸下部贴靠患者背部，两手握患者两肩（暂勿用力）。然后，术者穿过患者腋下的臂用力往外搬，并用胸侧抵挤伤肢肘部，同时握肘的手用力向下拉，形成一股向内下方的牵拉力。此时，患者必然护痛跳起，助手则用力下按。当感到响声，肱骨头即出，顺力向肩胛盂挂去，即可复位。盂下脱位多用此法整复。

②拉法：患者仰卧位，术者站于伤侧，一脚站稳，另一脚（右肩脱位用右脚，左肩脱位用左脚）伸入伤侧腋窝，用脚跟部蹬其腋部；两手握伤肢腕部，伤肢外展约 45°，沿伤肢纵轴用力拉；在这种用力拉住的情况下，将伤肢逐渐内收，同时脚跟用力略向外蹬腋部，使肱骨头进入关节内。肱骨头脱至喙突下或锁骨下时，常用此法。

若此法复位不成功，则可能是被肱二头肌腱所阻碍。此时，可将上臂向内外转动，使肱骨头绕过肱二头肌腱，然后再如上法进行整复。当听到复位的滑动响声时，即表示复位成功。

复位成功后，"方肩膀"畸形立即消失；伤侧上臂能贴近胸壁，伤侧手可摸到对侧肩部。

③固定：复位后，骨骼关系虽然恢复正常，但关节周围受伤的软组织尚未恢复，难以维持已整复的骨位。为防止重新脱位，必须进行妥善的固定。在伤侧腋部垫棉包，上臂用绷带固定于体侧，用三角巾悬吊前臂。

④中药：损伤初期外敷一号新伤药消肿，内服小活络丸；二三日后改服强筋丸或正骨紫金丹。老年体弱的患者，外敷药中可多加当归、黄芪，内服人参紫金丹。待肿消后，改敷三号旧伤药。

⑤按摩和功能锻炼：每 2 天换外敷药时，要适当做些表面抚摩、揉捏和摇法。整复 1～2 周后，拆除固定，在按摩手法中可加用提弹和摇晃。

整复后，鼓励患者活动肘、腕、指等关节。疼痛减轻后，即嘱患者做耸肩活动，伸屈肩关节等。解除固定后，即应主动锻炼肩关节功能。

（5）病例举例

例 1：左肩关节前脱臼（肩胛盂下）

肖某，女，18 岁，学生。

篮球比赛时因碰撞，臂呈外展伸直跌倒触地，被对方压在左肩受伤。伤后疼痛，口干，心慌，肩部失去正常外形，患肢运动受限，被同学扶来就医。表情痛苦，惊恐，躯体向患侧倾斜。健手托患臂外展，肩部塌凹，局部微肿，活动功能完全丧失。X 线透视证实是左肱骨头肩胛盂下脱位。

治疗经过：用拉、挂等手法复位。内服安痛定止痛；腋下垫棉包，绷扎固定。

三诊：红肿减退，复位良好。做按摩；外敷一号新伤药；内服正骨紫金丹，日服 2 次，每次 3g。继续固定，连治 6 次。

九诊：红肿全消，功能略差。搽舒活酒做搓捏、揉和摇晃，嘱患者加强功能锻炼。外敷三号新伤药，内服正骨紫金丹，服法同前。

小结：以手法复位为主，用内服和外敷药来消肿止痛、化瘀活血，用按摩来舒经活络。

随访：完全痊愈，一切功能正常，照常参加锻炼。

例 2：左肩关节前脱臼（喙突下）

周某，男，19 岁，运动员。

2 小时前，打篮球跃起投篮，下落时失掉平衡而跌倒，左肩触地受伤，肿胀，剧痛，不能活动。全身情况良好。左肩肿胀，肩峰端缘突出，肩头变形而呈"方肩膀"，在喙突下可触知脱出的肱骨头，患肩侧之肘部不能紧贴体侧。经 X 线透视检查，诊断为左肩关节前脱臼，肱骨头移位于喙突前下方。

治疗经过：用拉、挂手法使肱骨头还位，腋下垫一纱团，一绷带包扎固定患肩，屈肘，用三角巾托前臂吊于胸前。内服七厘散，日服 2 次，每次 3g。

二诊：复位良好，肩部做被动运动感到疼痛，局部仍肿。用指针刺激肩井、大椎、天宗。外贴活络膏；内服正骨紫金丹，日服 3 次，每次 3g。照前法固定患肩。

三诊：疼痛减轻，左臂已能平举。施以揉捏、提弹等按摩手法，指针取穴同上。外敷一号旧伤药；内服强筋丸，日服 2 次，每次 3g。嘱其轻轻试行患肩的伸屈活动。

四诊：左肩内收、外展和旋转运动自如，但感无力，不能扣球。按摩手法如前。仍贴活络膏，连治 3 次。嘱加大肩部活动范围。

七诊：已恢复排球练习，但扣球时感到无力。施轻度按摩、揉捏、提弹和摇晃等法。外贴活络膏。

共治 7 次痊愈，功能恢复十分满意。

2. 肩锁关节脱位

（1）结构特点：由肩胛骨肩峰的关节面与锁骨肩峰端的关节面组成，关节囊紧张，有肩锁韧带、喙锁韧带、喙肩韧带与肩胛横韧带等加强，关节活动范围很小。

（2）原因和分类：因暴力直接撞击肩关节前上部而产生，分半脱位及全脱位。全脱位中以锁骨远端向前上方移位为多见。

（3）诊断

①望诊：锁骨外端突起，肩峰相应凹陷，肩也随之垂向前下方，肩能耸动。

②问诊：肩锁关节部有直接外力损伤史，伤部微肿、疼痛，活动肩、肘关节时疼痛加重。

③摸诊：锁骨远端向上移位，在肩锁关节处可摸到一横沟，用指推、压锁骨外端时，可出现活动感。

④认诊：根据上述情况，即可做出诊断。在半脱位的病例中，有时由于肿胀和移位不明显，以至脱位情况常被遗漏。因此，在肩锁部有损伤史，局部肿痛明显，摸辨不出脱位情况时，可做 X 线检查，与健侧比较，或暂时按脱位处理，在治疗过程中继续观察。

（4）治疗

①整复：患肢肘屈 90°，术者一手握伤肢肘部用力向上推送，另一手按压锁骨远端，即可复位。但若立刻松手停止按、推，则脱位又出现，需要在固定后才能松手。

②固定：a. 绷带固走法：参见锁骨骨折，但压力重点应放在锁骨远端上，以三角巾把伤肢向上兜紧。b. 胶布固定法：锁骨外端上面放一棉垫，肘部放一棉垫，用宽约 7.5cm，长约 1.2m 的胶布，从背部开始经锁骨外端向前下至上臂前方；再经肘后部绕到上臂后方；再经肩后方、锁骨外端，斜向胸部；再用同样规格的胶布重绕一次。用三角巾悬吊前臂，固定 4 周。

对全脱位的病例，固定时间应延长到 8 周。固定期中，如发现固定松动，应及时加固，否则影响治疗效果。这是治疗成败的关键，必须注意。

（5）病例举例

例 1. 右肩锁关节轻度分离（半脱位）

王某，女，27 岁，排球运动员。

练习排球侧倒救球时，跌伤右臂。肩部疼痛，臂不能抬，第 2 天来我院治疗。右肩锁关节部稍有红肿，压痛明显，活动肩部疼痛加重。X 线透视检查，发现锁骨略高于肩峰，锁骨与肩峰关节面不相吻合，稍有分离。

治疗经过：医者将患侧上臂向上送，同时令助手按压高突之锁骨远端，即复位。用压板压于锁骨外端高突部；腋部置棉包，"∞"字绷带固定。服止痛片。

二诊：复位正常，局部皮肤被压红。压板下加棉花。

三诊：肤色正常。外敷二号旧伤药，仍用压板固定；内服正骨紫金丹，日服2次，每次1.5g。

四诊：痛大减，上臂不能高抬。搽舒活酒做按摩；外敷一号旧伤药；内服药同上。

五诊：痛基本消失，臂可微抬。按摩同上；贴活络膏；去压板，绷带固定；内服药同上，连治7次。

十二诊：肩臂抬举时疼痛、无力。贴活络膏；内服活络丸，日服3次，每次6g。

十三诊：疼痛消除，功能恢复正常。

例2. 左肩锁关节脱位

卢某，男，28岁，成都工人。

主诉：左肩高突疼痛半天。

骑在木头上做活，不慎向左后跌倒，左肩部先着地，当即发现左肩部高凸，疼痛剧烈，立刻送来我院急诊。左肩关节处皮下瘀血，肩峰向下移垂，锁骨外端相对地明显突起。透视未见骨折，但左肩锁关节有分离。

治疗经过：服安神丹3g，待疼痛减轻后，用推、送、按压手法复位。外敷一号新伤药加骨碎补、五加皮、甘草、续断。腋下垫棉垫，用压板绷带固定。内服三七散，日服2次，每次3g，连治4次。

五诊：肿胀和疼痛减轻。搽舒活酒做表面抚摩及轻轻活动关节。内服筋导散，日服3次，每次1.5g，连治3次。

八诊：自觉拇指与小指发麻，其他情况良好。在两手指做揉捏按摩，局部做深部、揉捏、搓捏按摩。外敷一号新伤药加骨碎补、川芎、千年健、合欢皮，地肤子、续断。用"∞"字绷带固定。嘱其每日进行轻微活动。

九诊：肿胀消失，疼痛减轻，已可做耸肩活动，但上臂外展不能超过90°，不能抬举。肩关节做深部、搓捏、摇晃按摩。去绷带，连治5次。

十四诊：患肢可高举过头，仅觉肩后肌肉痛。内服七厘散，日服2次、每次

7分，连治2次，每次都搽舒活酒做深部、揉捏、摩擦按摩。又治4次，痊愈。

3. 肘关节脱位

（1）结构特点：肘关节是肱桡关节、肱尺关节和尺桡关节的总称。这三个关节共同包在一个关节囊内。此囊前后壁薄而松弛，两侧增厚，分别形成桡侧副韧带和尺侧副韧带。肘关节的屈伸功能，由肱尺和肱桡关节来完成，因而脱位也主要发生在这两个关节。

肱骨内外上髁和尺骨鹰嘴，易在皮下摸到。正常人伸直肘关节时，这三个突起点在一直线上；肘关节屈曲，上臂下垂时，这三个突起点就构成一个角顶向下的等边三角形，即肘三角。肘三角对鉴别肘关节脱位与肱骨髁上骨折有重要意义。当肱骨髁上骨折时，肘三角无变异；脱位时，尺骨鹰嘴离开正常位置，肘三角也随之发生变异。

（2）原因与分类：常因间接暴力，如跌倒时臂以伸直姿势手掌着地而引起。有全脱位和半脱位两种。全脱位又分为后脱位、前脱位；后脱位最常见，而后脱位中又以后上脱位最多，后外脱位次之。其他类型如前脱位、侧向脱位、尺桡骨分叉状脱位等都极少见。

（3）诊断

①望诊：后上脱位时，患肢肘部屈曲呈130°~90°，紧靠胸腹前部，并用健肢手托住伤肢前臂，以减轻疼痛。从侧面观察，患肢前臂缩短（与健肢比较）、鹰嘴部明显向后突起。肘三角与正常者比较呈倒置。后外脱位时，除上述姿态外，肘三角变为非等腰三角形。外髁下方向外侧突起，内髁下方凹陷。

②问诊：跌倒时以手着地，前臂处于旋前位，多造成后上脱位，也可能造成后外脱（此脱位可伴有肱骨内上髁撕脱、尺骨喙突骨折）。肘后受到直接撞击，或跌倒时以肘后部着地，可能造成前脱位（伴有尺骨鹰嘴骨折）

③摸诊：后脱位时，可摸到尺骨鹰嘴明显向后突出，肘三角的等腰关系变异或消失；在肘外侧，如果还摸到桡骨头与肱骨外上髁相平，或更向外突出，则是向后外脱位。

④认诊：根据上述体征则可初步判断为脱位。如有条件，X线检查有助于进一步明确是否合并骨折。

（4）治疗

①整复（肘关节向后脱位）

a. 一人整复法：术者左手（以右肘脱位为例）握伤肢尺桡骨远端，并使伤肢呈旋后位，再顺伤臂姿势用力牵拉（须按重叠程度用力）。同时，术者右手第二、三指扣住鹰嘴端向远端用力拉；另外，用拇指或"虎口"顶住肱骨下端前侧用力向后上方推挤即可复位。然后，一手捏住肘关节，一手握前臂施以搬法，即将它被动伸屈二三次，如伸屈不受阻，手指可摸及伤侧肩部，表示复位完全成功。

b. 二人整复法：助手站在患者背侧，用双手握伤肢上臂与术者反向用力拉。

此外，肘关节后外脱位时，先矫正向外脱位，使其变为后上脱位，然后再按后上脱位的方法进行整复。纠正向外脱位时，需二人进行，助手两人分别握上臂和腕部，顺势轻轻对抗牵拉，术者的一手放在内上髁处，一手在肘外侧的桡骨近端，对向用力推挤。如果是单纯向外脱位，亦可采用此法进行整复。

②固定：复位后，用绷带包扎肘关节，用铁丝托板固定（参见第四章）；最初五六天，固定肘部于屈曲位（约90°），以后随着肿痛逐渐消失，可改用不同角度（120°、110°，或90°等）的铁丝托板，或用木质托板固定2周。包扎固定应避免过紧，否则可能影响血液循环或出现血疱。

③中药：复位后，最初一二天，可不用药；第三四天，在局部出现红、肿、烧时，外敷一号新伤药加地肤子，加重蒲黄；第五六天消肿后，改敷三号旧伤药，内服铁弹丸。

④按摩与功能锻炼：复位四五天后，仅做表面抚摩，医者用手固护微微活动肘关节，以免发生粘连。1周以后，除表面抚摩外，还要做揉捏、微微摇晃等按摩手法。

术后应做伤肢肌肉活动。未固定的关节，应做主动活动。一般情况下，伸直机能较屈曲机能恢复慢。

（5）病例举例

例1. 左肘关节脱位

兰某，男，21岁，成都学生。

病史：半小时前摔跤时对方猛扑，因防守不及时而倒地，左肘屈曲着地致伤，伤后麻木不能动，呈畸形。

检查：苦恼焦虑，表情痛苦，左肘关节不能活动，肘后高突，"三骨点"正常关系丧失，肿胀。X线透视为左肘关节后上脱位，未见骨折。

治疗经过：用拉、按、推捏手法复位。绷带、托板固定。

二诊：局部肿胀，疼痛。外敷一号新伤药，仍固定；内服止痛片。

三诊：局部肿胀、疼痛稍减轻。外敷黄柏、大黄、木通、白芷；内服七厘散，一日3次，每次7分，连治2次。

五诊：肿消痛减。因有皮疹，停敷药，局部做揉捏按摩。内服药同上。

六诊：肿痛消失，肘关节功能基本恢复。搽舒活酒做按摩。嘱患者多自行活动肘关节和做按摩。

例2. 右肘关节错位

黄某，男，20岁，成都学生。

病史：1小时前，练习吊环时，放手过早跌下，右肘关节着地致伤，局部痛剧，红肿。

检查：右肘关节肿大，尺骨鹰嘴后突，肱骨内上髁压痛。X光透视证实右肘尺骨鹰嘴向后上方脱位，肱骨内上髁有一小骨片撕脱。

治疗经过：以推、按手法整复脱位，然后推、按碎骨片，使其复位。绷带和铁丝托板固定（肘屈曲，手心向上）于胸前。

二诊：昨晚疼痛厉害，不能入睡，局部红肿加重。仍固定。内服铁弹丸，日服2次，每次3g。

三诊：便秘，肿胀微消，骨位正常。搽舒活酒做轻度按摩。仍固定。内服导益散3g。

四诊：已解大便，睡眠、饮食皆正常，肿胀和疼痛减轻。搽舒活酒做按摩；固定。内服铁弹丸、日服2次，每次3g。

五诊：痛减，肿消，出现皮疹。停敷药。皮疹处搽黄甘散。

六诊：皮疹消失，肿痛消除，功能仍有障碍。外敷一号新伤药。去托板，用绷带包扎。每天按摩并做被动活动。内服铁弹丸，日服2次，每次3g。后经2周按摩和被动活动，肘关节功能恢复正常。

例3. 右肘关节向内侧脱位

郑某，男，23岁，成都学生。

病史：2周前上体育课，练习吊环前摆浪下的动作时，放手太迟，仰面跌下，右肘及后脑同时触地受伤，当时跌得人事不省，由同学抬送当地某医院急诊。途中，患者意识模糊，头痛，头昏，发生呕吐2次，右肘肿胀变形。该院诊为脑震荡，决定住院。前日脑部症状减轻，全身情况好转出院。住院期间右肘关节经3次手法复位，均告失败，乃转我院治疗。

检查：右肘呈半屈曲，肿胀，畸形，伸屈功能丧失。根据X透视及照片，诊断为右肘桡尺骨向内移位，未伴有骨折。

治疗经过：第一次手法复位时，因剧痛患者发生休克，因而复位失败，只予简单包扎固定，嘱次日复诊。

二诊：在乙醚全麻下，行二次手法复位成功，局部固定、护理直至患者完全苏醒时止。内服正骨紫金丹，一日3次，每次3g。

三诊：肘部肿胀加重，余无异常。做表面抚摸和揉捏按摩。外敷一号新伤药；内服药同上，连治3次。

六诊：功能大有改善，肘能屈曲用手摸嘴，肿胀甚至消除。肘部仍以上法按摩；贴活络膏。内服铁弹丸，一日2次，每次3g。

七诊：患肢功能基本恢复正常。只做按摩。医嘱勿用患肢提取重物，1周后复诊。

八诊：一切症状消失，功能良好。

4. 腕月骨脱位

（1）病因病理：诸腕骨中，以月骨向掌侧脱位最常见。多由间接外力所引起，如跌倒时，腕过度背屈，手掌着地，即可引起月骨向掌侧脱位。脱位的月骨可能压迫正中神经，引起手指相应的皮肤感觉迟钝或丧失。复位后，神经症状即可消失。

（2）诊断：由于月骨向掌侧脱位，腕关节显现肿胀，掌侧的皱褶和凹陷消失；疼痛剧烈，活动能力严重受限；手指和腕关节微呈屈曲畸形，中指不能伸直。必须注意与腕关节扭伤相鉴别。X线检查有助于明确诊断和排除邻近诸骨有无骨折。

（3）治疗

①整复（推拉法）：患者坐位，屈肘，前臂旋后，两个助手分别对抗牵拉肘部和手指（拉中指的力量稍大）。术者双手拇指放在掌侧月骨部位，其余指环抱

伤腕背侧，拇指用力向背侧推月骨，同时，助手将受伤手腕拉向屈曲位，感到月骨有滑动感时，多数表明已经复位。

②固定：在手心及腕部掌侧衬棉垫，用40°弧形铁丝托板放在腕部掌侧，然后用绷带包扎。将腕关节在掌屈位固定约2周。

③用药：复位后第1周，不用外敷药，可内服铁弹丸；第2周，外敷一号新伤药，内服铁弹丸；解除固定后，外贴膏药，内服正骨紫金丹。

④按摩：固定期中，忌做腕关节的背伸活动和摇晃手法。整复后三五日，可用抚摩、捏、推压手法做按摩，以消肿散瘀。肿胀基本消失后，局部做深部、揉捏按摩。解除固定后，逐步加强腕关节的功能锻炼。

附：偶有月骨向背侧脱位，治疗方法与掌侧脱位相似；整复时的推法，从背侧向掌侧用力推。固定时，将腕关节固定于轻微背伸位置。单纯的月骨脱位，及时治疗，复位多无困难，预后良好。脱位后三四周，手法复位常常失败，则需切开复位。

（4）病例举例

例：右腕月骨前脱位

刘某，男，18岁，成都学生。

2小时前跌倒时右手掌支撑着地，腕关节致伤，疼痛不能旋转。局部无红肿与充血现象，手部活动功能受限，掌侧能摸及高突之月骨，指不能握物，桡尺骨及其远端关节正常。经X光透视诊断为右腕月骨向掌面脱出，头状骨上移。

治疗经过：用按法复位。铁丝托板固定（腕关节掌屈40°）。

二诊：骨位正常，腕部微烧肿，活动困难。外敷黄柏、木通、乳香、木香、防风，茯苓、红花。

三诊：烧热消退，红肿减轻。做按摩。外敷黄柏、木通、乳香、远志、防风、血竭、碎补、合欢皮。继续固定。

四诊：活动度增大，不能用力支撑。做按摩。外敷木通、乳香、远志、土鳖虫、碎补、川芎、五加皮、甘草，连治4次。手腕功能良好，已能用力握物。嘱患者每日自我按摩。

1960年4月随访：完全痊愈，腕活动功能正常，未发生后遗症。

5. 掌指关节脱位（附：指间关节脱位）

掌骨头与近节指骨基底构成掌指关节。掌指关节脱位绝大多数系因指端受外力使掌指关节过伸所致，可向各个方向脱位，但以后脱位最常见。掌指关节脱位中，以拇指的掌指关节脱位较多。有全脱位和半脱位两种。

（1）拇指掌指关节脱位

①症状诊断：致伤外力使指骨近端穿破关节囊，撕破掌侧副韧带，指骨基底移位于掌骨头的背侧，二骨成角约 90°，局部肿痛，功能丧失，畸形明显。

②治疗

a. 整复（拉、推与捏手法）：助手固定患手腕部，术者以一手拇、食二指牵拉伤指远端，先顺畸形方向拉，逐渐拉向伸展位。同时，另一手握拇指掌指关节，拇指推压指骨近端，令其回位。然后，将掌指关节轻微屈曲，并捏掌指关节，用以检查复位情况与矫正残余移位。有时因为软组织损伤严重或复位方法不当，例如单纯注意牵拉矫正畸形，而没有在拉的同时推挤指骨近端向掌侧，结果会使指骨与掌骨平行，畸形角度虽减小，但是掌侧副韧带被夹在指骨与掌骨之间，指骨仍难复位。

b. 固定：首先将铁丝托夹塑形，使其与掌指关节轻度屈曲相适应。然后，使掌指关节轻微屈曲，拇指呈轻度对掌位并于指骨背侧放棉垫，再放已塑形的铁丝托夹，绷带包扎。固定一二周，每隔二三日检查一次骨位及固定情况。

c. 用药：在固定期中，外敷一号新伤药，内服正骨紫金丹；解除固定后，外敷三号旧伤药，内服强筋丸或铁弹丸。

d. 按摩：在固定期间，在掌指关节周围的肿胀处用捏法与推压法驱散瘀血，以便促进血肿吸收。

解除固定后 2～4 周内，仍不能做掌指关节的背伸活动（包括主动与被动），在整个治疗过程中，不要用力揉捏掌指关节，以免出现关节增大畸形。

（2）五指掌指关节脱位

①病因病理：同拇指的掌指关节一样，多因指端受外力而造成后脱位。此外，也可因外力直接冲撞掌骨背侧而形成前脱位。基本病理表现为指骨近端穿破关节囊，移位于掌骨头的后侧或前侧。

②诊断：伤指外观变短。摸诊即可确定脱位的方向：指骨基底在背侧者为后

脱位，在掌侧者为前脱位。

③治疗：整复方法、铁丝夹板、用药和按摩，与拇指掌指关节脱位基本相同。后脱位，将伤指及掌指关节固定在轻微屈位，但要防止过度屈曲；前脱位，掌指关节固定在伸直位，应防止过度背伸。但指间关节均应屈曲。10天左右方可解除固定，逐渐开始机能锻炼。其余健指不应固定，并始终要积极活动。

（3）指间关节脱位

①病因与诊断：指骨头与邻近指骨基底构成的关节，称指间关节。指间关节脱位在体育运动或劳动中都常见。后脱位最多见。间接外力或直接外力都可致伤。根据外伤史，局部肿胀，疼痛，畸形，再加上摸诊即可做出诊断。但由于这种脱位，常并发指骨基底部骨折（特别在后脱位时多见），应进行X线检查，以明确有无合并骨折。

②治疗：用拉、推法矫正重叠及前后移位，用捏法整复侧向及残余的前后移位。复位后，外敷一号新伤药。五六日后，即可用中药熏洗，并开始功能锻炼。

（4）病例举例

例1. 右第五掌骨基底错位

朱某，男，23岁，体操运动员。

病史：保护同学做跳马动作，右手被压伤，腕掌疼痛，不能旋转。

检查：右手背及小鱼际肌区肿大，掌面尺侧高突，活动功能障碍。经X线透视检查证实第五掌骨近端向前内移

治疗经过：术者一手提紧患腕掌部，一手压住第五掌骨近端，向背面外侧方向推、捏，使掌骨还位。外敷一号新伤药。绷带固定。

二诊：敷药后手发凉，肿微消，压痛减轻。外敷一号接骨药。仍固定。

三诊：肿全消，压痛消失，握拳无力。外敷上药加川芎、黄芪。内服铁蛋丸，日服3次，每次3g，连治2次。

五诊：腕掌指关节活动正常，功能已复常。搽药酒做揉捏按摩。

1960年随访：患者无任何功能障碍。

例2. 右拇指掌指关节错位

马某，男，47岁，成都工人。

印衣时不慎右拇指被机器压撞挫伤。拇指红肿，摸压剧痛，第一指骨近端向

背侧及外方高突错位。X 线检查结果：右第一掌指关节后脱位。

治疗经过：用推、压、捏手法复位。敷加味三黄散（黄柏、大黄、黄连、黄芪、白芷）。铁丝托夹固定。

二诊：瘀血向四周散开，肿胀疼痛。搽舒活酒；敷一号新伤药加木通、木香、黄芪，连治 2 次。

四诊：肿胀基本消失，仍有压痛。做揉捏按摩。敷一号旧伤药，连治 3 次。

七诊：肿胀全消，拇指屈伸仍困难，有酸胀感。搽舒活酒做揉捏、搓、摇晃按摩。贴活络膏，连治 7 次。

十四诊：拇指伸屈稍痛。处理同上。另服铁弹丸，日服 3 次，每次 3g，连治 11 次。

小结：掌指关节脱位虽系小创伤，但若处理不当，极易影响功能。

例 3. 右食指第二指间关节错位

张某，男，17 岁，成都学生。

1958 年 7 月 30 日，练习垒球时，右食指被球击伤，即来治疗。右食指第二指关节高突、肿痛、畸形。

诊断：右手食指第二指间关节脱位。

治疗经过：用推捏手法整复，敷一号新伤药，绷带包扎固定，连治 3 次。

四诊：肿瘀消退，复位良好。做揉捏按摩。改敷一号旧伤药，连治 4 次。

八诊：手指活动趋于正常，但感无力。外敷上药加土鳖虫、续断，以健骨强筋。

6. 髋关节脱位

（1）结构特点：髋关节由半圆形的股骨头与髋臼构成。髋臼窝深，关节囊坚厚，其外面有数条坚强的韧带和丰厚的肌肉保护，故髋关节是人体活动关节中最稳定的关节，其脱位也较肩、肘等关节少见。

（2）原因与分类：髋关节脱位多为间接外力所致，分为后脱位及前脱位。

①后脱位：当髋关节屈曲在 90°时，大腿内收，股骨头只有一半在髋臼内，另一半仅为后部的关节囊及韧带所保护。此时，如有强大外力使股骨向后冲撞，关节囊后部就可能破裂，撕断旋股内动脉和圆韧带（韧带内有营养股骨头的血管），髋关节外旋肌如闭孔内肌、上下孖肌、闭孔外肌、梨状肌等也被挫伤，甚

至部分撕断，造成向后脱位。另外，弯腰工作时如有强大外力突然作用于骶髂部，使骨盆向前冲击，也可能引起向后脱位，有时甚至合并坐骨神经牵拉伤及髋臼边缘骨折。

②前脱位：当髋和膝关节屈曲，大腿过度外展或外旋时，强大的外力作用于股骨远端，并沿其纵轴向髋部传递，股骨头即可在关节囊前方穿破脱出，形成前脱位。股骨头脱至闭孔处者，称"闭孔型脱位"；股骨头脱至耻骨处，则称耻骨型脱位。有时，大腿在外展的情况下外力冲击臀部，也可能引起髋关节前脱位。

（3）诊断：后脱位时，伤肢不能承重步行和仰卧，患肢缩短，畸形明显。前脱位时腹股沟下或会阴部明显肿胀，外观畸形。患者均有典型的受伤史。局部疼痛。

摸诊时，局部触痛。前脱位时，可摸到大转子移至髋臼内侧或内下方，而髋外侧变平。前脱位的耻骨型，可在腹股沟下摸到股骨头；坐骨型，则可在会阴部摸到股骨头。X 射线检查有助于进一步诊断。

（4）治疗

①整复

a."?"形法（以左髋后脱位为例）：患者仰卧于木板，用宽布带将骨盆固定于木板上（或由助手压按两侧髂嵴）；术者左手握住伤肢小腿下端，右手握伤肢小腿上端后侧。第一步，使伤肢的髋、膝关节均屈曲至 90°、大腿内收和内旋；第二步，沿伤肢大腿纵轴牵引，同时用力屈曲髋、膝关节；第三步，右手更换位置，改为扶住伤肢膝关节内侧，使大腿外展、外旋；第四步，将整个伤肢逐渐伸直。当听到股骨头滑入髋臼的"咔嗒"声，复位即告成功。

这个手法的操作过程和大腿移动的方向类似"?"号，故称"?"形法。左髋后脱位和右髋前脱位整复时大腿移动的路线和方向呈"?"形（问号的正形），右髋后脱位和左髋前脱位整复时则相反，呈问号的反形（⸮）。这种反问号法的操作及大腿姿势，恰与正问号者相反。

b.拉、挂法：患者坐位，膝屈 90°，用宽布带固定骨盆，由助手抱住患者腰部。术者坐于患者对面，双脚十字交叉，夹顶患者小腿下段；同时，以双手抱握腘窝部用力向前上拉，后脱位时逐渐把大腿拉向外展位，前脱位时逐渐把大腿拉向内收位；感到骨滑动声时，立刻转动大腿，使股骨内旋或外旋，即刻松劲，使股骨头回入髋臼。若畸形即刻消失，并可做髋关节的各种被动活动，表明整复成功。此法对肌肉不丰满的患者，较易奏效。

c.拉、推法（适用于髋关节前脱位）：患者坐位，用布带将患者的腰腹和骨盆固定在椅子（卧位时，固定在床上）。助手握伤腿膝部，沿大腿外展的方向牵拉。医者两手重叠将股骨头由内向外推，使之回臼；同时，助手将大腿轻微内收并旋转摇晃。当听到复位响声，说明整复成功。肌肉不发达的患者，此法较易成功。

②固定：取长托板将伤肢自臀至脚固定。后脱臼时，髋外侧放一外展板，将伤肢固定在外展约30°的位置，忌做屈髋和大腿内收动作；前脱臼时，伤腿固定在轻微内收（或中间位）、内旋位置，忌做外展动作。固定并卧床3周。

③用药：初期肿胀，外敷一号新伤药（年老体弱者加黄芪、当归），内服七厘散或正骨紫金丹。过四五天肿消后，外敷三号新伤药，服强筋丸或正骨紫金丹，老人、体弱者可服人参紫金丹。

④按摩：整复后二三天要进行按摩，施用揉捏、摇晃手法，特别要多握动膝关节，以免关节僵硬。固定期间的按摩手法，凡对伤肢治疗位有影响者，均应禁做。如后脱位者，不做大腿屈曲、内收动作；前脱位者，不做股骨外展、外旋动作。

⑤注意：固定、卧床休息中，应做伤肢肌肉的收缩锻炼。扶拐步行时，最初2个月内，伤肢暂不承重，以后逐渐增加负重量，以免髋关节后遗长期疼痛。

7. 颈椎脱位

由于颈椎上下小关节面都近似水平，因而颈部的活动范围大，可做较大的旋转运动。当头部突然屈曲，或扭转外力突然作用于颈椎时，均可能引起颈椎脱位，而不合并骨折。此伤多见于第五、六、七颈椎，少见于寰枢椎。

（1）寰椎脱位

①病因病理：寰椎有坚强的寰椎横韧带连接其两侧块，枢椎的齿状突位于其后方；寰椎横韧带约束寰椎不致向前脱位，该横韧带断裂后，寰椎即向前脱位。这种外伤性脱位，多见于青壮年。

另外，在儿童中较常见寰椎病理性脱位，其机制主要是咽喉部感染，扁桃体炎或脓肿，颈部淋巴结核的炎性反应等引起寰椎横韧带松弛，失去包绕稳定齿状突的作用，因而发生寰椎半脱位（全脱位罕见）。

②症状诊断：外伤性脱位患者都有外伤史，颈部疼痛和活动受限，有不同程度的歪颈。病理性脱位者，多先有上呼吸道感染，咽喉部疼痛或发烧等症状而后出现歪颈；同时可发现咽喉部炎症现象，或脓肿，或多发性颈部淋巴结肿大，由此即可进行鉴别诊断。

X线检查除常规的正、侧位摄片外，还应摄张口时寰椎的正位片，以明确寰椎和齿状突、寰椎和枢椎间的关节间隙，并排除齿状突骨折。

③治疗：详见后面治法举例。

（2）颈椎（第三～七）半脱位

①病因病理：这种损伤多由于颈部突然过度前屈所致，如急刹车时即可能使面向前方的乘客突然屈颈而造成加速性损伤（"挥鞭"损伤）。但由于下颌抵住前胸而起到限制和保护作用，不致发生过度屈曲，因此一般都是半脱位。伤后上颈椎的下关节突滑移到下颈椎的上关节突的前上方，但未完全滑过；关节囊、棘间韧带和黄韧带都有不同程度的撕裂和出血，甚至椎管内出血压迫脊髓，造成瘫痪和死亡。多发部位为第四、五颈椎和第五、六颈椎之间，因为此处活动度最大。

此种半脱位易自动复位，故常被误诊为颈部扭伤，以致早期处理不当，遗留习惯性半脱位，引起颈部及肩臂部慢性疼痛。

②症状诊断：有受伤史，颈部疼痛及压痛，肌肉紧张，活动受限。有时合并发生神经根刺激症状，出现上臂、前臂，甚至手部放射性疼痛。

X线检查可以鉴别颈扭伤与半脱位。颈椎半脱位时，X线片示出颈椎正常前凸消失，各关节突排列不平行，各棘突间宽度改变，排列异常，而颈扭伤时则无此类现象。

③治疗：详见后面治法。一般在受伤颈椎的部位衬以垫物，使颈椎过伸，应用仰卧体位牵引6～24小时即可复位；如失败，再用端法复位。

（3）治法举例：陈旧性第一、二颈椎脱位。

旦某，男，17岁，川剧演员。

病史：4个月前、因睡觉"失枕"而致颈痛，经9次"端旋"无效，尤其是第9次"端旋"时，患者听到颈部在"喳喳"发响，以后颈僵项痛加重，且睡眠不好，昏糊多梦，口张不大，进食时"喉部发梗"。经吃中药和针灸治疗，无效。3个月前，到某医院诊治，诊断为"颈椎脱位"，以手法整复，复位时听到"咔"

的一声，复位后即感舒服。但次日又跌倒1次，症状较前更加严重，头颈完全不能活动。经某医院摄X片检查，认为是"颈椎脱位"，拟予手术治疗，患者不愿动手术，遂来我院就诊。

检查：硬颈畸形，头稍向前倾，颈稍向前斜，头不能转动和俯仰，如侧视则头随体转。颈后正中线左侧发际处有一硬块，大小形状近似桂圆，不活动，有压痛。气管在胸骨柄静脉切迹处位于正中，从此向上略向右偏行。四肢活动正常，无感觉异常，腱反射正常。

X线照片检查：陈旧性第二颈椎向后移位，棘突偏向左下及第一颈椎轻度向前移位。

治疗：颈椎两侧各上一棉条，覆盖弧形软纸壳；颈部垫沙袋仰卧1天。次日用端法复位，患者坐位，助手的双手抱头并慢慢向上提，医者左手持额部，右手捏住第二颈椎棘突用巧力推拨，同时助手使患者的头向左、右、前、后活动。使颈椎复位。

复位后，除头向右的活动度改进不大外，其余均有改进。颈后的突起明显减小。外敷一号新伤药加天麻；内服玉珍散加天麻；颈部垫沙袋仰卧休息1周。

复位后1周，头向右转及仰头时仍痛，考虑脱位未完全整复，再用端法复位。患者坐位，医者左手托患者下颌，额顶患者枕部、右手指捏住第二颈椎的棘突，当医者的左手及额部使患者的头向上提并转动时，右手用巧力推拨第二颈椎棘突，当即听到响声，患者立叩感到头部很轻松，并能转动了，但活动时颈部肌肉有牵拉样疼痛，同时颈后的高突包块也消失。局部外敷中药（骨碎补、土鳖虫、木香、白芷、海桐皮、萆薢），内服羚玉散。于颈后垫沙袋，仰卧休息1周。

复位2周后，下床活动，在颈部搽舒活酒做按摩。以后的治疗以按摩为主，并进行主动活动；内服正骨紫金丹。

经过4周的治疗，症状完全消失，颈部活动功能恢复正常。但从X线照片上看，第二颈椎还未完全达到解剖复位，第一颈椎已看不出有移位现象。

1年后随访，已恢复演出工作，未发现颈部有不适现象。

8. 下颌关节脱位

（1）结构特点：下颌关节由下颌骨髁状突和颅底的下颌窝构成。关节囊前部薄，后部较厚，外侧有加强关节囊的韧带（颞下颌韧带）。关节腔内有软骨盘，其边缘与关节囊连接。由于关节结构前方较弱，在强力张口时就容易造成下颌骨向前方脱位。

另外，左右两侧的下颌关节都是由同一下颌骨的两个髁状突参加组成的，因此两侧关节必然是同时活动，无论张口、闭口、前伸、后缩，或侧方运动都是如此，因此脱位一般也大多是两侧同时发生。

（2）原因与分类：常在吃硬食、打哈欠、大笑或跌倒时发生；有全脱、半脱和习惯性脱位。

（3）诊断：无论半脱或全脱，都有口张开不能闭合、语言模糊不清楚等症状。局部有疼痛或压痛。一般都有张口过大的损伤史。

（4）治疗

①挂法整复：使下颌骨向下移，然后再向后移，再向上一送，髁状突即可复位。具体操作方法如下：患者坐在椅上，医者半骑马式站在患者前面，两手拇指（缠消毒纱布）放在下颌骨两侧臼齿上，两食指按在下颌角后上方，其余各指置于下颌部。施法时，拇指用力向下按，使口尽量张大，随即其余各指迅速用力将下颌骨向上后方推送，使髁状突挂于臼窝内。如果脱位时间较久，则先做热敷，使肌肉痉挛缓解后再予复位。挂时，要做到搬力稍大，猛放快送，食指随即推按则挂上。

②刺激法：用棉签或鸡毛等物刺激患者鼻黏膜，以引起保护性反射（如打喷嚏，或张口喊叫），即可复位。

刺激鼻黏膜可趁患者不警觉时进行，也可事先嘱患者配合。用辣椒味，或者嗅葱、蒜味刺激鼻黏膜，也可引起喷嚏。

地胡椒、细辛、牙皂等分，研末（通关散），可有效地引起喷嚏。

复位后，一般都不需要固定或药物治疗，嘱患者二三天内不要用力张口，不吃较硬的食品。

三、软组织损伤治疗

（一）概述

软组织损伤包括肌肉、肌腱、筋膜、韧带和关节囊的损伤，是一类常见的损伤。在临床上，有些软组织损伤，单从外观上判断，似乎不重，但对大众的体力活动，特别是对运动员的训练，影响却不小。例如运动员在训练中每当重复受伤机制的动作时即出现疼痛，这不仅妨碍动作的顺利完成，且势必影响伤者运动技巧的充分发挥，有碍运动成绩的提高和创新。因此，如何更好地治疗和防止软组织伤，乃是一项亟待解决的课题。

中医伤科在治疗软组织伤方面有其独特的疗法。本章将介绍郑氏应用中医疗法治疗一些常见软组织伤的经验。

（二）常见软组织损伤治疗

1. 新近软组织损伤

原则上分为三个时期进行治疗。

（1）早期：系指伤后引起组织反应性的红、烧、肿、痛等症状的急性炎症期。在此期中，伤部宜外敷一号新伤药并酌情加减；重者加服消肿化瘀的中药。轻伤可在局部搽舒活酒做按摩；重伤禁止在伤部按摩，因为按摩刺激会加速伤处的充血和组织液的渗出，会使肿胀更加严重，甚而造成继发性出血。但是，在伤部周围或远离伤区的上下部位，搽舒活酒施行适宜的按摩，却有利无害，可促使肿胀消退和疼痛减轻。

（2）中期：系指红、烧、肿、痛等反应性炎症已大为减退，伤部及其周围尚残存瘀血和凝滞的现象，组织正在修复的时期。此时，治疗以按摩和药物并重。按摩用抚摩、揉捏、搓等手法，以活血舒筋；药物用活血、生新、续筋之剂，外敷二号新伤药去大黄，或三号新伤药去官桂，内服正骨紫金丹。

（3）后期：局部红、烧、肿已消失，但活动时仍痛，酸软无力，伤部僵硬或有粘连，伸屈不利。此时以按摩和练功为主，药物为辅。按摩时增施深部按摩和摇晃手法，以舒筋解挛，松散粘连。外敷三号旧伤药或贴活络膏，内服强筋丸，并用中药熏洗伤部。

上述三期论治，适用于比较严重的新近软组织损伤。如果损伤较轻，组织修复快，疗程短，则不需因循三期，可将中、后两期合并，即把活血生新和恢复功能兼顾起来，同时施治。

至于陈旧性损伤，即伤后因治疗不当或不及时，或其他原因而造成功能障碍者，治疗时须根据具体症状，参考新伤的中后两期的治疗方法，对症治疗。总而言之，必须辨证审因，因伤施治。

2. 肌肉肌腱损伤

肌肉肌腱因受钝物直接打击或被碰撞而受伤，是谓挫伤。至于扭伤、拉伤和断裂伤，则多为间接暴力所致，例如在取得体位平衡时突然肌肉收缩，就可能造成这类伤。

扭伤和拉伤一般发生在肌腹部，断裂伤则常见于肌肉肌腱的交接处。已有退行性病变的跟腱，变得脆弱，易遭撕裂。年轻运动员的正常跟腱，结构坚实，抵抗牵拉的应力极强，常由附着点撕脱而不是断裂，撕脱的断端往往附有一小片皮质骨。

间接暴力引起的长肌肉损伤，远较短肌肉的损伤为多。肌肉损伤造成解剖学上的断裂，首先发生在裹住肌纤维的肌纤维膜以及保证肌纤维组合和功能统一的肌内膜，其次才是肌纤维，因为肌纤维具有比肌纤维膜和肌内膜更为良好的延伸性。

肌肉损伤的主要症状有红、热、肿、痛等反应性的炎性体征。红与烧热系由于许多原来处于关闭状态的血管开放，使伤部血流量大为增加和部分血管损伤所致；肿胀则是组织出血和渗出物积聚而造成的；神经末梢受压或其他刺激，则引起疼痛。

肌肉断裂后，常由于两断端各自缩短而分离。望诊伤部有畸形，摸诊有明显陷凹，依伤情轻重会有不同程度的功能障碍。有些部位的肌肉肌腱损伤，应同骨折及脱位相区别。例如，肩关节某些肌肉肌腱损伤时，肩关节尚能主动活动，只是活动涉及受伤肌肉引起疼痛时才有障碍，但在肩关节脱位和肱骨颈骨折时，肩关节的主动活动则全然丧失。

肌肉肌腱损伤的诊断，一般不太困难。除上述诊断内容外尚可参考下述诊法。①望诊：肢体不同部位受累的肌肉，各自具有特殊的姿态，如一侧胸锁乳突肌受伤，因痉挛疼痛可有歪颈畸形——头向伤侧倾斜，并向健侧回旋。②问诊：某些伤重者主诉受伤当时听到撕裂声响，后即疼痛。③摸诊：查明伤部的压痛点，以确定受伤范围。检查伤者受累肌肉的主动收缩和被动牵拉，以确定受伤的部位、程度和性质。

肌肉损伤的治疗，轻伤可用按摩治疗，重伤的急性期一般不宜做热敷和按摩，但伤部可搽舒活酒做表面抚摩，然后外敷消肿、散瘀、止痛的中药。疗法详见下述各部损伤诊疗。

（1）颈部肌肉肌腱损伤：颈部肌肉肌腱损伤多发生在胸锁乳突肌、斜角肌和斜方肌的上部纤维，常见于体操及摔跤运动员，原因是过度牵拉，如练习前滚翻、后滚翻时，动作技巧或发力不协调，如滚翻不正，使头扭向一侧，即可能发生胸锁乳突肌的扭伤。

此外，因睡眠姿势不良，熟睡后肩颈裸露被外，遭风着凉，引起颈部不适和功能障碍，是谓失枕。

①症状诊断：伤处疼痛，一侧胸锁乳突肌和斜角肌受伤，颈部活动因肌肉痉挛而受到限制。患者头颈不能转动，若需转动，两肩亦随之运动故呈歪颈姿态。头常偏向伤侧，受伤当时，症状不明显，常于伤后数小时出现。斜方肌上部纤维损伤，耸肩（上提肩胛骨）疼痛加重或不能。

严重的颈部扭伤必须仔细与颈椎不完全脱位相鉴别，后者在低头时，单侧或双侧上肢常出现发麻症状。

②治疗：轻伤搽舒活酒做按摩即可；重伤初期外敷新伤药加白芷，内服三七散或七厘散。

按摩：施用表面抚摩、揉、揉捏、提弹、摇晃及正骨手法的端法。

指针：用推、分、揉等手法，取穴有风池、肩外俞、肩井、大杼、大椎，选用其中二三个。失枕选用外关穴。

操作过程：a.患者取坐位，外搽舒活酒，先于患部做表面抚摩，后从颈上部向下直到肩胛部先轻后重进行揉、揉捏，接着提弹紧张的胸锁乳突肌。按摩者一臂屈成抱式，用手扣着患者前额，使患者颈部固定，另一手用拇食两指提弹。b.摇晃头颈部，揉按斜方肌、胸锁乳突肌，揉肩井、肩外俞、大杼、大椎、风池以及风池以上的枕骨缘。c.将头向各方旋转摇晃，在摇晃时，可与患者交谈，以转移和分散其注意力；待患者精神舒畅，注意力诱开时，快速而敏捷地将头向伤侧端旋，这时偶尔可闻及响声，颈肌即感舒适松弛，头颈可自行转动。若端后还有不适的感觉，可从风池穴向下、向外方施用分、推和轻揉手法；最后抚摩颈后部，不适之感即可能大部消除。

如为失枕，则除此而外尚须提弹颈最长肌。

③病例举例

例 1. 颈肌扭伤

何某，女，25 岁，成都学生。

病史：同学开玩笑，趁不注意时从背后突然推头向前，致颈部扭伤，疼痛不能转动，某医院检查为颈部肌肉扭伤，嘱回家热敷。但热敷后自感头昏，疼痛加剧，肿胀增大。又去该院复诊，内服消炎片 3 天，无效。

检查：神志清楚，精神很好，语音洪亮；摸颈部肌发硬，颈部红肿，头不能左右转动及前俯后仰，压痛面广。

治疗经过：外敷三黄散加豆根、白蔹、海桐皮。

二诊：红肿微消。敷三黄散加豆根、白蔹、海桐皮；交叉服三七散和玉珍散，日服 4 次，每次 3g（每隔 3 小时服一种，交叉服）

三诊：头可微微转动，低枕睡觉时疼痛减轻，红肿基本消除，尚有压痛。敷一号新伤药。服药同上。

四诊：头部活动基本正常，扪颈部肌腹发硬，弹力减小，压痛减轻。敷一号新伤药，去延胡索，加海藻、土鳖。服玉珍散，日服 3 次，每次 3g，连治 2 次。

六诊：基本痊愈，做轻度揉捏按摩。

小结：共治 6 次痊愈。颈肌受伤一般都以按摩为主，但此病却以药物消除急性症状为主，按摩为辅。本例因新伤即行热敷，反使瘀肿发展，病情加重，因此新伤不宜热敷。

例 2. 右侧颈肌扭伤

张某，男，21 岁，体操运动员。

病史：做双杠练习时，因转体而扭伤颈部，当时头颈活动不灵，稍感疼痛，半日后疼痛加重。

检查：头斜偏向右，颈不能转动，被动时痛感加重，有压痛，无红肿和热等炎症。

治疗经过：搽舒活酒做揉捏按摩，以放松肌肉，然后做提弹。

二诊：自觉症状减轻，颈部可略转动。按摩同上。颈部施端法，听到响声后，即可转动。

三诊：自觉局部不适，酸胀，微痛（因洗澡所致）。做表面抚摩、揉捏按摩，揉风池、肩井。服玉珍散 6g，分早晚两次服。嘱睡觉时用毛巾垫于颈下，使颈肌松弛。

四诊：症状基本消失，头可自由活动，仍做局部按摩，手法同上。

小结：颈部肌肉扭伤，无红肿等炎症，勿需投药，以按摩治疗便可使功能恢复。

（2）肩部肌肉肌腱损伤：肩部组织结构比铰复杂，损伤常可累及肱二头肌长头腱、肩胛下肌、冈上肌腱、冈下肌和小圆肌。因一次用力转肩而发生的肩部急性损伤，常见于投掷（标枪、手榴弹）、体操（吊坏、单杠）、排球（扣球）和举重运动员；而一般的中年人，则多患复合性的慢性劳损。

肩部复杂的运动，使上述肌腱反复摩擦或受挤压，可引起外伤性发炎，其表现为肱二头肌长头腱鞘炎、冈上肌腱炎和肩峰下滑囊炎，继后发展为肌腱的退行性变，此时如果肩部用力负担过度，便有可能使已退变的肌腱断裂。

此类组织损伤后，病变延展，互有牵连，并彼此互为因果，而且损伤机制和病理，以及症状体征均极相似。所以在临床上，往往把这类损伤概括称为"肩袖损伤"。

①症状诊断

a. 肩部用力过度扭转后突然剧痛，重复受伤的动作，则加重疼痛。早期局部有红肿、烧热、疼痛现象。

b. 局部压痛。压痛点依受伤部位而不同，可在肱骨大结节（冈上、下肌和小圆肌止点）、肩峰下（冈上肌腱及滑囊）以及肱骨结节间沟（二头肌长头腱及其腱鞘）等处。肩关节周围炎常有广泛性的压痛。

c. 肩关节活动受限。如冈上肌腱炎，患肩在 60°～120°外展范围内才有疼痛。而肩关节周围炎组织有粘连者，则肩部各个方向（展、收、屈、伸和旋转）在不同范围内都有疼痛和受限，甚至日常生活自理都受到影响，如穿衣，梳头，写字等动作均感困难。

d. 急性损伤，肩部肌肉常有痉挛现象；而慢性患者，则有肌肉萎缩，尤以三角肌最为明显。

e. 冈上肌腱炎有钙质沉着者，X 线检查可发现局部有致密的钙化阴影。

②治疗

a.按摩（每次按摩时搽舒活酒）：第一阶段：其主要症状是肩部疼痛，肌肉痉挛，此时宜用轻而缓慢的按摩手法。先做表面抚摩、深部按摩；继而做捏，捏的力量宜较大，速度宜稍快，时间1～2分钟，使肌肉微热而松软，再配合指针刺激肩髃、肩井、天宗等穴，以舒筋止痛；捏的手法，力要达到组织深部，捏后再搓；最后，以轻捏结束。本阶段做10～12次。

第二阶段：当第一阶段的主要症状疼痛和肌肉痉挛减轻或者消失，而患肩功能仍有障碍时，则进入第二阶段的治疗。先于患肩做表面抚摩；随后做搓，搓的时间2～3分钟，应快而有力，使局部关节松弛并发热；然后弹三角肌前侧及大小圆肌，捏冈上肌，同时配合指针刺激肩髃、肩井、肩髎、云门、天宗等穴；接着搓胸大肌、斜方肌，揉、捏肱二头肌、三角肌；最后对患肩做幅度较大的抖动和摇晃，以松解粘连，恢复功能。本阶段可做12～16次。

b.用药：第一阶段：主要症状是受伤部位有红、肿、烧、痛。此时宜用散瘀清热消肿药物。外敷一号新伤药，加重白芷，另加大黄、芙蓉叶、黄芩，连敷3～4次。症状减轻后，外敷二号新伤药，以消未尽之瘀滞；肿、痛、烧减轻后，则去大黄，加海桐皮、松节以行气活血，逐深部瘀滞，通经络，连敷3～5次。

第二阶段：症状基本好转，但功能仍受限，患部周围软组织尚肿而硬，有压痛。外敷二号新伤药，加南星、半夏、白蔹、黄芪，以补气活血行气，软其肿硬，连敷4～6次。内服三七散、七厘散，交叉服（每种6小时服1次）。肩关节肿胀基本消失，若在肩峰前下部按压有硬条，外敷四号旧伤药加黄芪、南星、二乌，连敷4～6次。内服铁弹丸，连服10天。

第三阶段：肩关节周围肿硬及硬条基本消失，功能幅度增加。内服正骨紫金丹，连服10～14天。

（3）腰部肌肉韧带损伤：腰部急性损伤，比较多见，常发生在腰骶部及骶髂关节部分，受累的组织主要包括骶棘肌、腰背筋膜、髂腰韧带、棘上和棘间韧带等。

①受伤原因

a.姿势不正和侧弯腰部用力时（如投掷标枪、铁饼），腰部的肌肉和韧带因一时失去对称性张力，肌力不协调或在不正确的姿势下长期单一工作（如伏案书写），致使肌肉萎缩和肌张力减退，对于来自突然的外力的适应性大为降低，在此情况下便易遭受损伤。

b.头部顶物、肩上担物、用手提物，重量已接近于腰肌所能胜任的负荷限度，再加上平衡突然失调（如滑跌），或姿势变化（如举重运动员上推杠铃），或重物由左换至右侧，皆可因力气不支或用力过度而发生肌肉、筋膜拉伤。

c.准备活动不足或动作不正确。如体操运动员做后手翻、排球运动员跃起扣球，由于急剧背伸，用力过猛，亦易发生腰肌和韧带损伤。

d.弯腰用力提取重物，脊柱前屈，背后的肌肉和韧带十分紧张，主要抵抗重力的骶棘肌必须积极用力收缩，一面收缩，一面紧张地支持负重，瞬间，腰肌出现生理上的矛盾现象。又因弯腰用力时的杠杆作用，假如弯腰提物的姿势不正确，使臂力增长，腰部所承担的重力更为增大，即便所提物体本身重量并不太重，往往亦可导致腰部结构上发生严重损伤。

②症状诊断

a.受伤当时，腰部突然出现疼痛。轻者，尚能坚持活动，但休息片刻，疼痛转剧，咳嗽、打喷嚏时，疼痛尤甚；重者，腰的运动受限，不能俯仰、侧弯和旋转，行走困难，卧于床上不敢翻身。

b.伤后疼痛，常引起腰椎两旁肌肉保护性的痉挛。肌肉拉伤重者可有肿胀。

c.局限性的压痛点，有助于确定损伤的部位和性质。腰椎棘突之间的压痛，多为棘上或棘间韧带的损伤；棘突与横突之间的压痛，则常为骶棘肌和筋膜的损伤。

d.腰部陈旧伤，因伤后出血机化形成粘连，在第三、四腰椎两旁的肌肉内，常可摸得大小不等的硬结或硬条。

③治疗

a.用药：新伤外敷一号新伤药加狗脊、杜仲、续断；早期内服七厘散或三七散，用酒冲服，以后改服正骨紫金丹或术桂散。旧伤可敷三号旧伤药加狗脊、白术、杭巴戟；以后贴活络膏，内加狗脊、广木香、麝香。

b.按摩：新伤按摩用舒活酒，陈旧伤用活络酒。用表面抚摩、深部按摩、摩擦、按压、搓、掌根按压等手法，用力要均匀，并达到深部。

c.指针：用揉、掐、弹等手法；取穴有肝俞、三焦俞、关元、肾俞、腰俞、委中、承山，每次选用其中 2 ~ 3 个穴。

d. 预防：平时应积极参加体育锻炼，增强体质。参加体育比赛时，事前要有充分的准备活动，使肌肉和韧带能适应复杂多变的动作，保持完善的协调用力。

搬提重物时，应避免惯常的下肢伸直、固定骨盆的弯腰用力，而采用屈膝、屈髋和直腰的下蹲姿势，然后伸膝、伸髋将物提起，这样使力臂缩短，比较省力，可以减少骶棘肌和韧带的损伤机会。

e. 病例举例

例 1. 腰部左侧肌肉拉伤

金某，女，20 岁，成都排球运动员。

病史：7 天前练鱼跃救球时，身向右侧倾屈，以致拉伤左腰肌肉，经治疗有所好转，后因跳跃时间过长，次日左腰痛剧，不能弯腰。检查时见左腰肌肉微红肿，压痛。

治疗经过：敷一号新伤药；服术桂散，日服 2 次，每次 3g。嘱休息。

二诊：痛减，微肿，压之有酸胀感。搽舒活酒做按摩，揉腰俞、掐委中。敷黄芪、海桐皮、木香、乳香、地肤子、萆薢。

三诊：久坐久立有酸胀感，局部压痛。按摩同上。敷羌活、黄芪、广木香、杜仲、萆薢、乳香、狗脊、乌头，连治 2 次。

五诊：因多坐使局部肿胀加重，压痛明显。做按摩，敷一号新伤药。

六诊：自觉症状大减，肿消，但微感酸胀。做按摩。嘱做乒乓球练习，热敷，停用药。后又连续 5 诊，每次都做按摩，并嘱逐渐加大运动量。共治 10 次，15 天痊愈。

例 2. 骶棘肌拉伤

张某，男，27 岁，成都汽车司机。

病史：弯腰搬东西时拉伤腰部，前弯最痛，后仰稍好，不能转动。

检查：双手叉腰，挺胸，低头，扣压无明显压痛点。右侧较重，肌肉比对侧稍硬。

治疗经过：做揉和深部按摩，贴活络膏。用酒送服七厘散，每次 3g，每日 3 次。

二诊：压痛面积缩小。做按摩，贴活络膏加杜仲、麝香。

三诊：病情基本好转，弯腰拿重物仍痛。按摩同前，贴活络膏。服术桂散，日服 3 次，每次 3g。

小结：以按摩为主，配合用活血、止痛的药。共治 3 次，9 天痊愈。

例 3.腰部扭伤

赵某，男，26 岁，四川工人。

病史：5 天前担砖不慎跌倒，腰扭了一下，当时不感疼痛，晚上睡觉翻身困难。经某诊所治疗，3 天后痛加剧，前俯痛更剧。

检查：两手叉腰，挺胸，精神欠佳。摸胸椎、腰椎正常，腰椎两侧肌肉微红、压痛、发硬。

治疗经过：搽舒活酒做深部按摩。敷一号新伤药。服术桂散，日服 3 次，每次 3g。

二诊：腰痛稍缓，腰肌仍发硬。搽舒活酒做按摩。敷儿茶、木通、木香、海藻；服术桂散，日服 3 次，每次 3g，连治 2 次。

四诊：痛减，前俯微痛，腰能活动。昨晚感到很舒服，硬块软化。搽舒活酒做深部按摩。贴活络膏；服上药，连治 2 次。共治 5 次，11 天痊愈。

例 4.腰部肌肉扭伤

毛某，男，29 岁，四川干部。

病史：前天搬书架时扭伤腰部，半小时后不能动，功能丧失。曾在某医学院骨科施针灸治疗无效。现走路困难，易出盗汗。有风湿史。

检查：腰肌疼痛，无局限性痛点，肌肉痉挛，功能丧失。

治疗经过：敷羌活、独活、防风、牛膝、木香、官桂、苍术、乳香、威灵仙。服活络丸，日服 3 次，每次 3g，用酒送服。

二诊：痛减，自感舒适，仍有盗汗。做叩砸、掌根砸、推压等按摩。服健肾丸，日服 3 次，每次 6g，连治 3 次。

五诊：盗汗减少，仍有压痛。做摩擦、深部、叩击等按摩。敷羌活、独活、防风、狗脊、牛膝、灵仙、杜仲、黄芪、续断。内服药同前，连治 5 次。

十诊：腰痛消失，腰活动范围增大，灵活性差，睡眠良好。服健肾丸。共治10 次，15 天痊愈。

小结：本伤兼有风湿史和肾虚，因此以药为主，辅以按摩。

（4）腹部肌肉拉伤：腹部肌肉拉伤好发于腹直肌、腹外斜肌和腹内斜肌，尤以前者常见。体操中的摆动（挺腹和收腹）和跳远中的踏跳腾空落地等动作，在准备活动不充分的情况下，腹肌便易拉伤。

①症状诊断：伤处疼痛，做仰卧起坐的动作时更痛，或拒绝做。不敢挺腹，常弯腰行走；重者咳嗽也痛，无固定痛点。

②治疗

a. 按摩：用舒活酒做按摩，手法为表面抚摩和揉。揉时，应先浅后深，用力由轻到重，再由重而轻结束。

b. 指针：用四指指腹摩肚脐至（伤侧）髂嵴连线之中点处。

c. 药物：内服筋导散，饭前一小时服（孕妇及月经期禁忌服用）

③治法举例：腹部肌肉拉伤。

胡某，男，21 岁，成都。

病史：练跳马做收腹动作时用力过猛，落地后即感腹肌疼痛。休息片刻，继续练习，则痛渐剧。经 1 周治疗无效。现行走不便，不敢收腹。

检查：表情痛苦，无红肿，右侧腹肌紧张发硬。

治疗经过：搽舒活酒做表面抚摩，用四指指腹摩肚脐至髂嵴连线之中点处。敷杜仲、儿茶、土鳖虫、木香、牛膝。服三七散，日服 3 次，每次 3g，连治 2 次，

三诊：肌肉已松弛，弹性恢复，但患部仍痛。做面积广泛的按摩，腹部轻度揉捏，腰部轻捏。敷上药加海藻，服青白散及三七散（早晚各服青白散 3g，下午 2 时服三七散 3g），连治 2 次。

五诊：病情大减，可做跳和侧屈练习。服三七粉，日服 3 次，每次 3g。共治 5 次，7 天痊愈。

小结：治疗此类病症需问清病情、病史，用药及手法均应慎重选择，不可疏忽，以免影响腹腔内脏。

（5）前臂屈肌总肌腱损伤：专门的屈腕肌有桡侧屈腕肌、掌长肌和尺侧屈腕肌，诸肌腱附着于肱骨内上髁。

屈腕总肌腱损伤，多见于体操、排球和投掷（标枪、手榴弹）运动员。当腕背伸、前臂半旋前位时，受到肘的外翻伤力，使已紧张的屈腕肌群突然被动过度

牵扯（例如在跳起扣球和投掷标枪出手的刹那，以及跌倒时用手撑地时），即可造成此伤。在青少年运动员，可因屈腕总肌腱牵扯，连同其附丽点的内上髁骨骺一齐撕脱，造成肱骨内上髁骨骺分离。成年人，屈腕总肌腱附丽点的肱骨内上髁部因反复受到屈腕总肌腱的牵扯刺激，易引起局部骨膜增生，出现条状钙化致密影，称为"肱骨上髁炎"。

①症状诊断：肘内侧疼痛、肿胀，伸屈肘关节受限。肘内侧有压痛点，以内上髁部最为敏感。如骨骺分离，则可摸得滑动的骨骺；轻度拉伤，可无肿胀，但要求患者主动屈腕或做这一动作的抗阻活动时，局部疼痛将加剧。

②治疗

a.按摩：用舒活酒按摩整个前臂，由远及近，用表面抚摩、揉、捏等手法。禁止直接按摩伤部。在恢复期及陈旧伤时期，应增加摇晃手法。

b.药物：伤后先外敷一号新伤药，连敷数次后，改敷一号新伤药加土鳖虫、松节。如局部出现硬结，则改敷南星、二乌、海藻、白蔹；局部硬结软化消失后，敷羌活、独活、紫荆皮、海桐皮、续断、合欢皮，海藻、白及。

屈腕总肌腱撕脱有内上髁骨骺分离者，应按肘部骨折脱位处理。

③预后：屈腕总肌腱拉伤和内上髁骨骺轻度分离，经及时治疗，功能一般都能恢复正常。骨骺分离过远者，手法难以达到满意的复位，往往遗留有间隙，这对普通患者的功能无任何影响，但对体操专项运动员来说是不利的，因体操项目对人体各部机能要求甚高。

④治法举例：右肱骨内上髁骨骺分离。

杨某，男，16岁，学生。

主诉：右肘跌伤2小时许。

病史：2小时前跌倒，右臂外展位手掌着地。伤后麻木疼痛，患肢不能屈伸。

检查：右肘部红、热、肿胀，内侧压痛，能摸及滑动的骨块，抗阻屈腕时，肘内侧疼痛加重。肘关节伸屈功能丧失。经X光照片，证实右肱骨内上髁骨骺分离。

治疗经过：用推、捏法整复后，敷一号新伤药，夹裹固定，将前臂用三角巾吊于胸前。

二诊：局部瘀血胀痛。处理同上。

三诊：肿胀疼痛减轻，睡眠较好。搽舒活酒做轻度按摩。敷药同上。服铁弹丸，日服 3 次，每次 3g。

四诊：局部瘀血减轻，皮肤发痒。做轻度按摩。服药同上，停敷药。

五诊：疼痛消失，唯伸屈尚觉疼痛，微肿。服药同上。

六诊：皮肤痒感基本消失。敷一号新伤药。服正骨紫金丹，日服 2 次，每次 3g。去托板，用绷带固定。

七诊：肿痛消失，其他情况也正常，只是不能活动。敷前药加土鳖虫、续断。服药同上。

八诊：伸屈时仍痛。做按摩，做被动活动。敷一号旧伤药数次后，局部肿痛消失，唯活动范围小。做按摩后，肘关节做被动活动，幅度适当增加。外敷松节、南星、海桐皮、黄芪、土鳖虫、白及；服药同上。后期用按摩和被动活动来恢复功能。共治 21 天基本痊愈，屈曲自如，伸直稍受限。1 年后照片复查骨骺已复位愈合。

（6）前臂伸肌总腱损伤：伸腕肌有桡侧伸腕长肌、桡侧伸腕短肌、尺侧伸腕肌、指总伸肌及食指固有伸肌，均借肌腱起附于肱骨外上髁。

伸腕总肌腱损伤，常因网球运动员不正确地反手击球所致。当前臂呈半旋前位，伸腕肌处于紧张收缩时，急速飞来的网球过早地击于球拍，强迫腕关节突然屈曲，就使伸腕总肌腱在其肱骨外上髁附丽处骤然遭剧烈牵扯。此种损伤在网球运动中可因一次严重的伤力造成，故有"网球肘"之称。但并不尽然，一般劳动者因职业和工种的关系，亦可因反复屈伸腕关节和前臂频繁地旋前旋后而引起这类伤。

①症状诊断：肘外侧肿痛，肱骨外上髁有敏锐的压痛，因疼痛前臂活动功能受限。伸肘、屈腕，然后使前臂旋前即可。

因屈腕总肌腱附丽点受到牵扯而使局部疼痛加剧。同样原因，前臂旋前位抗阻伸腕，亦可引起局部疼痛。

②治疗：与本节前臂屈腕总肌腱损伤治法相同。

（7）股四头肌挫伤：股四头肌是一组坚强的伸小腿肌，其中股直肌兼有屈大腿的作用。由于股四头肌位于大腿前面表浅，容易为直接暴力挫伤。如篮球、足球和摔跤运动员在比赛中相互碰击顶撞，就易引起挫伤。间接暴力引起拉伤较少发生。

①症状诊断：伤轻除疼痛外，可有压痛；伤重有红、热、肿、痛等反应性急性炎症，伤后数日出现青紫色瘀肿。如果主动收缩股四头肌，则局部疼痛加重。功能有部分障碍。

②治疗：参见本节股后侧肌伤治疗及其治法举例。

③病例举例

例 1. 右股四头肌挫伤

樊某，女，29 岁。

病史：10 天前大腿被床角碰伤，当时疼痛，但可跛步走路。第 2 天疼痛加重，被迫休息，未经治疗。现仍痛，伸屈困难。

检查：右大腿中段除股四头肌青紫瘀斑及压痛外，无别的阳性体征。

治疗经过：搽舒活酒做轻度按摩。敷一号新伤药加红花、黄芪、大黄。服活络丸，日服 3 次，每次 3g，连治 3 次。

四诊：膝关节微痛，麻木，瘀血消散。做揉捏按摩。服铁弹丸，日服 3 次，每次 3g。

五诊：走路无麻木感，上台阶时微痛。做深部按摩，贴活络膏。共治 5 次，7 天痊愈。

例 2. 右股四头肌挫伤

张某，男，21 岁，成都学生。

病史：足球比赛时二人发生冲撞，右大腿被对方队员的膝盖碰伤，当时大腿前面出现一肿块，但逐渐平复，不能跑，弯曲膝关节时痛。

检查：跛行，股四头肌发热、肿胀、皮下瘀血、压痛。

治疗经过：敷黄柏、黄芪、木通、红花、白芷、地肤子，摊好药后，上撒少许七厘散，贴患处。

二诊：肿胀疼痛均减。拿阴陵泉和阳陵泉；敷一号新伤药。服七厘散，日服 3 次，每次 3g。

三诊：上次敷药后，反应良好，膝弯曲时不感痛，但下蹲及跑跳时仍感疼痛，肌肉红肿现象基本消失，仍有压痛。做深部按摩，掐血海、足三里。敷上药。服七厘散，日服 3 次，每次 3g。嘱每天热敷 1 次。共治 9 天痊愈。

例3. 右股直肌挫伤

朱某，女，19岁，成都学生。

病史：赛球时右大腿被对方膝关节碰撞，当时不痛 .赛后才感痛，次日症状转剧，可直腿行走，下蹲时伤部疼痛加剧。大腿下段前面红、肿、烧、压痛。诊断为右侧股直肌挫伤。

治疗经过：外搽舒活酒做抚摩。外敷一号新伤药加牛膝、芙蓉叶、大黄。内服穿阳散，1日3次，每次3g，连诊2次。

三诊：症状减轻，膝关节伸屈时股前部微痛。外搽舒活酒，做深部按摩和揉捏，掐血海，拿阴陵泉、阳陵泉；外敷一号新伤药。内服正骨紫金丹，连治3次。

六诊：症状消失，关节活动正常，但仍有压痛。搽舒活酒做揉捏，贴活络膏。共治6次，10天痊愈。

（8）小腿三头肌及跟腱拉伤：腓肠肌和比目鱼肌总称为小腿三头肌，其作用是跖屈足，以完成跳跃动作。两者的纤维向下合并为宽扁的延续部分，称为"跟腱"，下行终止于跟骨结节，是全身最坚强的腱性组织。有些运动项目，如跳远、跳高、跳木马、跳箱，或者网球和羽毛球等运动员跃起接球时，因小腿三头肌急剧地强劲收缩，施于跟腱以巨大牵引力，即易造成肌腹和跟腱拉伤。一般情况下，跟腱不易受伤，但跟腱隐患有退行性变，亦可引起拉伤，甚而断裂。

①症状诊断：伤后步态跛行，局部肿胀、压痛和疼痛，行走和跑跳均使疼痛加重。跖屈足的功能障碍，随损伤部位和轻重而异。若跟腱断裂或撕脱者，则跖屈足的功能将立即完全丧失。

②治疗：跟腱断裂伤，需施外科手术缝合修补。一般性拉伤，治法如下：

a.按摩：搽舒活酒做抚摩、揉捏、推压、按、捏等手法。在肌腹处多做揉捏，在跟腱处多做按、捏。

b.指针：掐飞扬，弹委中，拿太溪、昆仑。

c.药物：肌肉拉伤，外敷一号新伤药加木通、云苓，连敷二三次后，如肿痛仍较明显，可外敷一号新伤药加芙蓉叶，并在已调好的外敷药表面撒上少许七厘散。症状减轻后，改敷檀香、川芎、白芷、乳香、没药、血竭、续断、合欢皮、骨碎补、苏木、黄芪、广木香。

跟腱伤先敷一号新伤药。跟腱有增粗肥厚改变者，可敷一号新伤药加黄芪、南星，连敷数次；肿痛减轻，但做后蹬动作仍局部疼痛时，可改敷三号新伤药。在肌肉与肌腱交接处，能摸得粗糙不平和发硬现象时，可外敷软坚的四号旧伤药。

③预后：运动员正常跟腱不易损伤，但一经损伤未完全治愈即过早恢复训练，便易重复损伤，多次发作，瘢痕组织增多，削弱跟腱的坚韧性，从而易于发生断裂，治疗将更困难，并影响运动功能。

④病例举例

例 1. 右小腿三头肌挫伤

周某，女，45 岁。

病史：从楼梯上摔下，身体右侧着地，右小腿撞于楼梯上，疼痛来诊。

检查：右小腿中上 1/3 外侧肤色青紫，且有压痛，肿胀明显；大腿外侧皮肤擦伤，周围有瘀血；右肩不能上举。

治疗经过：做轻度揉捏按摩，拿太溪、昆仑。肩部敷一号新伤药；小腿敷一号新伤药加大黄。服七厘散，日服 3 次，每次 3g。

二诊：全身疼痛，局部肿胀微消，右肩不能动。小腿外敷一号新伤药加牛膝；肩部敷一号新伤药，连治 2 次。

四诊：肿痛减轻，小腿肿消，肩臂可侧平举。腿部做按摩，敷牛膝、海桐皮、当归、乳香、没药、白及。肩部贴活络膏。服人参紫金丹，连治 2 次。

六诊：伤情大有好转。用揉捏和搓等按摩。小腿敷海桐皮、当归，牛膝、白及、土鳖。服上药，连治 2 次。

八诊：肩、腿基本好转，肩关节活动自如，上举时微痛；小腿功能完全恢复。

共治 8 次，13 天痊愈。

小结：以药物为主，初期是消肿、散瘀、止痛，配合按摩；中期是通经活络，生血散瘀；后期则以按摩来恢复功能。

例 2. 右小腿三头肌拉伤

浦某，男，42 岁，四川工人。

病史：3 天前，扛米袋蹲下起立时用力过猛，右小腿拉伤，当时剧痛，过后走路困难，下蹲时更痛。

检查：外形无变化，无红肿、烧，局部压痛，微硬。

治疗经过：搽舒活酒做按摩，弹足三里。敷木香、红花、白芷、独活、血竭、檀香、牛膝、黄柏。服铁弹丸，日服 3 次，每次 8 分，连治 2 次。

三诊：痛减，下蹲困难。弹足三里；做叩击、揉捏等按摩；贴活络膏。服铁弹丸，服法同前，连治 2 次。

五诊：疼痛消失，下蹲时微痛，基本痊愈。治法同上。共治 6 次，8 天痊愈。以按摩为主。

例 3. 右小腿三头肌拉伤

王某，女，16 岁，成都学生。

病史：比赛篮球跨步上篮时被人阻挡，右腿扭闪了一下，立即出现蹬地疼胀，此后站立和大步行走均困难。

检查：右小腿三头肌肌腹肿大、发硬、压痛。

治疗经过：敷一号新伤药，连治 2 次。

三诊：走路不痛，肿胀减轻，肌肉稍软。做揉捏、半握拳砸等按摩。敷土鳖虫、儿茶、木香、海藻、乳香、没药，连治 3 次。

六诊：肿痛消失，肌肉松软如常。做揉捏按摩。

共治 6 次，10 天痊愈。

小结：初期以清热、消肿、止痛药来解除急性证候；后期以通经活络药为主，并配合按摩，通经续筋，以恢复肌肉功能。

例 4. 右跟腱拉伤

罗某，男，19 岁，四川运动员。

病史：练弹跳时不慎右足跟拉伤，行走困难，踏跳和后蹲痛，不走动不痛。

检查：右跟腱红肿，有明显压痛，抗阻足跖屈痛。

治疗经过：搽舒活酒做轻度按摩。敷一号新伤药。

二诊：疼痛、行走困难。处理同上。

三诊：由于继续参加训练，疼痛加重，蹬地时更痛。局部做按摩热敷。敷一号新伤药加紫荆皮、儿茶、龙骨，连治 2 次。

五诊：疼痛好转，处理同上，连治 3 次。

八诊：伤情不见好转。敷羌活、独活、儿茶、龙骨、南星、二乌。嘱注意休息，连治 4 次。

十二诊：痛大减，但用力蹬有剧痛。搽舒活酒做按摩，连治 3 次。

十五诊：由于患者照常参加训练，所以疼痛始终未见减轻。今日训练后疼痛更剧，有压痛，无红肿。做深部按摩。敷二号旧伤药加二乌。嘱注意休息，只能做上肢活动，不能跑跳，连治 5 次。

二十诊：病况同前。局部做按摩；掐昆仑穴。敷二号旧伤药加二乌、骨碎补，连治 5 次。

二十五诊：行走跑跳均不痛，但仍有压痛。做按摩。嘱休息，只做上肢活动，连治 4 次。

共治 29 次，40 天痊愈。

小结：由于患者在治疗过程中养护不好，伤势加重，延长了疗程。此伤以按摩为主，药物为辅。

3. 关节韧带损伤

关节是机体活动的枢纽，凡是可动关节，其活动幅度均有一定的范围，称作"生理范围"。一些关节的韧带，由于其起止点的结构关系，在一定角度的位置上呈现紧张，在另一角度的位置上便放松，自然地抑制着一定的肌群，以防止关节过度活动，故韧带有稳固关节的作用。当作用于关节，突然产生超过生理范围的运动时，就可能使关节及其周围的韧带发生损伤。例如，在跳高和跳跃运动中，因足落地不当而使其踝关节过度扭转（内翻或外翻）时，即可致其关节和韧带受伤。关节也可因直接暴力而挫伤。

韧带的损伤亦如肌肉，可区分为挫伤、扭伤、拉伤和断裂伤。损伤可能发生在韧带的中段，也可能发生在其附着于骨处（即撕脱）。此时，往往产生红肿、疼痛，受伤的局部有压痛，有部分的功能障碍。此外，关节偶有被拉开和松动的现象，即将关节向伤侧的对面活动时，有一种异常的松动感。有时，在关节外形上亦略有改变，如踝关节外侧韧带断裂时，足稍向内翻，而内侧韧带撕裂时，足稍向外翻。韧带扭伤时，除有疼痛和压痛点外，关节仍较稳定，红肿之有无，亦须视伤情轻重而定。

另外，在关节脱臼时，不仅其外形改变明显，且出现畸形（如肩关节前脱臼出现方肩畸形），同时功能完全丧失；而韧带损伤时，不论其为扭伤或撕伤，绝大多数只有部分功能障碍。

韧带产生撕脱，要用按、捏手法复位，即用拇指或其余四指顺韧带方向从远处按向伤处，到损伤处即改用捏。复位后采用棉垫、绷带压缚（伤重者要用夹板固定）。在缚扎绷带时，应注意使关节处于正常的生理位置。为了使绷带缚扎有效，外敷药要调得干一点。

（1）腕关节韧带损伤：桡腕关节是椭圆关节，可做屈、伸、展、收和环转运动。关节囊附丽于关节面的边缘，宽阔而松弛，桡侧、尺侧、掌侧和背侧都有韧带加强。

体操运动中的支撑、举重运动时的翻腕和排球运动中的扣球等动作，以及跌倒用手支撑着地，均可使腕关节韧带受到过度牵扯而拉伤。

①症状诊断：腕关节疼痛、乏力，屈伸腕关节和做支撑动作时疼痛加重。局部肿胀和压痛。伤重者应与腕舟状骨骨折及关节软骨盘损伤相鉴别。

②治疗：搽舒活酒做按摩，手法为抚摩、揉、捏、摇晃。外敷一号新伤药，连敷数次后，可加蟹粉、海桐皮。以绷带包扎或用护腕固定腕关节。后期可贴活络膏。内服铁弹丸或筋导散，后期改服强筋丸。

③病例举例

例1. 左腕关节扭伤

代某，男，18岁，重庆学生。

病史：做体操练习时扭伤左腕，当时疼痛，近日痛剧，高度肿胀充血，摸痛。

治疗经过：搽舒活酒，做表面按摩；敷一号新伤药，外撒七厘散少许，绷带固定，连续2次。

四诊：肿胀痛减轻，桡骨下端微高突。搽舒活酒做表面按摩，用按法平复高突处。敷一号新伤药，绷带固定。

五诊：肿胀痛更加减轻，关节稍能活动，局部起皮疹。停敷药，皮疹处搽黄甘散。

六诊：皮疹消，胀痛消失，有压痛，关节可自由活动。搽舒活酒做深部揉捏按摩。敷三号新伤药。

七诊：基本痊愈，功能恢复，只有酸软感觉。同上处理。最后一次敷三号新伤药加远志。服强筋丸，日服3次，每次3g，连治3次，痊愈。

共治10次，13天痊愈。

小结：此种损伤在诊断时，应与舟状骨骨折鉴别清楚。

例 2. 右腕部桡侧韧带扭伤

胡某，女，18 岁，四川工人。

病史：搬运重物扭伤右腕，疼痛，持物困难。

检查：右腕红肿，压痛，关节功能障碍。

治疗经过：做轻度按摩；敷一号新伤药；服铁弹丸，日服 3 次，每次 6g。

二诊：红肿减退，手仍不能活动。贴活络膏；服正骨紫金丹，日服 3 次，

三诊：红肿消退，微痛，腕部功能好转，但发软、乏力。做深部按摩。敷海藻、羌活、土鳖虫、龙骨；服正骨紫全丹。

四诊：症状显著好转，同上处理，连治 3 次后，手持重物，无不良反应。

共治 7 次，10 天痊愈。

例 3. 右腕月骨轻度脱位合并腕关节韧带损伤

赵某，男，21 岁，四川棒球运动员。

病史：棒球比赛中，滑垒跌倒，右腕触地致伤，疼痛难忍，腕不能伸屈和旋转。

检查：右腕月骨向掌侧突出，压之剧痛，腕周围有压痛，腕部尺侧肿胀。

治疗经过：用按、捏手法使月骨复位，然后摇晃手腕，以检查复位是否良好。敷一号新伤药。绷带包扎固定。

二诊：腕痛，肿微消，可微微翻动，月骨骨位正常。做按摩；敷一号新伤药。

三诊：肿消，翻腕痛减。腕部做按摩；敷三号新伤药。

四诊：仍有压痛。做揉捏按摩；敷三号新伤药加土鳖虫、儿茶，连治 2 次。

六诊：压痛减，起皮疹。在周围皮肤上按摩，停敷药，绷带缠紧，连治 3 次。

九诊：皮疹消失，腕关节只是用力时疼，功能基本恢复。敷三号新伤药加土鳖虫、儿茶。绷带固定。患者因公出差，给以活络膏药，嘱贴后用绷带缠紧。

小结：共治 9 次基本痊愈。先以手法复位，后以敷药为主，按摩为辅。随访得知，伤患早已痊愈，腕部功能正常。

（2）膝关节侧副韧带扭伤：膝关节主施屈伸运动，是人体的载重关节，结构复杂坚固，灵活性较差，稳定性良好。膝伸直位，关节两侧副韧带紧张，起稳定膝关节的作用；膝屈曲位，两侧副韧带松弛，小腿有一定的回旋（内、外旋）运

动。因此，膝关节的稳定性，在屈曲位比伸直位差，并容易遭致损伤。

膝关节侧副韧带扭伤，内侧比外侧多见。因外侧副韧带本身结构坚实，同时又有坚韧的髂胫束覆盖保护，因而不易扭伤。膝关节在屈曲位时，小腿突然外展、外旋，或小腿固定大腿突然内收、内旋，便可发生膝关节内侧副韧带损伤；反之，将引起膝关节外侧副韧带损伤。例如，足球和篮球运动疾跑中的急停，或体操运动员跳越木马、跳箱后，落地姿势不正确，都属上述原因所引起的膝关节侧副韧带损伤。

①症状诊断：伤后膝部患侧剧痛，受伤当时偶可听到发出的撕裂声响（损伤严重，常合并有其他组织的损伤），局部肿胀，压痛多半局限于韧带起止的附丽处。内侧副韧带伤有时局限在附丽于内侧半月板边缘的深部纤维，此时，压痛点则位于膝关节内侧间隙。为使受伤韧带松弛而减轻疼痛，患膝常采取屈曲位。韧带部分纤维断裂，做侧向运动试验，膝部患侧仅有疼痛，而无关节松弛现象，关节的稳定性仍属正常。韧带完全撕脱或断裂，则除剧痛外，还出现关节移开的异常松动感。严重的膝侧副韧带损伤，常合并关节囊、半月板及十字韧带损伤，应一一鉴别，才能得到有效的治疗。

②治疗

a.按摩：搽舒活酒做按摩，手法为抚摩、揉捏、推压、按、捏等。按摩范围应包括大腿中段至小腿中段。早期禁忌按摩伤部。

b.指针：弹阳陵泉，揉血海、梁丘，弹足三里、风市、地机、三阴交、飞扬等穴，每次选用2~3穴。

c.用药：外敷一号新伤药加大黄、蒲黄，连敷数次；瘀肿不消可追加赤芍、海桐皮；关节酸软无力加牛膝、独活。以后改敷二号旧伤药加川芎，或贴活络膏。内服铁弹丸，后期改服正骨紫金丹。

③病例举例

例1. 右膝外侧副韧带撕裂伤

杨某，女，22岁，四川商业厅。

病史：篮球比赛争球时，小腿猛烈内收，扭伤右膝关节，当时剧痛不能行走。

检查：面色苍白，右膝紧靠左膝，足尖着地，伸膝疼痛，右膝外侧肿胀，压痛明显；膝伸直，内收小腿，膝外侧疼痛。

治疗经过：敷一号新伤药，绷带固定。服铁弹丸（水丸），日服3次，每次3g。

二诊：夜晚疼痛不能入睡，红肿严重，发烧，触痛。敷一号新伤药加大黄、蒲黄。绷带固定。服筋导散，日服2次，每次3g，连治3次。

五诊：肿胀、疼痛减轻，无烧热感，能入睡，压痛明显，瘀血下散，伸膝痛。搽舒活酒按摩膝关节上下部。敷一号新伤药加重木通，并加海桐皮。绷带固定。服上药，连治2次。

七诊：肿消，瘀血往下行，屈腿微痛，压痛轻微。搽舒活酒做摩擦、揉捏按摩；敷2号旧伤药；服药同上，连治3次。

十一诊：膝关节活动范围加大，痛减，能做轻微活动，不能深蹲。搽舒活酒做揉捏、推压等按摩。敷二号旧伤药加骨碎补、海桐皮。绷带固定，连治4次。

十五诊：局部仍有痛感，但不妨碍膝关节活动，可参加一般训练。搽舒活酒做深部按摩。贴活络膏，连治2次。

十七诊：因加大活动量，局部压痛稍加重。搽舒活酒做深部、揉捏按摩，贴活络膏，连治2次。嘱患者运动量逐日增加。

例2.右膝关节内侧副韧带伤

黄某，女，19岁，重庆演员。

病史：8天前练功时，右膝猛烈向内扭闪致伤，膝微肿痛，当时不能行走，即送某医院治疗，诊断为右膝软组织受伤。经贴膏药后稍好。现伸屈困难，仍疼痛，不能下蹲。

检查：右膝内侧微肿，关节间隙处有压痛，小腿向外的侧向运动属阳性。

治疗经过：搽舒活酒做揉按摩。敷一号新伤药。服正骨紫金丹，日服3次，每次6g，连治2次。

三诊：肿消，疼痛及压痛均减轻。处理同前。

四诊：昨晚和今晨感局部痛，膝内侧压痛明显。搽舒活酒做轻度揉捏按摩。敷2号旧伤药。服强筋丸，日服3次，每次3g，连治3次。

七诊：平时不痛，膝外展时内侧有牵拉性疼痛。搽舒活酒做按摩，用药同上。

八诊：症状减轻，除局部稍有压痛外并有酸软之感，其他无异常。搽舒活酒做深部按摩。服正骨紫金丹，日服3次，每次6g，连治2次。共治25天痊愈。

（3）膝关节半月板损伤：膝关节的半月板位于胫骨平台与股骨髁之间，内外各一个，都是外缘厚、内缘薄，上面凹、下面平。两半月板的前缘借膝横韧带相连。

内侧半月板较大，但较窄，形似新月，前角窄，后角宽，其外缘同内侧副韧带深部纤维紧密相连，故膝关节伸屈活动时其滑动范围小于外侧半月板。

外侧半月板较小，形如画环，外缘因被腘韧带间隔，故未与外侧副韧带相连，其滑动范围大于内侧半月板。

一般认为，半月板邻接关节囊的部分才有少许血管供给极少的营养，软骨体的其余部分则无血管和淋巴，其营养全赖关节的滑液供给。因此，半月板除外缘损伤有修复能力外，余部的软骨体撕裂则不易愈合。

股骨下端和胫骨上端的关节面不相吻合，介于其间的两个半月板则正好补偿了膝关节结构上的不一致，使之稍相吻合，减少了股骨和胫骨关节面的摩擦，并增强了膝关节的稳定性。可见，半月板对膝关节的运动有重要作用。

①损伤原因：正常情况下，半月板随膝关节伸屈活动有相应的轻微前后滑移，但当膝关节处于半屈而小腿固定于内旋或外旋位时，则半月板不能再动。此时，在完成某一动作（如强加伸屈或旋转时），则半月板将被夹住而碾伤。

例如，足球运动员用足前内侧踢球，篮球运动中急停动作，跨栏运动过栏落地动作，以及蛙泳夹水动作等，都有可能引起半月板损伤。

一般认为，如把先天发育变异的盘状软骨病例除外，则半月板损伤内侧较外侧多见，这是由于内侧半月板的滑动度小于外侧半月板。

根据不完全的资料和我们的临床所见，在体育运动方面发现滑冰、滑雪、足球、蛙泳等运动员的半月板损伤以内侧居多，而排球、篮球、体操、田径运动员的半月板损伤，以外侧为常见。

在体育运动中造成半月板损伤的原因，多为准备活动不充分，以致不能正确地调动和使用肌肉力量，或因技术不熟练，动作不正确，或因场地不平等外界条件所致。

②症状诊断：损伤初期，膝关节疼痛和肿胀很明显，屈伸膝关节时即感膝剧痛，功能丧失。受伤一二个月后，肿胀多已消退，疼痛减轻，但在内（外）侧膝缝处有固定的压痛点；最畏惧下蹲，膝屈曲在60°以内，疼痛不明显；在下蹲屈

膝到90°时有明显的疼痛；若继续深蹲，则疼痛更剧烈。大腿肌肉尤以股内侧肌萎缩很明显。关节发软无力，越走越痛，并伴有灼热疼痛感。有些病例，可反复发生交锁症状，亦即移位的半月板碎片在关节缝内突然被卡住，使膝关节不能伸屈。

以上症状，在内侧半月板损伤时表现明显，而外侧半月板损伤时症状较轻。

a. 膝缝摸诊：患者坐于椅上，膝关节屈曲，检查者双手合抱小腿上段，两手拇指分别置于内外两膝眼之后方，使膝在80°～120°范围内反复伸屈活动，同时两拇指触压膝缝，如果有"轧吱、轧吱"的响声，这就是半月板与关节囊的撕裂；如感触到内部有震动和错乱的杂音，则是半月板撕裂。

b. 研磨试验：患者俯卧于床上，膝关节屈曲，检查者用自己的膝部压住患肢大腿中段的后面，双手紧握小腿下段，用力下压，同时内外旋转小腿，使半月板受到挤压和研磨。此时，如膝内出现疼痛，则表明为半月板损伤；而用力上提小腿，然后内外旋转小腿，在膝关节内（外）侧有疼痛者，即为侧副韧带损伤。因为将小腿上提后，解除了半月板的挤压，所以此时的疼痛不可能是半月板受伤所致。根据症状和体征，一般即可确定诊断。如有设备条件，可做X线检查——膝关节平片，可了解骨质有无增生或破坏等改变的慢性骨疾患。必要时，做膝关节空气造影或空气和碘溶液双重造影，有助于诊断。

③治疗

a. 应先治合并的关节囊和韧带损伤，以及原有的风湿性关节炎，然后再治半月板伤。

b. 外敷药：新伤者，外敷一号新伤药，以消肿、散瘀；关节囊有积液者，可外敷黄芪12g，白蔹9g，云苓、生南星、木通各6g，共研细末，开水和蜂蜜调敷；待关节囊积液吸收后，可根据半月板伤的不同症状，从下列三方选用一个外敷。

半月板伤一号外敷药

组成：黄柏、合欢皮、白及、续断、千年健、萆薢各15g，甜瓜子、土鳖虫、牛膝、檀香各9g，赤芍、川红花各6g。

用法：共研细末，用开水和蜂蜜少许调用，隔日换药一次。

主治：半月板损伤后，新伤症状消失，休息时无肿胀，走路过多出现肿胀痛。

半月板伤二号外敷药

组成：白及、合欢皮、骨碎补、黄芪各15g，续断、紫河车、千年健、云苓、白芍、苏木各9g。

用法：同半月板伤一号外敷药。

作用：补气血，续折伤。

主治：半月板伤经治疗后，瘀肿消散，但走路痛。

半月板伤三号外敷药

组成：紫河车、白及、土鳖各30g，儿茶、血竭、丹参、骨碎补各15g，乳香、没药、象皮各12g，云苓、牛膝各9g。

用法：同半月板伤一号外敷药。

作用：补气血，增加胶质，强筋健骨。

主治：半月板伤经治疗基本好转后，巩固效果。

c.内服药：服强筋丸、正骨紫金丹、虎潜丸、铁霜丸或健肾丸等，根据病情选用一二种。

d.按摩：按摩可搽舒活酒或活络酒。手法有表面抚摩、深部按摩、捏揉、摇晃等。按摩范围应包括患肢小腿中部至大腿中部。每天按摩1次，每次约15分钟，直至痊愈。

e.指针：用揉、弹、掐等手法。取穴阳陵泉、血海、足三里、风市等。

④预后：半月板损伤凡属粉碎性且合并风湿性关节炎者，其疗程一般都较长，疗效不很满意；而边缘撕裂伤者，预后较好；半月板粉碎性损伤，反复出现交锁症状，经较长时间的治疗好转不明显者，必要时可考虑外科手术切除。

（4）踝关节韧带损伤：踝关节由胫、腓骨远端及距骨鞍状关节面构成。关节囊的结构前后松弛薄弱，利于屈伸活动，两侧有韧带增强。

体操运动员从器械上落地，篮球运动员跳起投篮或争夺篮板球等下落动作，足多以跖屈位着地，此时，距上关节面较窄的后分移行前方代替较宽的前分进入关节窝，踝关节因此能有一定的侧方运动，相对地处于不稳固状态，偶尔不慎，身体平衡失调，踝关节左右摇扭，韧带便可能因过度牵扯而引起损伤。

足的内翻伤力，首先引起距腓前韧带损伤，此最为常见；内翻伤力继续作用，损伤将波及跟腓韧带。足的外翻伤力，将发生三角韧带损伤，但由于结构上的原因，此种损伤较少发生。

①症状诊断

a. 距腓前韧带损伤：足于跖屈内翻位受伤，外踝前方肿胀、疼痛，韧带附丽端或沿其全长有压痛点，足被动内翻时疼痛加重。踝关节于正位施加内翻外力时做 X 线检查，能查见距骨关节面倾斜，距上关节间隙外分增宽等改变。与健侧对比，有助于排除原发的韧带松弛。然后，便可根据此种改变的程度来判断韧带损伤的情况，并鉴别踝关节有无脱位和骨折。

b. 跟腓韧带损伤：常与距腓前韧带合并损伤，少有单独发生，故症状与距腓前韧带损伤相类似，唯其压痛点偏后，位于外踝尖及其后下方约一横指处。

c. 三角韧带损伤：足外翻伤力造成，此伤较少发生。内踝部疼痛、肿胀、压痛，足被动外翻时疼痛加剧。症状重者，须做 X 线检查，以排除踝部骨折。

②治疗

a. 按摩：局部搽舒活酒做按摩，轻捏伤部周围；肿胀明显者应从足趾向小腿做推压，并在跟腱及小腿三头肌上做按压、捏和揉等按摩。

b. 指针：掐、揉昆仑、解溪、内庭、邱墟等穴。

c. 用药：根据"急则治其标，缓者治其本"的原则，损伤初期多有红、热、肿、痛等急性症状，此时应以治标为主，外敷一号新伤药。血肿严重者加川红花；灼热厉害者加大黄、蒲黄；如灼热消退，但尚有瘀血凝聚者，应减去大黄、蒲黄，另加性热的七厘散，同时内服铁弹丸或强筋丸。

当瘀血、肿胀消散后，则以治本为主。外敷生新续筋解挛的三号旧伤药。如韧带中段损伤，宜加重土鳖虫、川续断；韧带附丽处伤者，当加骨碎补、儿茶；韧带松弛者，则加远志、五加皮；局部有粘连者，宜加天南星、生半夏、橘核，以软坚；有酸胀感者，加木通、木瓜、秦艽。同时，内服正骨紫金丹。

d. 固定：敷药后用"8"字形绷带扎，将足固定于中间位，抬高伤足，鼓励患者加强足的屈伸活动。

③预后：踝关节韧带新鲜损伤，治疗不难，预后良好。但受伤韧带在修复和重建踝关节稳定性之前，急于提早活动，稍不小心，便可能在原有基础上加重损伤。如果反复受伤多次，必后遗关节韧带松弛，踝关节的稳定性削弱，关节长期酸软无力，功能经久不得恢复正常。

④治法举例

例1. 右踝外侧副韧带扭伤

徐某，男，19岁，跳伞运动员。

病史：昨日跳伞着陆时，右踝关节内翻扭伤，下午又因走了许多路，晚上踝部烧痛。

检查：右踝关节有红、热、肿、痛，皮下充血，外踝前方触痛明显。

治疗经过：外敷一号新伤药加重血竭，另加大黄。服铁弹丸，日服3次、每次3g。

二诊：局部红肿烧热均有减轻，仍疼痛。敷一号新伤药加重白芷。服铁弹丸，服法同上，连治2次。

四诊：昨日局部又受伤，红肿烧热，疼痛剧烈。敷一号新伤药加黄芪、大黄。指针刺商丘、阳陵泉。

五诊：疼痛减轻，肿已消失。敷一号新伤药加黄芪。指针刺解溪、三阴交、太白。

六诊：症状检查同上。敷药同上。指针刺同四诊，连治3次。

九诊：一切症状基本消失。停止外敷药。指针刺三阴交、商丘。共治疗9次基本痊愈。

例2. 右踝距腓前韧带拉伤

卢某，男，22岁，成都学生。

病史：踢足球时，右侧踝关节触球致伤，当时很痛，但仍坚持比赛，以后疼痛加剧，走路困难。

检查：右足外踝前方红肿烧热，压痛显著，足被动内翻疼痛加重。踝关节于正位施力内翻。X线检查发现距骨关节面倾斜，关节间隙增宽。

治疗经过：在患处周围做按摩，搽舒活酒揉、捏、压，以稳固韧带。敷一号新伤药，加大黄、蒲黄，绷带包扎固定。

二诊：踝部十字韧带处压痛，有红肿热痛和充血现象，走路困难。搽舒活酒做轻度按摩。外敷黄柏、大黄、蒲黄、白芷、木香、血竭。

三诊：肿微消，出现青紫瘀斑、微热，有明显压痛。敷木通、木香、血竭、黄柏、乳香、玄胡、骨碎补。内服铁弹丸，一日3次，每次6g，连治6次。

九诊：患者自述好转，自行下地锻炼时，不慎第二次扭伤，疼痛、肿胀、压痛都有加重。敷黄柏、血竭、木香、骨碎补、赤芍、南星、土鳖虫、续断。

十诊：肿消，压痛减轻，敷三号新伤药加骨碎补、萆薢。

十一诊：局部压痛减轻，发硬。敷羌活、独活、续断、黄芪、二乌、南星、骨碎补、土鳖，连治3次。

十四诊：走路略跛，压痛减轻，经X线复查断定已恢复正常。外敷三号旧伤药，连治3次，痊愈停诊。

4. 胸腰损伤

（1）胸胁震伤

①病因：跌仆、拳击或者碰撞等直接暴力在挫伤胸胁体表的同时，可引起胸内的钝性震伤。间接暴力，如举重、杠抬、担挑等，如果负重用力过度，不适当地闭气，致使胸内压突然增高，经络受损，影响气血运行，造成气机郁滞，是谓气凝。不论震伤与气凝，症状与治疗基本相同。

②症状诊断：胸胁部钝性挫伤有明显的受伤史和固定的压痛点，局部瘀肿，胸胁部伤气的症状发生突然，来势凶险。患者就诊时，常含胸低头呻吟，呼吸急促，气短声微，胸闷心烦，胸胁部广泛疼痛，无固定痛点（多为游移窜动疼痛）；咳嗽、喷嚏均使疼痛加重；上体俯仰、侧弯、旋转等活动均因疼痛而不能，不动亦痛。

③治疗：胸胁部轻度挫伤的治疗较为简单。在局部搽舒活酒做表面抚摩，外敷一号新伤药或适当加减；一般不用内服药，胸痛重者可服三七散或七厘散。

胸胁部伤气症的治法可以交叉内服七厘散和三七散；

a.按摩：用表面抚摩、深部按摩、推压、震动、拍击等手法。胸胁部按摩常用掌根或掌心进行，尽量少用指腹和指尖按摩，因这样会刺激患者，引起难受感觉。

b.指针：用推、运、揉、拿、捻等手法。取穴时，应审明受震的脏腑和经络，再沿其所属经脉，顺经取穴。

④治法举例：胸腹部震伤。

余某，男，53岁，门诊号4561，工人。

病史：患者修建房屋时，因围墙倒塌，胸腹部被墙土压伤，当时被人救起送来我院门诊治疗。患者呼吸迫促，气短声微，口干，面青，唇白，欲吐，胸腔内部闷胀而且疼痛，身体不能转侧。

检查：脉搏每分钟82次，呼吸每分钟26次，体温和血压均为正常，胸部无异常，扪压腹部时，胃区有压痛。经X光透视结果，心肺正常，胸部无骨折征象，临床诊断为胸腹部震伤。

治疗经过：根据上述按摩治疗原则及手法操作，分两个阶段进行治疗。第一阶段，先揉、运腹部，力量很轻，继而用掌根轻轻按摩胸部，以通行肌肤之气。然后掐内关、足三里，以平胃和脾；拿阳陵泉、阴陵泉、章门，以平肝胆之热；推、运胸胁两侧，以调和气血。治疗5次后，症状大为减轻。但进行重体力劳动和急速转体时，仍感伤处有牵引性疼痛。

此时则进行第二阶段治疗。先施用表面抚摩，然后循督脉由第一胸椎向第五腰椎进行推压，力量稍大以通行气血。再于胸腹部施行较轻的抚摩，及顺肋骨间轻推压，以顺理滞气，消除闷胀。然后提拿背阔肌外缘约与肩胛下角水平线相交处的肌腹，揉斜方肌外缘约与肩胛下角水平线相交处。最后掐肩井，以通臂肋之气，掐厥阴俞、膈俞、肝俞，以补肝益胆；揉膏肓俞，使其上下通达（上述经穴是治疗震伤的主要穴位，其共同效用是对内脏器官有滋补扶正之功）。

前后共治疗12次，即告痊愈停诊。半午后患者来函致谢，诉其伤患痊愈，从未复发，现在已能参加各种重体力劳动。

伤病初期内服七厘散，一日3次，每次3g，连服1周。晚上服安神丹，连服4次，每次1.5g。

中期服三七散和七厘散，交替服，各服3g，一日4次，连服1周。

后期服正骨紫金丹，连服10天，改服人参紫金丹，连服10月。

（2）闪腰岔气：闪腰岔气发病突然，临床症状来势凶险，但经一次恰当的按摩，症状便可立刻缓解或消失。

此症多发生于弯腰搬物和一切担、抬、扛、挑等弯腰劳动中。在负重情况下，体位平衡失调，扭闪腰部，经络受损，气血郁闭，即可能致伤。

①症状诊断：患者常被抬送就诊，表情痛苦呻吟，语声低弱，疼痛剧烈，卧床后不能自行翻身和下床，脊柱一切活动均因疼痛加重而受限。无红肿，无固定压痛点。伤后经一次按摩，多可立即生效，患者即可下床行动，此点可与腰肌拉

伤、脊柱损伤相鉴别。

②治疗

a.在腰背部搽舒活酒做广泛的按摩，手法为抚摩、揉、拍击、按和摩擦。开始时，手法要轻缓，不引起患者疼痛和不适，力量渐渐加大，然后又逐渐转轻，以抚摩结束。按摩后，指针刺激主要疼痛部位，再提弹背阔肌外缘，惹起患者痒疼感觉而翻身转体，随之症状即可缓解或消失。此时，患者多能自行坐起下床走动。

b.为巩固按摩效果，可外贴活络膏。

c.内服七厘散或三七散。

（3）**腰椎间盘突出症**：是引起腰疼的常见疾患，不仅影响劳动，而且给患者带来很大痛苦。此症凡有特殊的典型症状，诊断比较容易，但治疗却较困难。

①病因：外伤是本病的重要因素，多数是一次严重的弯腰转体的暴力致伤；有的是反复的轻伤累积的后果（如不适当地举重或弯腰挖掘劳动等）；少数病例根本没有外伤史，就可能是因先天发育异常或由椎间盘退变性变所引起的。个别妇女患者，同妊娠和分娩有关，因为造成骨盆关节松弛的黄体激素，也可能影响腰椎间关节，引起椎间盘突出。

②症状诊断

a.伤后出现下腰痛，或沿坐骨神经分布的臀部及下肢发生串痛，这是本病的主要症状之一。正中突出时，常为双下肢痛，而正中偏侧及侧方突出时，则仅引起患侧下肢痛。在久坐、久站以及一切促使脊髓腔内压力增高的因素（如咳嗽、喷嚏等），均可加剧疼痛，此为本病的特征之一。

b.随突出部位和突出程度的不同，下肢可能出现区域性的皮肤知觉减弱或钝麻感觉，首先在小腿或脚的外侧，有时有膝腱和跟腱反射迟钝现象，下肢肌力减弱等功能不全的障碍。

c.为减缓受累神经的压力和牵拉的张力等机械因素的刺激，躯干常可发生代偿性的平腰、侧弯或后凸等畸形。在同一患者，代偿性姿势可能不时更改，以最有效地消除机械因素对神经根的刺激，减轻疼痛，而不是恒定不变的。

d.在病变处有时可摸到硬结，且随症状的发展可逐渐略有长大（此物不一定是突出的椎间盘，可能是组织对椎间盘突出的病理反应），并在该部有敏锐的压痛点，这有助于损伤的定位。

e. 由于骶棘肌保护性的痉挛，故有不对称性的脊柱活动受限。病程较长的患者，痉挛的骶棘肌终将导致病废性萎缩，臀部及大小腿后面的肌群也可能发生不同程度的萎缩，因而肌肉体积和张力削减变弱。

f. 直腿抬举试验阳性。在临床上可凭阳性反应的强弱来预测病情的严重程度。

g. X线检查：腰椎正侧位平片，可发现腰椎生理性前突消失而变直，甚至为后凸畸形；侧弯畸形比较常见。病程长者，病变处的椎体前缘有唇样骨质增生或后缘翘突，对诊断椎间盘突出有重要意义。

③治疗：腰椎间盘突出症的治疗比较困难，需根据病情轻重，病程长短和神经受压症状的特点等具体情况而辨证施治。一般采取以按摩为主，配合指针、练功，辅以药物的综合治疗。

a. 用药：伤后可内服正骨紫金丹，每天二三次，每次 2 钱，连服 1 个月左右。若下肢痛、麻者，可另服穿阳散或铁弹丸。

b. 按摩和指针

第一疗程：患者俯卧，两臂伸直放于体侧。医者先在患者背部、腰部、臀部搽活络酒做大面积的表面抚摩和深部按摩，接着在脊柱两侧推压和揉。上述手法各做 1～3 分钟。然后，在突出部上下做慢速间断的按压约 20 次（伤部以上向上按压，伤部以下则向下按压，借使椎间隙加宽）；接着直接在伤部做快速连续的按压手法 1 分钟左右，反复振弹各椎间关节，进一步加宽椎间隙，以利于突出物还位。上述手法各做 1～3 分钟。然后，选择肝俞、胆俞、三焦、关元等穴做掐、揉的指针刺激。最后做表面抚摩及轻揉局部。

第一疗程内，做 3～5 次上述按摩。一般经过第一疗程，腰痛就会减轻，酸胀感有所缓解，腰部活动范围加大，能支持较长时间的坐和站。

第二疗程：同样先在背、腰、臀三部搽活络酒后做大面积的表面抚摩和深部按摩，再施以抖动腰部的手法：患者俯卧，两手抓住床头，在背伸位下，医者握患者两小腿下段，提起引伸腰背，用力向远侧拉，且上下抖动腰部，后再左右摇晃腰部以增加腰椎的活动性和增大椎间隙；然后在脊椎两侧进行推压、揉、按压，各做 1 分钟左右，再施以指针刺激，揉和运肝俞、胆俞、足三里、昆仑等穴。最后，广泛轻揉腰背部，并在腹外侧肌做捻法。做毕，令患者做收腹抬腿和背桥练习，连做 5 ~ 8 次，这时做过高的直腿抬举动作，会使腰部感到发胀，但做几次之后腰胀感觉便会减轻。

第三疗程：按摩 8 ~ 10 次，可隔一二天做 1 次，手法及操作过程基本同于第二疗程，但每次按摩时间可适当增长，手法用力略较前减轻。指针疗法系揉三焦、肾俞和委中，掐关元、环跳、足三里、阳关、昆仑、丘墟，捻承扶，最后广泛轻揉腰背。以后，令患者按第二疗程做主动活动，即做仰卧位收腹、抬腿和背桥练习，并做俯卧位背伸练习。症状消失，基本痊愈。

本阶段的治疗，可隔二三天做 1 次，做毕即令患者主动活动腿及腰背，以使萎缩的肌肉恢复正常，巩固椎间关节的灵活性和牢固性。

按摩治疗腰椎间盘突出症时，孕妇患者和合并腰椎骨折者（不稳定）都在禁忌之列。

在治疗期间，患者应睡硬板床，并避免做受伤机制的弯腰动作，练功的动作强度和范围，应根据伤患者的具体情况做合理的妥善安排。

论著提要

川派中医药名家系列丛书

郑怀贤

1.《正骨学》

本书是郑怀贤教授根据四十余年医疗经验，为国家体委委托成都体育学院开办的骨伤科医务人员训练班所编写的教材，其内容系统化、科学化，是中医正骨学早期的完整系统整理的专著之一。

2.《中医治疗骨伤科经验》

本书为1958年11月"四川省科学技术工作跃进大会"展览会中中医中药部分整理、充实汇编而成，其中第一部分"骨伤科手法药物疗法"由郑怀贤教授著，详细阐述了郑氏十三正骨手法、各种关节脱位和骨折的整复技术、中医骨伤科药物疗法及各配方适应证及配法简介、难治和不治症、固定夹板及其使用方法等内容，较好地体现了郑怀贤教授临床及学术原貌。

3.《伤科诊疗》

该书由人民体育出版社（1962年）出版，包括伤科概述、诊断、正骨手法、夹缚固定、伤科方剂、按摩与指针及各部位骨折、骨关节脱位、软组织损伤、痹证诊疗、伤科常用单药等，系统、全面地总结了郑怀贤教授的临床经验及技术方法，是研究学习郑怀贤教授临床及学术思想的重要著作。

4.《伤科按摩术》

本书在总结郑怀贤教授从事按摩医疗数十年经验基础上整理而成，由四川人民出版社（1964年）出版。该书从中医学和现代医学两方面，对按摩医术进行了整体概述，根据经络学说对关节脱位、软组织损伤及劳损的按摩手法和应用范围进行了详细的阐述，对当时的教学、医疗发挥了较大的作用。该书1979年根据郑怀贤教授临床治疗及研究中的新经验和新成果进行了修订与再版。

5.《运动创伤学》

本书为郑怀贤教授等根据数十年临床经验及多年教学实践，参考国内外相关文献，编写而成。全书分为上、下两篇。上篇论述了运动创伤的基本规律、防治原则及措施，强调运动队建立医学监护制度和实行医师、教练员、运动员三结合的训练原则，对预防运动创伤的重要性。下篇根据运动创伤的特点，对软组织损伤进行了比较全面的论述，骨折、脱位阐述则较少。本书为体育学院和师范学院体育专业运动医学的教学参考书，亦可供骨科医师作临床参考。

6.《实用伤科中药与方剂》

本书分为三篇，共 25 章，其内容包括中药的一般知识、伤科常用中药、伤科中药治疗法则与方剂等三部分。本书将中医理论与郑氏临床经验相结合，将伤科中药治疗法则归纳为 11 法，并将选录的传统方和我院的经验方也相应分为 11 类，对有代表性的方剂，做了较为详细的分析和解释，以便于学者掌握。书中还介绍了临床上将理、法、方、药结合起来对不同损伤的辨证施治。全书以法统方，以方配药，最后落实到具体应用。

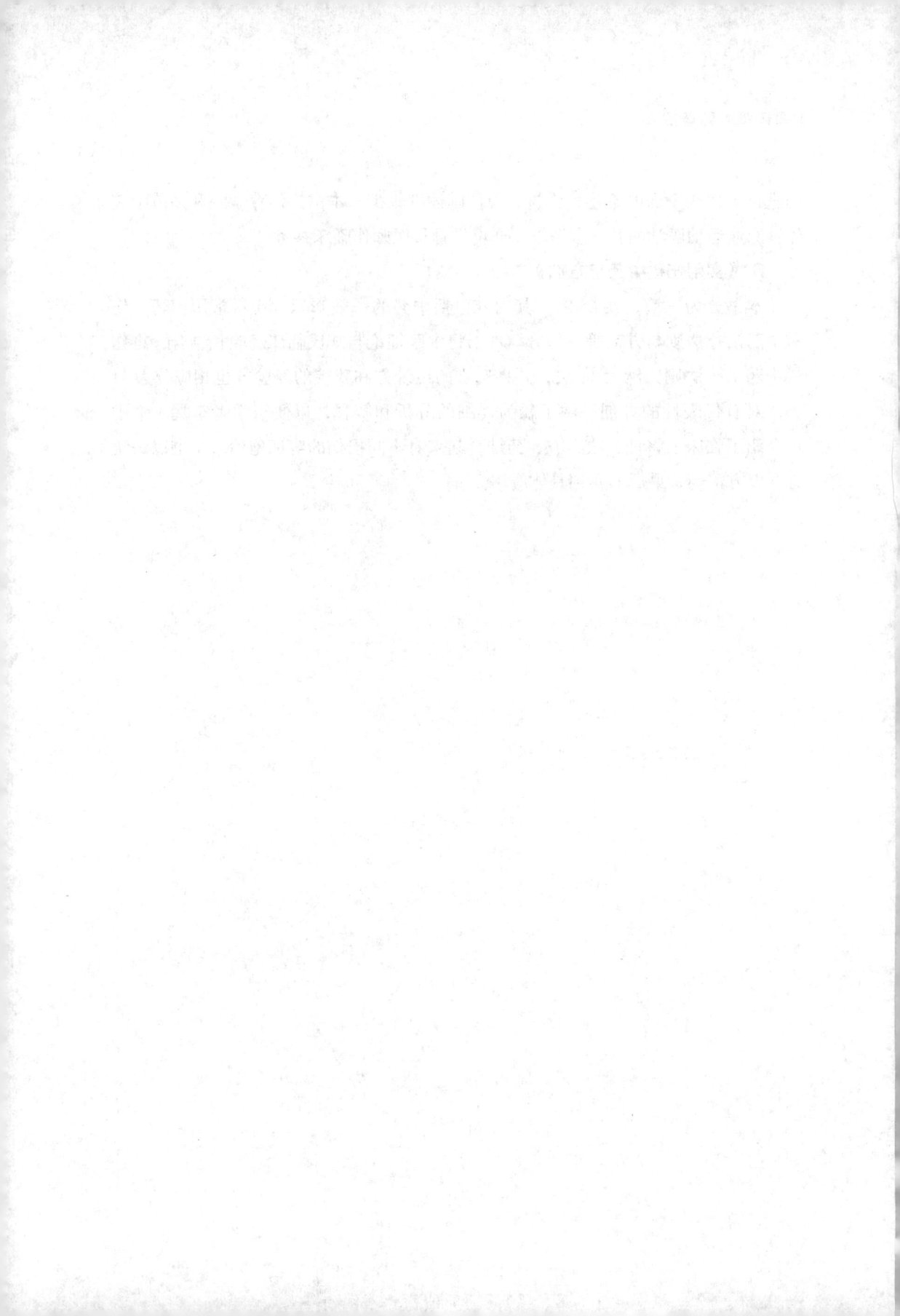

川派中医药名家系列丛书

学术传承

郑怀贤

郑氏骨科是我国武医结合传承的典范。郑氏骨科的形成可上溯到明清时期的曹继武、戴龙邦、李奎垣、孙禄堂等中国武术大师和骨伤科专家，下可及省级非物质文化遗产郑氏中医骨科保护单位四川省骨科医院，以及成都体育学院运动医学系、成都体育学院附属医院。其传承人遍布全国各省市体育、医疗机构，部分传承人立学海外。

郑氏骨科学术的传承一是依托临床基地，主要有四川省骨科医院，另外有成都体育学院附属体育医院；二是依托高等院校教学，主要是成都体育学院运动医学系。

1. 四川省骨科医院

三级甲等中医骨科医院，其前身是成都体育学院附属体育医院，在贺龙元帅的关怀下创建于1958年，是我国第一所体育医院。2003年12月更名为四川省骨科医院，另名成都运动创伤研究所、成都体育医院。医院中医特色浓厚、临床科室齐全、医学人才济济，以骨科、运动医学科和康复科诊疗防治、科研教学为主，从医、教、研全方位传承郑氏骨科。

2. 成都体育学院附属体育医院

二级甲等中医骨科医院，2008年2月注册于四川省中医药管理局，是一所以"中医为主、医体结合"为特色，以郑氏骨伤为诊疗特点，集"医、教、研"为一体，承担成都体育学院运动医学系中医骨伤专业课程教学及学生临床实践工作。

3. 成都体育学院运动医学系

中国体育界唯一能授予医学学士和硕士学位的教学单位，系统教学郑氏骨伤科学术思想、中药、手法及临床经验。中医学（中医骨伤科学方向）专业为国家级特色专业建设点、四川省特色专业，中医骨伤科学为国家体育总局重点学科，运动医学为四川省重点建设学科，郑氏伤科推拿学为四川省精品课程。

郑氏骨科传人较为全面地传承了郑氏学术思想、临床诊疗技能，近60年来不断进行深入研究和归纳总结，初步形成了全面涵盖理论与临证经验的学术体系，并通过临床带教、院校培养等途径，持续传承与弘扬。尤其是中医运动创伤学学术体系的研究、总结与完善，运动性疲劳与恢复学术思想和临床技能的创立与发展，使郑氏骨科得以进一步完善和拓展。

学派传承图（图 104）

第二代为跟随郑氏教学且为全国老中医学术经验继承指导老师，或省名中医的中医骨伤科医师。

第三代及之后为签订师承协议的跟师学生。

张世明，全国老中医药专家学术经验继承工作指导老师，四川省首届十大名中医。较为全面地传承郑氏骨科体系，逐步形成了自己的学术思想。擅长运用正骨手法、推拿按摩、中药、针灸、练功及理疗等多种手段综合治疗骨科疾病。强调医易哲理辩证思想，做到证病结合、局部与整体结合、主证与兼证结合进行辨证。主张以解剖生理、病理、运动生物力学理论和中医基础理论为指导进行辨证辨病结合论治，综合治疗，积极恢复最大运动机能。对各种运动创伤伤因、伤机进行中医辨证辨病分析，率先带领同仁在国内系统地开展中医为主、中西医结合的运动创伤理论与防治研究以及运动性疲劳的中医分型与恢复方法研究，丰富了中医运动医学内容。

杨礼淑，全国老中医药专家学术经验继承工作指导老师，四川省名中医。主要传承郑氏骨科正骨推拿手法和针灸、经验穴。中医骨伤疾病临床经验丰富，运用中医传统手法治疗骨折、软组织损伤、颈肩腰腿痛方面具有独到之处，擅长中医正骨、推拿手法，主张治伤不离法，正骨必先摸、认，整复手法必须正确且稳准有力。推拿强调"整体观念，辨证施治，连线带面连贯不断，继承与发扬并重"的观点。主持小儿肱骨髁上骨折断端旋转移位的临床研究，摸索出一套治疗小儿肱骨髁上骨折的中医整复治疗手法，较好地降低了肘内外翻畸形。

王英，全国老中医药专家学术经验继承工作指导老师，四川省名中医。主要传承郑氏骨科正骨手法和伤科外用药水。运用中医理论，内治专于辨证施法、温养治伤，长于儿童骨科诊治，尤擅长诊治儿童肱骨髁上骨折、肱骨远端骨骺骨折、儿童肱骨髁间骨折、尺桡骨骨折、肱骨外科颈骨折等疑难病症。在传承郑氏学术经验的基础上，积极创新，首创"三维旋转整复法"，针对儿童的特点设

郑怀贤

成都体育学院运动医学系

成都体育学院附属体育医院

临床教学实践培养骨伤科人才

叶锐彬 —— 张 猛
          何本祥
          王传恩

张希彬 —— 毕 玲

彭树森

杨 强

李玉芳

胡蓉江

常振湘 —— 周 杰

张先发

牟希瑾

刘 波 —— 赵卫侠
          张 鑫

四川省骨科医院

临床教学实践培养骨伤科人才

王 英 —— 邓志强
          叶家军
          乐劲涛

杨礼淑 —— 周 英
          沈 海

郑先达

张世明 —— 张挥武
          刘 昕 —— 蒋小明
          巫宗德 —— 谢根东
          戴国钢 —— 赵 铣
          罗小兵 —— 张 宇
          胡 勇 —— 路怀民
          张 中 —— 荣海波
          虞亚明 —— 何 栩
                    黄美州
          陈如见 —— 张 鹏

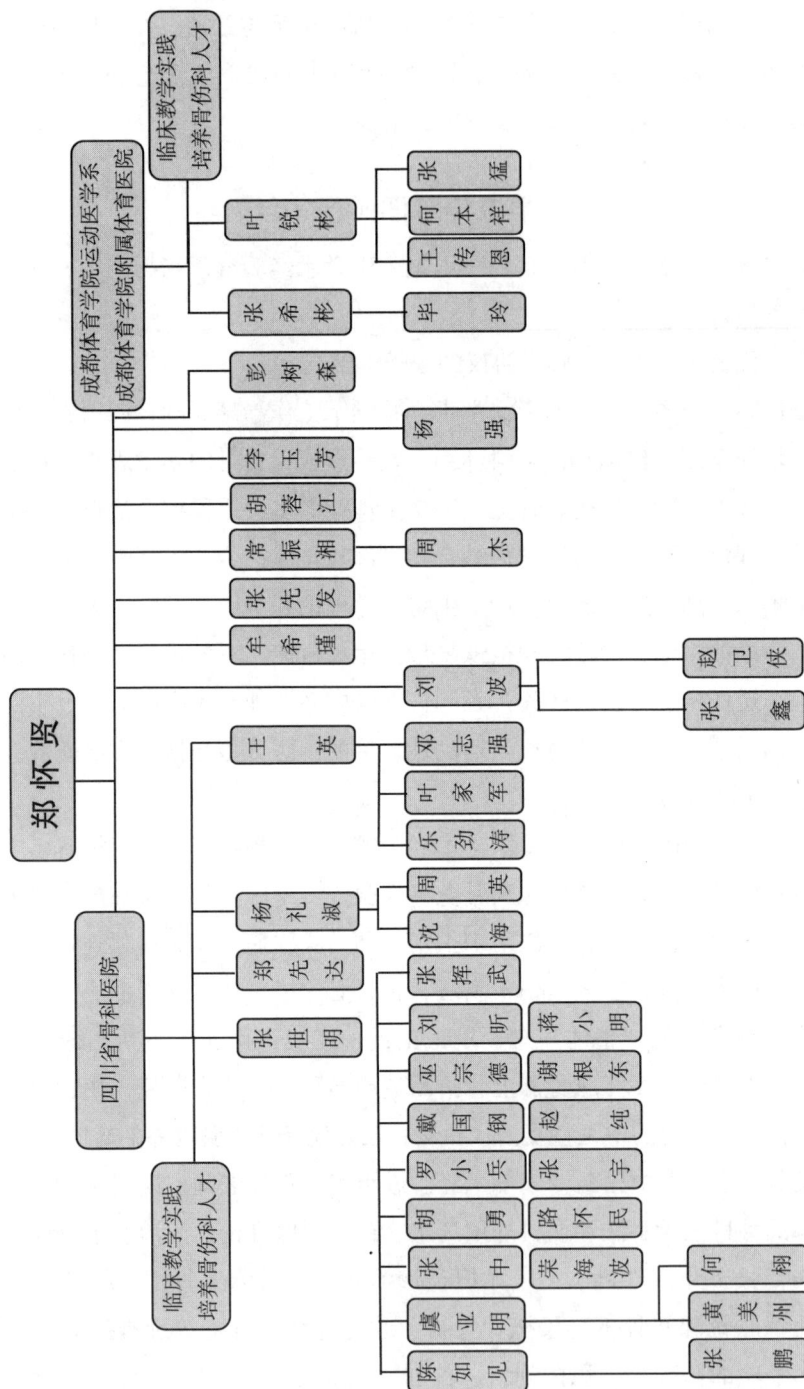

图 104 学术传承图

计了"上肢多功能牵引复位固定器"等多项特色技术和设备，取得国家专利技术11项。

郑先达，四川省名中医。主要传承郑氏骨科推拿手法和针灸，在软组织伤病如颈椎病、腰椎间盘突出症、胸部的肋骨骨折和损伤、腘绳肌拉伤、跟腱劳损、跟痛症、跖筋膜炎和各种眩晕、头痛等方面临床经验丰富。

陈如见，四川省名中医。主要传承郑氏骨科中西医结合治疗骨伤和运动创伤疾患学术思想，重视手法复位在治疗骨折中的重要作用，紧密结合现代医学技术，提高复位手法技巧，拓宽手法复位在治疗骨折中的应用范围。提出用提按手法和X线电视监视下经皮撬拨整复难复位性股骨颈骨折，改进内固定方式，研制成适用于股骨颈骨折特点的内服、外用中药院内制剂。强调益气活血原则对老年骨折早期遣方用药，拟订预防下肢深静脉血栓形成、治疗和预防老年骨折患者便秘等院内协定处方，促进骨折愈合，减少并发症。

刘波，四川省名中医。主要传承郑氏运动创伤诊疗、运动创伤康复与骨科康复。开展中医治疗慢性肌腱炎、腱围炎、跟腱断裂、骨疲劳性损伤、腱末端病、关节软骨损伤、肌肉运动性损伤以及关节疲劳和肌肉疲劳研究，其成果的应用对广大骨伤患者以及我国竞技运动训练和运动创伤收到了较好的临床效果，较好地解决了我国高水平运动员带伤训练的难题。制定出适合运动队实践的慢性腰背痛诊疗常规，研制4种适合运动队使用的腰背痛药物和1种治疗仪器，成功发明2种腰背痛的测评设备，获国家新型实用专利。

张希彬，全国老中医药专家学术经验继承工作指导老师。主要传承郑氏骨科学术思想理论体系。研习中医骨伤科，相继从事骨伤科医疗、教学、科研工作。致力于整理编辑郑氏骨科经验，主编《正骨学》《中国骨伤科学》《运动创伤学》等专著。长于诊治股骨干骨折伴发同侧髋关节脱位、膝关节半月板损伤、先天性髋关节脱位等。

叶锐彬，四川省名中医。主要传承郑氏骨科学术思想，研习中医骨科和运动性伤病，从事郑氏骨科临床、科研和教学。擅长运用郑氏伤科制剂、针灸、按摩、理疗、体疗等郑氏伤科治疗手段治疗骨折、脱位及急慢性软组织损伤，尤其长于治疗腰椎间盘突出症、颈椎病、骨关节炎和运动性损伤，主编《运动系统疾病》。

常振湘，全国老中医药专家学术经验继承工作指导老师，四川省名中医，成都市十大名中医。主要传承郑氏骨科推拿手法，治疗骨关节疾病，特别是颈椎病、腰椎间盘突出症，以疗程短、见效快、患者容易接受为特点。曾两度被派往日本"中国整体治疗中心"工作，以纯手法治疗颈椎病、腰椎间盘突出症，临床效果满意，曾被日本媒体誉为"东方魔手"。

牟希瑾，全国老中医药专家学术经验继承工作指导老师，四川省名中医。主要传承郑氏骨科临证经验，采用按摩、理疗、电针、局封、牵引等中西医结合方法治疗骨折、脱位、新旧软组织损伤、风湿性关节炎、创伤性关节炎、增生性疾病、坐骨神经痛、腰腿痛、颈椎病、各部位肌腱炎、腰椎间盘突出症等疾病。

张先发，四川省名中医。主要传承郑氏骨科在骨折、颈椎病、腰椎间盘突出症、骨髓炎、骨结核、闭合性跟腱断裂临证经验。采用"过伸牵引侧位搬顶法"治疗腰椎间盘突出症。在外伤性感染、脓疮等治疗上颇有心得；改"骨肉分治法"为"骨肉同治法"，治疗伤后大面积感染的开放性骨折；自拟巴豆九味饮为主治疗慢性化脓性骨髓炎、骨结核。

胡蓉江，四川省名中医。主要传承郑氏骨科在骨折、脱位、颈椎病、软组织损伤、痛风、骨质增生方面的理、法、方、药。弘扬郑氏伤科用药，自制系列专科药物，采用手法敷药、口服、药物渗透、熏洗疗法等方法治疗骨伤、脱位、各种软组织损伤、劳损等骨伤科常见病、多发病。

李玉芳，四川省名中医。主要传承郑氏骨科在骨折、脱位、骨与关节退行性改变方面的正骨、推拿按摩手法。

杨强，四川省名中医。主要传承郑氏骨科手法和用药，研制跌打膏和痛风膏，采用手法、敷药、牵引、注射、理疗、熏蒸、针灸等中西医结合治疗骨伤病变和退行性变疾病。

彭树森，四川省名中医。主要传承郑氏骨科治疗脊柱创伤、四肢复杂骨折、腰椎间盘突出症、颈腰椎及四肢关节疾病等临证经验。弘扬郑氏伤科用药，自制"强力接骨散""新伤如意散"等药剂。

参考文献

川派中医药名家系列丛书

郑怀贤

[1] 郑怀贤. 伤科诊疗 [M]. 北京：人民体育出版社，1962.

[2] 郑怀贤，刘纬俊，张希彬. 运动创伤学 [M]. 成都：四川人民出版社，1982.

[3] 郑怀贤. 正骨学 [M]. 北京：人民体育出版社，1962.

[4] 郑怀贤. 伤科按摩术. 成都：四川人民出版社，1980.

[5] 四川省卫生局. 中医治疗骨伤科经验 [M]. 成都：四川人民出版社，1959.

[6] 郑怀贤. 正骨方药学 [M]. 北京：人民体育出版社，1959.

[7] 郑怀贤，冉德洲. 实用伤科中药与方剂 [M]. 成都：四川科学技术出版社，985.

[8] 郑怀贤. 成药与方剂 [M]. 北京：人民体育出版社，1960.

[9] 张希彬，张世明. 中国骨伤科学 [M]. 成都：四川科学技术出版社，1991.

[10] 冉德洲. 郑怀贤医著集粹 [M]. 成都：四川大学出版社，1997.

[11] 张世明. 中西医结合运动创伤学 [M]. 北京：北京大学医学出版社，2008。

[12] 国家药典委员会. 中华人民共和国药典（一部）[S]. 北京：中国医药科技出版社，
     2010.

[13] 张廷模等. 临床中药学 [M]. 北京：中国中医药出版社，2004.

[14] 陈践明. 怀念贺龙同志. 成都体育学院学报 [J]，1977 年第 1、2 期合刊.

[15] 谢武申，王鼎华. 共和国体育元勋 [M]. 北京：人民体育出版社，1990.